实用护理学基础与各科护理实践

于翠翠 主编

SHIYONG HULIXUE JICHU YU
GEKE HULI SHIJIAN

中国纺织出版社有限公司

图书在版编目（CIP）数据

实用护理学基础与各科护理实践 / 于翠翠主编. --
北京 : 中国纺织出版社有限公司, 2021.12
　　ISBN 978-7-5180-9144-7

　Ⅰ.①实…　Ⅱ.①于…　Ⅲ.①护理学　Ⅳ.①R47

中国版本图书馆CIP数据核字（2021）第229944号

责任编辑：傅保娣　　责任校对：高　涵　　责任印制：王艳丽

中国纺织出版社有限公司出版发行
地址：北京市朝阳区百子湾东里A407号楼　邮政编码：100124
销售电话：010—67004422　传真：010—87155801
http://www.c-textilep.com
中国纺织出版社天猫旗舰店
官方微博 http://weibo.com/2119887771
唐山玺诚印务有限公司印刷　各地新华书店经销
2021年12月第1版第1次印刷
开本：889×1194　1/16　印张：11
字数：311千字　定价：78.00元

编 委 会

前　言

护理工作是为保持和促进人们健康的服务职业，对患者的生命健康负有重大责任。护理工作必须体现以健康为中心的服务思想，对人民大众的健康负责，护理工作人员要不断提高技术水平和服务质量。近年来，随着国民经济不断发展，护理业务范围也不断扩大和深入，护理分工越来越细，这就对护理人员的业务水平提出更高的要求。临床护理人员既要有扎实的理论知识，同时也要具备过硬的实践能力，《实用护理学基础与各科护理实践》正是在此背景下编写的。

本书不仅介绍了临床护理基本操作和常用急救护理技术，还详细介绍了临床各科常见疾病的护理等内容。本书的作者均从事护理专业多年，具有丰富的临床经验和深厚的理论功底。希望本书能为护理工作者处理相关问题提供参考。本书也可作为医学院校学生和基层医生、护士学习之用。

由于编写经验和组织能力所限，加之时间有限，书中难免有不足之处，欢迎广大读者批评指正。临床使用过程中，建议读者在参考本书时根据临床实际情况判断，以避免产生疏漏。

编　者
2021 年 8 月

目　录

第一章

临床护理基本操作

第一节　口服给药法

药物口服并经胃肠道吸收后，可发挥局部或全身治疗的作用。

一、摆药

（一）药物准备类型

1. 中心药房摆药　目前国内不少医院均设有中心药站，一般设在医院内距离各病区适中的地方，负责全院各病区患者的日间用药。

病区护士每天上午在医生查房后把药盘、长期医嘱单送至中心药站，由药站专人处理医嘱，并进行摆药、核对。口服药摆每天3次量，注射药物按一天总量备齐。然后由病区护士当面核对无误后，取回病区，按规定时间发药。发药前须经另一人核对。

各病区另设一药柜，备有少量常用药、贵重药、针剂等，作为临时应急用。所备的药物须有固定基数，用后及时补充，交接班时按数点清。

2. 病区摆药　由病区护士在病区负责准备自己病区患者的所需药品。

（二）用物

药柜（内有各种药品）、药盘（发药车）、小药卡、药杯、量杯（10～20 mL）、滴管、药匙、纱布或小毛巾、小水壶（内盛温开水）、服药单。

（三）操作方法

1. 准备　洗净双手，戴口罩，备齐用物，依床号顺序将小药卡（床号、姓名）插于药盘上，并放好药杯。

2. 按服药单摆药　一例患者的药摆好后，再摆第2例患者的药；先摆固体药再摆水剂药。

（1）固体药（片、丸、胶囊）：左手持药瓶（标签在外），右手掌心及小指夹住瓶盖，拇指、示指和中指持药匙取药，不可用手取药。

（2）水剂：先将药水摇匀，左手持量杯，拇指指在所需刻度，使刻度与视线处于同一水平，右手持药瓶，标签向上，然后缓缓倒出所需药液。以药液低面的刻度为准。同时有几种水剂时，应分别倒入不同药杯内。更换药液时，应用温开水冲洗量杯。倒毕，瓶口用湿纱布或小毛巾擦净，然后放回原处。

3. 其他

（1）药液不足1 mL时，须用滴管吸取，1 mL＝15滴。为使药量准确，可滴入已盛好少许冷开水的药杯内，或直接滴于面包或饼干上服用。

（2）患者的个人专用药，要注明床号、姓名、药名、剂量、时间，以防差错。专用药不可借给他人用。

（3）摆完药后，要根据服药单查对1次，再由第2人核对无误后，方可发药。如需磨碎的药，可用乳钵研碎。用清洁巾盖好药盘待发。清洗滴管、乳钵等，清理药柜。

二、发药

（一）用物

温开水、服药单、发药车。

（二）操作方法

1. 准备　发药前先了解患者情况，暂不能服药者，应做好交班工作。

2. 发药查对，督促服药　按规定时间，携服药单送药到患者处，核对服药单及床头牌的床号、姓名，并询问患者姓名，回答与服药本一致后再发药，待患者服下后方可离开。

3. 根据不同药物的特性正确给药

（1）抗生素、磺胺类药物应准时给药，以保持药物在血液中的有效浓度。

（2）健胃、助消化药物宜在饭前或饭间服。对胃黏膜有刺激的药宜在饭后服。

（3）对呼吸道黏膜有安抚作用的保护性镇咳药，服后不宜立即饮水，以免稀释药液，降低药效。

（4）某些由肾排出的药物，如磺胺类，尿少时可析出结晶，引起肾小管堵塞，故应鼓励患者多饮水。

（5）对牙齿有腐蚀作用和使牙齿染色的药物，如铁剂，可用饮水管吸取，服后漱口。

（6）服用强心苷类药物应先测脉率、心率及节律，若脉率低于 60 次/分钟或节律不齐时不可服用。

（7）有配伍禁忌的药物，不宜在短时间内先后服用，如呋喃妥因与碳酸氢钠溶液等碱性药液。

（8）催眠药应在就寝前服用。

发药完毕，再次与服药单核对一遍，查看有无遗漏或差错。药杯集中处理。清洁药盘放回原处。需要时做好记录。

（三）注意事项

（1）严格遵守三查七对制度（操作前、中、后查，核对床号、姓名、药名、浓度、剂量、方法、时间），防止发生差错。

（2）老、弱、小儿及危重患者应协助服药，鼻饲者应先注入少量温开水，然后将药物研碎、溶解，再由胃管注入，之后注入少量温开水以冲洗胃管。更换或停止药物时，应及时告知患者。若患者提出疑问，要重新核对清楚后再给患者服下。

（3）发药后，要密切观察服药后效果及有无不良反应，若有不良反应，应及时与医生联系，给予必要的处理。

第二节　注射给药法

注射给药法是将无菌药液或生物制品用无菌注射器注入体内，达到预防、诊断、治疗目的的方法。

一、药液吸取法

1. 从安瓿内吸取药液　将药液集中到安瓿体部，用消毒液消毒安瓿颈部及砂轮，在安瓿颈部划一踞痕，重新消毒安瓿颈部，拭去碎屑，掰断安瓿。将针尖斜面向下置于安瓿内的液面下，手持活塞柄抽动活塞吸取所需药量。抽吸完毕，将针头套上空安瓿或针帽备用。

2. 从密封瓶内吸取药液　除去铝盖的中央部分并消毒密封瓶的瓶塞，待干。往瓶内注入与所需药液等量空气（以增加瓶内压力，避免瓶内负压，无法吸取），倒转密封瓶及注射器，使针尖斜面在液面下，轻拉活塞柄吸取药液至所需量，再以示指固定针栓，拔出针头，套上针帽备用。

若密闭瓶或安瓿内系粉剂或结晶，应先注入所需量的溶剂，使药物溶化，然后吸取药液。黏稠药液，如油剂可先加温（遇热变质的药物除外），或将药瓶用双手搓后再抽吸，混悬液应摇匀后再抽吸。

3. 注射器内空气驱出术 一手指固定于针栓上，拇指、中指扶持注射器，针头垂直向上，另一手抽动活塞柄吸入少量空气，然后摆动针筒，并使气泡聚集于乳头处，稍推动活塞将气泡驱出。若针头偏于一侧，则驱气时应使针头朝上倾斜，使气泡集中于针头根部，如上法驱出气泡。

二、皮内注射法

皮内注射法是将少量药液注入表皮与真皮之间的方法。

（一）目的

（1）各种药物过敏试验。

（2）预防接种。

（3）局部麻醉。

（二）用物

（1）注射盘或治疗盘内盛2%碘酊、75%乙醇、无菌镊、砂轮、无菌棉签、开瓶器、弯盘。

（2）1 mL注射器、4.5号针头，药液按医嘱。药物过敏试验还需备急救药盒。

（三）注射部位

（1）药物过敏试验在前臂掌侧中、下段。

（2）预防接种常选三角肌下缘。

（四）操作方法

（1）评估患者的病情、合作程度、对皮内注射的认识水平和心理反应，过敏试验还需了解患者的"三史"（过敏史、用药史、家族史）；介绍皮内注射的目的、过程，取得患者配合；评估注射部位组织状态（皮肤颜色、有无皮疹、感染及皮肤划痕阳性）。

（2）准备用物，按医嘱查对后抽好药液，放入铺有无菌巾的治疗盘内，携物品至患者处，再次核对。

（3）协助患者取坐位或卧位，选择注射部位，以75%乙醇消毒皮肤、待干。乙醇过敏者用生理盐水清洁皮肤。

（4）排尽注射器内空气，示指和拇指绷紧注射部位皮肤，右手持注射器，针尖斜面向上，与皮肤呈5°刺入皮内，放平注射器，平行将针尖斜面全部刺入皮内，左手拇指固定针栓，右手快速推注药液0.1 mL。也可右手持注射器左手推注药液，使局部可见半球形隆起的皮丘，皮肤变白，毛孔变大。

（5）注射毕，快速拔出针头，核对后交代患者注意事项。

（6）清理用物，按时观察结果并正确记录。

（五）注意事项

（1）忌用碘酊消毒皮肤，并避免用力反复涂擦。

（2）注射后不可用力按揉，以免影响结果观察。

三、皮下注射法

皮下注射法是将少量药液注入皮下组织的方法。

（一）目的

（1）需迅速达到药效和不能或不宜口服时采用。

（2）局部供药，如局部麻醉用药。

（3）预防接种，如各种疫苗的预防接种。

（二）用物

注射盘、1～2 mL注射器、5～6号针头，药液按医嘱准备。

（三）注射部位

上臂三角肌下缘、上臂外侧、股外侧、腹部、后背、前臂内侧中段。

（四）操作方法

（1）评估患者的病情、合作程度、对皮下注射的认识水平和心理反应；介绍皮下注射的目的、过程，取得患者配合；评估注射部位组织状态。

（2）准备用物，按医嘱查对后抽好药液，放入铺有无菌巾的治疗盘内，携物品至患者处，再次核对。

（3）协助患者取坐位或卧位，选择注射部位，皮肤做常规消毒（用2%碘酊以注射点为中心、呈螺旋形向外涂擦，直径在5 cm以上，待干，然后用75%乙醇以同法脱碘2次，待干）或安尔碘消毒。

（4）持注射器排尽空气。

（5）左手示指与拇指绷紧皮肤，右手持注射器、示指固定针栓，针尖斜面向上，与皮肤呈30°~40°，过瘦者可捏起注射部位皮肤，快速刺入针头2/3，左手抽动活塞观察无回血后缓缓推注药液。

（6）推完药液，用干棉签置于针刺处，快速拔出针后，轻轻按压。

（7）核对后助患者取舒适卧位，整理床单位，清理用物，必要时记录。

（五）注意事项

（1）持针时，右手示指固定针栓，切勿触及针梗，以免污染。

（2）针头刺入角度不宜超过45°，以免刺入肌层。

（3）对皮肤有刺激作用的药物，一般不做皮下注射。

（4）少于1 mL药液时，必须用1 mL注射器，以保证注入药量准确无误。

（5）需经常做皮下注射者，应建立轮流交替注射部位的计划，以达到在有限的注射部位吸收最大药量的效果。

四、肌内注射法

肌内注射法是将少量药液注入肌肉组织的方法。

（一）目的

（1）给予需在一定时间内产生药效，而不能或不宜口服的药物。

（2）药物不宜或不能静脉注射，要求比皮下注射更迅速发生疗效时采用。

（3）注射刺激性较强或药量较大的药物。

（二）用物

注射盘、2~5 mL注射器、6~7号针头，药液按医嘱准备。

（三）注射部位

一般选择肌肉较丰厚、离大神经和血管较远的部位，其中以臀大肌、臀中肌、臀小肌最为常用，其次为股外侧肌及上臂三角肌。

1. 臀大肌内注射区定位法

（1）十字法：从臀裂顶点向左或向右侧画一水平线，然后从该侧髂嵴最高点做一垂直线，将臀部分为4个象限，选其外上象限并避开内角（内角定位：髂后上棘至大转子连线）即为注射区。

（2）连线法：取髂前上棘和尾骨连线的外上1/3处为注射部位。

2. 臀中肌、臀小肌内注射区定位法

（1）构角法：以示指尖与中指尖分别置于髂前上棘和髂嵴下缘处，由髂嵴、示指、中指构成的三角区内为注射部位。

（2）三指法：髂前上棘外侧三横指处（以患者的手指宽度为标准）。

（3）股外侧肌内注射区定位法：在大腿中段外侧，膝上10 cm，髋关节下10 cm处，宽约7.5 cm。

此处大血管、神经干很少通过，范围较大，适用于多次注射或 2 岁以下婴幼儿注射。

（4）上臂三角肌内注射区定位法：上臂外侧、肩峰下 2 ~ 3 横指处。此处肌肉不如臀部丰厚，只能做小剂量注射。

（四）患者体位

为使患者的注射部位肌肉松弛，应尽量使患者体位舒适。

（1）侧卧位下腿稍屈膝，上腿伸直。

（2）俯卧位足尖相对，足跟分开。

（3）仰卧位适用于病情危重不能翻身的患者。

（4）坐位时座位稍高，便于操作。非注射侧臀部坐于座位上，注射侧腿伸直。一般多为门诊患者所取。

（五）操作方法

（1）评估患者的病情、合作程度、对肌内注射的认识水平和心理反应；介绍肌内注射的目的、过程，取得患者配合；评估注射部位组织状态。

（2）准备用物，按医嘱查对后抽好药液，放入铺有无菌巾的治疗盘内，携物品至患者处，再次核对。

（3）协助患者取合适卧位，选择注射部位，常规消毒或安尔碘消毒注射部位皮肤。

（4）排气，左手拇指、示指分开并绷紧皮肤，右手执笔式持注射器，中指固定针栓，用前臂带动腕部的力量，将针头迅速垂直刺入肌内，一般刺入 2.5 ~ 3 cm，过瘦者或小儿酌减，固定针头。

（5）松左手，抽动活塞，观察无回血后，缓慢推药液。如有回血，酌情处理，可拔出或进针少许再试抽，无回血方可推药。推药同时注意观察患者的表情及反应。

（6）注射毕，用干棉签置于针刺处，快速拔针并按压。

（7）核对后协助患者穿好衣裤，安置舒适卧位，整理床单位。清理用物，必要时做记录。

（六）Z 径路注射法和留置气泡技术

1. Z 径路注射法　注射前以左手示指、中指和环指使待注射部位皮肤及皮下组织朝同一方向侧移（皮肤侧移 1 ~ 2 cm），绷紧固定局部皮肤，维持到拔针后，迅速松开左手，此时位移的皮肤和皮下组织位置复原，原先垂直的针刺通道随即变成 Z 形。该方法可将药液封闭在肌肉组织内而不易回渗，利于吸收，减少硬结的发生，尤其适用于老年人等特殊人群，以及刺激性大、难吸收药物的肌内注射。

2. 留置气泡技术　用注射器抽吸适量药液后，再吸入 0.2 ~ 0.3 mL 的空气。注射时，气泡在上，全部药液注入后，再注入空气。其方法优点：将药物全部注入肌肉组织而不留在注射器无效腔中（每种注射器的无效腔量不一，范围从 0.07 ~ 0.3 mL），以保证药量的准确；同时可防止拔针时药液渗入皮下组织引起刺激，产生疼痛，并可将药液限制在注射肌肉局部而利于组织的吸收。

（七）注意事项

（1）切勿将针梗全部刺入，以防从根部衔接处折断。万一折断，应保持局部与肢体不动，迅速用止血钳夹住断端取出。若全部埋入肌肉内，即请外科医生诊治。

（2）臀部注射，部位要选择正确，偏内下方易伤及神经、血管，偏外上方易刺及髋骨，引起剧痛及断针。

（3）推药液时必须固定针栓，推速要慢，同时注意患者的表情及反应。如系油剂药液更应持牢针栓，以防用力过大，针栓与乳头脱开，药液外溢；若为混悬剂，进针前要摇匀药液，进针后持牢针栓，快速推药，以免药液沉淀，造成堵塞或因用力过猛使药液外溢。

（4）需长期注射者，应经常更换注射部位，并用细长针头，以避免或减少硬结的发生。一旦发生硬结，可采用理疗、热敷或外敷活血化瘀的中药，如蒲公英、金黄散等。

（5）2 岁以下婴幼儿不宜在臀大肌处注射，因幼儿尚未能独立行走，其臀部肌肉一般发育不好，有可能伤及坐骨神经，应选臀中肌、臀小肌或股外侧肌内注射。

（6）两种药液同时注射又无配伍禁忌时，常采用分层注射法。当第一针药液注射完时，随即拧下针筒，接上第二副注射器，并将针头拔出少许后向另一方向刺入，试抽无回血后，即可缓慢推药。

五、静脉注射法

（一）目的

（1）药物不宜口服、皮下或肌内注射时，需要迅速发生疗效者。

（2）做诊断性检查，由静脉注入药物，如肝、肾、胆囊等检查需注射造影剂或染料等。

（二）用物

注射盘、注射器（根据药量准备）、7~9号针头或头皮针头、止血带、胶布，药液按医嘱准备。

（三）注射部位

1. 四肢浅静脉　肘部的贵要静脉、正中静脉、头静脉；腕部、手背及踝部或足背浅静脉等。

2. 小儿头皮静脉　额静脉、颞静脉等。

3. 股静脉　位于股三角区股鞘内，股神经和股动脉内侧。

（四）操作方法

1. 四肢浅表静脉注射术

（1）评估患者的病情、合作程度、对静脉注射的认识水平和心理反应；介绍静脉注射的目的、过程，取得患者配合；评估注射部位组织状态。

（2）准备用物，按医嘱查对后抽好药液，放入铺有无菌巾的治疗盘内，携物品至患者处，再次核对。

（3）选静脉，在注射部位上方6 cm处扎止血带，止血带末端向上。皮肤常规消毒或安尔碘消毒，同时嘱患者握拳，使静脉显露。备胶布2~3条。

（4）注射器接上头皮针头，排尽空气，在注射部位下方，绷紧静脉下端皮肤并使其固定。右手持针头，使其针尖斜面向上，与皮肤呈15°~30°，由静脉上方或侧方刺入皮下，再沿静脉走向刺入静脉，见回血后将针头与静脉的角度调整好，顺静脉走向推进0.5~1 cm后固定。

（5）松止血带，嘱患者松拳，用胶布固定针头。若采血标本者，则止血带不放松，直接抽取血标本所需量，也不必胶布固定。

（6）推完药液，以干棉签置于穿刺点上方，快速拔出针头后按压片刻，无出血为止。

（7）核对后安置舒适卧位，整理床单位。清理用物，必要时做记录。

2. 股静脉注射术　常用于急救时加压输液、输血或采集血标本。

（1）评估、查对、备药同四肢静脉注射。

（2）患者仰卧，下肢伸直，略外展（小儿应有人协助固定），局部常规消毒或安尔碘消毒皮肤，同时消毒术者左手示指和中指。

（3）于股三角区扪及股动脉搏动最明显处，予以固定。

（4）右手持注射器，排尽空气，在腹股沟韧带下一横指、股动脉搏动内侧0.5 cm处垂直或呈45°刺入，抽动活塞见暗红色回血，提示已进入股静脉，固定针头，根据需要推注药液或采集血标本。

（5）注射或采血毕，拔出针头，用无菌纱布加压止血3~5 min，以防出血或形成血肿。

（6）核对后安置舒适卧位，整理床单位。清理用物，必要时做记录，血标本则及时送检。

（五）注意事项

（1）严格执行无菌操作原则，以防止感染。

（2）穿刺时务必沉着，切勿乱刺。一旦出现血肿，应立即拔出，按压局部，另选它处注射。

（3）注射时应选粗直、弹性好、不易滑动而易固定的静脉，并避开关节及静脉瓣。

（4）需长期静脉给药者，为保护静脉，应有计划地由小到大，由远心端到近心端选择血管进行注射。

（5）对组织有强烈刺激的药物，最好用一副等渗生理盐水注射器先行试穿，证实针头确在血管内后，再换注射器推药。在推注过程中，应试抽有无回血，检查针梗是否仍在血管内，经常听取患者的主诉，观察局部体征，如局部疼痛、肿胀或无回血时，表示针梗脱出静脉，应立即拔出，更换部位重新注射，以免药液外溢而致组织坏死。

（6）药液推注的速度要根据患者的年龄、病情及药物的性质而定，并随时听取患者的主诉和观察病情变化，以便调节。

（7）股静脉穿刺时，若抽出鲜红色血，提示穿入股动脉，应立即拔出针头，压迫穿刺点 5～10 min，直至无出血为止。一旦穿刺失败，切勿再穿刺，以免引起血肿，有出血倾向的患者忌用此法。

（六）特殊患者静脉穿刺法

1. *肥胖患者*　静脉较深，不明显，但较固定，不滑动，可摸准后再行穿刺。
2. *消瘦患者*　皮下脂肪少，静脉较滑动，穿刺时须固定静脉上下端。
3. *水肿患者*　可按静脉走向的解剖位置，用手指压迫局部，以暂时驱散皮下水分，显露静脉后再穿刺。
4. *脱水患者*　静脉塌陷，可局部热敷、按摩，待血管扩张显露后再穿刺。

六、动脉注射法

（一）目的

（1）采集动脉血标本。

（2）施行某些特殊检查，如脑血管检查时注入造影剂。

（3）施行某些治疗，如注射抗癌药物进行区域性化疗。

（4）抢救重度休克，经动脉加压输液，以迅速增加有效血容量。

（二）用物

（1）注射盘、注射器（按需准备）、7～9号针头、无菌纱布、无菌手套，药液按医嘱准备。

（2）若采集血标本，需另备标本容器、无菌软塞，必要时还需备酒精灯和火柴。一些检查或造影根据需要准备用物和药液。

（三）注射部位

选择动脉搏动最明显处穿刺。采集血标本常用桡动脉、股动脉。区域性化疗时，根据患者治疗需要选择，一般头面部疾病选用颈总动脉，上肢疾病选用锁骨下动脉或肱动脉，下肢疾病选用股动脉。

（四）操作方法

（1）评估患者的病情、合作程度、对动脉注射的认识水平和心理反应；介绍动脉注射的目的、过程，取得患者配合；评估注射部位组织状态。

（2）准备用物，按医嘱查对后抽好药液，放入铺有无菌巾的治疗盘内，携物品至患者处，再次核对。

（3）选择注射部位，协助患者取适当卧位，消毒局部皮肤，待干。

（4）戴手套或消毒左手示指和中指，在已消毒范围内摸到欲穿刺动脉的搏动最明显处，固定于两指之间。

（5）右手持注射器，在两指间垂直或与动脉走向呈40°刺入动脉，见有鲜红色回血，右手固定穿刺针的方向及深度，左手以最快的速度注入药液或采血。

（6）操作完毕，迅速拔出针头，局部加压止血 5～10 min。

（7）核对后安置患者舒适卧位，整理床单位。清理用物，必要时做记录，如有血标本则及时送检。

（五）注意事项

（1）采血标本时，需先用1：500的肝素稀释液湿润注射器管腔。

（2）采血进行血气分析时，针头拔出后立即刺入软塞以隔绝空气，并用手搓动注射器，使血液与抗凝剂混匀，避免凝血。

第三节　外周静脉通路的建立与维护

一、外周留置针的置入

（1）经双人核对医嘱，对患者进行评估，告知患者用药要求，征得同意后，开始评估血管，血管选择首选粗直、弹性好的前臂静脉，注意避开关节。

（2）按六步洗手法洗手、戴口罩。按静脉输液进行物品准备，包括利器盒、6 cm×7 cm透明贴膜、无菌贴膜、清洁手套、22~24 G留置针，要注意观察准备用物的质量和有效期。

（3）将用物推至床边，经医患双向核对后，协助患者取舒适体位。再次选择前臂显露好、容易固定的静脉。

（4）核对液体后，开始排气排液，连接头皮针时，要将头皮针针尖插入留置针肝素帽前端，进行垂直排气，待肝素帽液体注满后再将头皮针全部刺入，回挂于输液架，准备无菌透明敷料。

（5）用含碘消毒剂，以穿刺点为中心进行螺旋式、由内向外皮肤消毒3次，消毒范围应大于固定敷料尺寸。

（6）将止血带扎于穿刺点上方10 cm处。戴清洁手套。再次排气，双向核对，调松套管及针芯。

（7）穿刺时，将针头斜面向上，一手的拇指、示指夹住两翼，以血管上方15°~30°进针，见到回血后，压低穿刺角度，再往前进0.2 cm，注意进针速度要慢，一手将软管全部送入，拔出针芯，要注意勿将已抽出的针芯再次插入套管内。

（8）穿刺后要及时松止血带、松拳、松调节器。

（9）以穿刺点为中心，无张力方法粘贴透明敷料，要保证穿刺点在敷料中央。脱手套，在粘贴条上注明穿刺的时间和姓名，然后覆盖于白色隔离塞，脱去手套，用输液贴以U形方法固定延长管。

（10）调节滴速，填写输液卡。核对并告知患者注意事项。

二、外周静脉留置针封管

（1）按六步洗手法洗手、戴口罩。

（2）准备治疗盘，无菌盘内备有3~4 mL肝素稀释液、无菌透明敷料（贴膜）、棉签、含碘消毒液、弯盘。

（3）显露穿刺部位，关闭调节器。

（4）分离头皮针与输液导管后，用肝素稀释液以脉冲式方法冲管，当剩至1 mL时，快速注入，夹闭留置针，拔出针头。用输液贴以U形方法固定延长管。

（5）整理床单位，取下输液软袋及导管按要求进行处理。

三、外周静脉留置针置管后再次输液

（1）经双人核对医嘱后，按照六步洗手法洗手、戴口罩。准备用物，包括75%乙醇、小纱布、输液贴、头皮针、输入液体、弯盘。

（2）查对床号及姓名，对患者说明操作目的，观察穿刺局部，查对液体与治疗单，排气排液。

（3）揭开无菌透明敷料，反垫于肝素帽下，用75%乙醇棉球（棉片）擦拭消毒接口持续10 s（来回擦拭10遍）。

（4）再次排气排液后，将头皮针插入肝素帽内，打开留置针及输液调节器，用无菌透明敷料固定肝素帽及头皮针导管。

（5）调节滴速，填写输液卡。整理好患者衣被，整理用物，并做好观察记录。

四、外周静脉留置针拔管

（1）按六步洗手法洗手后，准备治疗盘，内装棉签、无菌透明敷料、含碘消毒液、弯盘。

（2）显露穿刺部位，去除固定肝素帽的无菌透明敷料，轻轻地将透明敷料边缘搓起，以零角度揭开敷料，用含碘消毒液消毒穿刺点2遍。

（3）用干棉签按压局部，拔出留置针，无渗血后用输液贴覆盖穿刺点。

（4）整理床单位，并做好拔管记录。

第四节　中心静脉通路的建立与维护

一、中心静脉导管

中心静脉导管是监测中心静脉压（CVP）及建立有效输液给药途径的方法，主要是经颈内静脉、锁骨下静脉、肌静脉等穿刺，将静脉导管插到上腔静脉或下腔静脉，用于危重患者抢救、休克患者、大手术患者，以及静脉内营养、周围静脉穿刺困难、需要长期输液及使需经静脉输入高渗溶液或强酸强碱类药物者。局部皮肤破损、感染，有出血倾向者是其禁忌证。

（一）锁骨下静脉穿刺

锁骨下静脉是腋静脉的延续，起于第1肋骨的外侧缘，成年人长3~4 cm。

1. 选择穿刺点　锁骨上路、锁骨下路。后者临床常用。

2. 穿刺部位　为锁骨下方胸壁，该处较为平坦，可进行满意的消毒准备，穿刺导管易于固定，敷料不易跨越关节，易于清洁和更换；不影响患者颈部和上肢的活动，利于置管后护理。

3. 置管操作步骤　以右侧锁骨下路穿刺点为例。

（1）穿刺点为锁骨与第1肋骨相交处，即锁骨中1/3段与外1/3交界处，锁骨下缘1~2 cm处，也可由锁骨中点附近进行穿刺。

（2）体位：平卧位，去枕，头后仰，头转向穿刺对侧，必要时肩后垫高，头低位15°~30°，以提高静脉压，使静脉充盈。

（3）严格遵循无菌操作原则，局部皮肤常规消毒后铺无菌巾。

（4）局部麻醉后用注射器细针做试探性穿刺，使针头与皮肤呈30°~45°向内向上穿刺，针头保持朝向胸骨上窝的方向，紧靠锁骨内下缘徐徐推进，可避免穿破胸膜及肺组织，边进针边抽动针筒，使管内形成负压，一般进针4 cm可抽到回血。若进针4~5 cm仍未见回血，不要再向前推进，以免误伤锁骨下动脉，应慢慢向后退针，并边退边抽回血，若在撤针过程中仍无回血，可将针尖撤至皮下后改变进针方向，使针尖指向甲状软骨，以同样的方法徐徐进针。

（5）试穿确定锁骨下静脉的位置后，即可换用导针穿刺置管，导针穿刺方向与试探性穿刺相同，一旦进入锁骨下静脉位置，即可抽得大量回血，此时再轻轻推进0.1~0.2 cm，使导针的整个斜面在静脉腔内，并保持斜面向下，以利导管或导丝推进。

（6）让患者吸气后屏气，取下注射器，以一只手固定导针，并以手指轻抵针尾插孔，以免发生气栓或失血。将导管或导丝自导针尾部插孔缓缓送入，使管腔达上腔静脉，退出导针。如用导丝，则将导管引入中心静脉后再退出导丝。

（7）抽吸与导管相连接的注射器，如回血通畅，说明管端位于静脉内。

（8）取下输液器，将导管与输液器连接，先滴入少量等渗液体。

（9）妥善固定导管，以无菌透明敷料覆盖穿刺部位。

（10）导管放置后需常规行X线摄片检查，以确定导管的位置。插管深度，左侧不宜超过15 cm，右侧不宜超过 12 cm，以能进入上腔静脉为宜。

（二）颈内静脉穿刺

颈内静脉起源于颅底，上部位于胸锁乳突肌的前缘内侧；中部位于胸锁乳突肌锁骨头前缘的下面和颈总动脉的后外侧；下行至胸锁关节处与锁骨下静脉汇合成无名静脉，继续下行与对侧的无名静脉汇合成上腔静脉进入右心房。

1. 选择穿刺点部位　颈内静脉穿刺的进针点和方向，根据颈内静脉与胸锁乳突肌的关系，分为前路、中路、后路 3 种。

2. 置管操作步骤　以右侧颈内中路穿刺点为例。

（1）确定穿刺点位，锁骨与胸锁乳突肌的锁骨头和胸骨头所形成的三角区的顶点，颈内静脉正好位于此三角区的中心位置，该点距锁骨上缘 3～5 cm。

（2）体位：患者平卧，去枕，头后仰，头转向穿刺对侧，必要时肩后垫一薄枕，头低位 15°～30°，使颈部充分外展。

（3）严格遵循无菌操作原则，局部皮肤常规消毒后铺无菌巾。

（4）局部麻醉后用注射器细针做试探性穿刺，使针头与皮肤呈 30°，与中线平行，直接指向足端。进针深度一般为 3.5～4.5 cm，以进针深度不超过锁骨为宜。边进针边抽回血，抽到静脉血即表示针尖位于颈内静脉。如穿入较深，针已对穿颈静脉，则可慢慢退出，边退针边回抽，抽到静脉血后，减少穿刺针与额平面的角度（约 30°）。

（5）确定颈内静脉的位置后，即可换用导针穿刺置管，导针穿刺方向与试探性穿刺相同。当导针针尖到达颈静脉时，旋转取下注射器，从穿刺针内插入引导钢丝，插入时不能遇到阻力。有阻力时应调整穿刺位置，包括角度、斜面方向和深浅等。插入导丝后退出穿刺针，压迫穿刺点同时擦净钢丝上的血迹。需要静脉扩张器的导管，可插入静脉扩张器扩张皮下或静脉。将导管套在引导钢丝外面，导管尖端接近穿刺点，引导钢丝必须伸出导管尾端，用手抓住，右手将导管与钢丝一起部分插入，待导管进入颈静脉后，边退钢丝，边插导管。一般成年人从穿刺点到上腔静脉右心房开口处约 10 cm，退出钢丝。

（6）抽吸与导管相连接的注射器，如回血通畅，说明管端位于静脉内。

（7）用生理盐水冲洗导管后即可接上输液器或 CVP 测压装置进行输液或测压。

（8）妥善固定导管，用无菌透明敷料（贴膜）覆盖穿刺部位。

二、经外周静脉穿刺的中心静脉导管

经外周静脉穿刺的中心静脉导管，是指经外周静脉穿刺置入的中心静脉导管，其导管尖端的最佳位置在上腔静脉的下 1/3 处，临床上常用于 7 d 以上的中期和长期静脉输液治疗，或需要静脉输注高渗性、有刺激性药物的患者，导管留置时间可长达 1 年。

（一）置管操作步骤

（1）操作前，要先经双人核对医嘱，再对患者进行穿刺前的解释工作，得到患者的理解配合。

（2）对患者的穿刺部位静脉和全身情况进行评估。血管选择的标准：在患者肘关节处，取粗而直、静脉瓣少的贵要静脉、正中静脉或头静脉，要注意避开穿刺周围有皮肤红肿、硬结、皮疹和感染的情况。血管选择好以后，要再次告知患者穿刺时可能发生的情况及穿刺配合事项，患者同意后，签署知情同意书。

（3）操作前，要按照六步法进行洗手、戴口罩。准备用物，具体包括：治疗盘内装有 75% 乙醇、含碘消毒液、生理盐水 100 mL、利多卡因 1 支；治疗盘外装有三向瓣膜 PICC 穿刺导管套件 1 个、PICC 穿刺包（穿刺包内装有测量尺、无菌衣、无粉手套 2 副、棉球 6 个、镊子 2～3 把、止血带、大单 1 条、治疗巾 2 块、洞巾 1 块、20 mL 注射器 2 副、5 mL 注射器 1 副、1 mL 注射器 1 副、大纱布 3 块、小纱布 2 块、剪刀 1 把、10 cm×12 cm 无菌透明敷料 1 张）、免洗手消毒液。

（4）查对患者床号与姓名，嘱患者身体移向对侧床边，打开 PICC 穿刺包，手臂外展，与身体呈

90°，拉开患者袖管，测量置管的长度与臂围，具体测量方法：从穿刺点沿静脉走行，到右胸锁关节，再向下至第3肋间，为置入导管的长度。接着，在肘横纹上10 cm处，绕上臂一圈，测出臂围值，做好测量的记录。

（5）戴无菌手套，取出无菌巾垫于穿刺手臂下方，助手协助倒消毒液。消毒皮肤，要求先用75%乙醇棉球以穿刺点为中心，进行螺旋式擦拭消毒，范围为直径≥10 cm，去除皮肤油脂后，再用碘剂以同样的方法，顺时针方向与逆时针方向分别交叉重复两次进行消毒。建立无菌屏障。铺治疗巾，将止血带置于手臂下方，为扩大无菌区域，还应铺垫大单，铺洞巾。

（6）穿无菌衣，更换无粉手套，先用2支20 mL注射器抽满生理盐水，再用5 mL注射器抽取2 mL生理盐水，最后用1 mL注射器抽取0.5 mL利多卡因。打开PICC穿刺导管套件。用20 mL生理盐水预冲导管，用拇指和示指轻轻揉搓瓣膜，以确定导管的完整性。再分别预冲连接器、减压套筒、肝素帽和导管外部，最后，将导管浸入生理盐水中充分润滑导管，以减少对血管的刺激。打开穿刺针，去除活塞，将穿刺针连接5 mL注射器。

（7）扎止血带，并嘱患者握拳，在穿刺点下方，皮下注射利多卡因呈皮球状，进行局部麻醉。静脉穿刺时，一手固定皮肤，另一手持针以进针角度呈15°~30°的方向进行穿刺。见到回血后，保持穿刺针与血管的平行，继续向前推进1~2 mm，然后保持针芯位置，将插管鞘单独向前推进，要注意避免推进钢针，造成血管壁的穿透。

（8）松开止血带，嘱患者松拳，以左手拇指与示指固定插管鞘，中指压住插管鞘末端处血管，防止出血，接着，从插管鞘内撤出穿刺针。一手固定插管鞘，另一手将导管自插管鞘内缓慢、匀速地以每次2 cm长度推进。当插入20 cm左右时，嘱患者头侧向穿刺方，转头而低头，以确保穿刺导管的通畅。在送管过程中，左手中指要轻压血管鞘末端，以防出血。当导管置入预定长度时，在插管鞘远端，用纱布加压止血并固定导管。将插管鞘从血管内撤出，连接注射器，抽回血，冲洗导管。双手分离导管与导丝衔接处，一手按压穿刺点并固定导管，另一手将导丝以每次3~5 cm均匀的速度轻轻抽出，然后撤出插管鞘。当确认预定的置入长度后，在体外预留5~6 cm，以便于安装连接器。

（9）修剪导管长度，注意务必剪除毛茬，安装连接器。先将减压套筒套到导管上，将导管连接到连接器翼形部分的金属柄上，使导管完全平整地套住金属柄，再将翼形部分的倒钩和减压套筒上的沟槽对齐锁定，最后，轻轻牵拉导管，以确保连接器和导管完全锁定。用20 mL生理盐水以脉冲式方法进行冲管，当推至剩1 mL液体时，迅速推入生理盐水，连接肝素帽。

（10）将距离穿刺点0.5~1 cm处的导管安装在固定翼的槽沟内。在穿刺点上方，放置一块小纱布吸收渗血，使导管呈弧形，用胶带固定接头，撤出洞巾，再用无菌透明敷料固定导管，要注意无菌透明敷料下缘与胶带下缘平齐。用第2条胶带，以蝶形交叉固定于贴膜上，用第3条胶带压在第2条胶带上，将签有穿刺时间与患者姓名的胶带固定于第3条胶带上。用小纱布或输液贴包裹导管末端，固定在皮肤上。为保护导管以防渗血，用弹力管状绷带加压包扎穿刺处。

（11）向患者交代注意事项。整理用物并洗手。进行胸部X线摄片，以确定导管末端的位置，应在上腔静脉下1/3处。

（12）最后在病历上填写置管情况并签名。

（二）PICC 置管后输液

（1）输液前，要先进行双人核对医嘱和治疗单，按照六步洗手法进行洗手，然后戴口罩。准备治疗盘，盘内装有乙醇棉片、无菌贴膜、已经连有头皮针的含20 mL生理盐水的注射器、预输入的液体、弯盘、治疗单，以及免洗手消毒液。

（2）进入病房先查对床号及姓名，并与患者说明操作目的，观察穿刺部位，必要时测量臂围。

（3）查对液体与治疗单，常规排气、排液。揭开输液无菌透明敷料反垫于肝素帽下。用75%乙醇棉球擦拭消毒接口约10 s。再接入头皮针，抽回血，确定导管在血管腔内后，以脉冲式方法冲洗导管，当推至所剩液体为1 mL时，快速推入。

（4）分离注射器，连接输液导管，松调节器。最后用无菌透明敷料固定肝素帽和头皮针，在固定头皮针时，固定完毕，整理患者衣被，调节滴数，交代注意事项，并做好记录。

（三）PICC 冲洗与正压封管

为了预防导管堵塞，保持长期使用，给药前、给药后及使用血液制品、静脉采血后应冲管。休疗期应每周冲洗 1 次并正压封管。

（1）用六步洗手法洗手、戴口罩。

（2）准备治疗盘，内装贴膜、含 10～20 mL 生理盐水注射器 1 副、弯盘。

（3）查对床号及姓名，观察穿刺部位，关闭输液调节器。

（4）揭开输液无菌透明敷料反垫于肝素帽下，分离输液导管与头皮针，接 10～20 mL 生理盐水注射器，以脉冲式方法冲洗导管。推至最后 1 mL 时，进行正压封管。具体方法：将头皮针尖斜面退至肝素帽末端，待生理盐水全部推入后，拔出头皮针，用无菌透明敷料固定肝素帽。

（5）整理患者衣被，做好观察记录。

（四）PICC 维护操作

为保证外周中心静脉导管的正常使用，应保证每天进行消毒维护。

（1）按六步洗手法进行洗手、戴口罩。

（2）准备用物：治疗盘内装有石油烷、免洗手消毒液、棉签、皮尺、胶布、肝素帽、头皮针连接预冲注射器、弯盘、PICC 维护包（包内装有无菌手套 2 副、75% 乙醇、碘伏棉棒各 3 根、乙醇棉片 3 块、小纱布 1 块、10 cm×12 cm 高潮气通透率贴膜 1 张、胶带 4 条）。

（3）查对床号和姓名，与患者说明导管维护的目的。观察穿刺部位情况，必要时测量臂围。

（4）揭敷料时，要注意由下向上揭，以防带出导管，同时，还要避免直接接触导管。消毒双手，用石油烷擦除胶布痕迹。

（5）戴无菌手套，用消毒棉片消毒固定翼 10 s。用 75% 乙醇棉棒去除穿刺点直径约 1 cm 以外的胶胨，再用碘伏棉棒，以穿刺点为中心进行皮肤消毒 3 次，消毒范围应大于无菌透明敷料范围，包括消毒导管。预冲肝素帽，去除原有肝素帽，用 75% 乙醇棉片擦拭导管末端。

（6）将注满生理盐水的肝素帽连接导管，用生理盐水以脉冲式方法进行冲管，当冲至剩余 1 mL 液体时，将头皮针拔出，使针尖位于肝素帽内，快速推入，然后拔出头皮针。

（7）更换无菌手套，安装固定翼，随后将导管呈弧形用胶带固定接头。用透明敷料固定导管，固定时，要保证贴膜下缘与胶带下缘平齐，第 2 条胶带以蝶形交叉固定于无菌透明敷料上，第 3 条胶带压在第 2 条胶带上，第 4 条注明姓名与时间后固定于第 3 条胶带上。用无菌小纱布包裹导管末端，用胶带固定于皮肤，做好维护记录。

三、植入式输液港建立与维护

（一）操作前准备

1. 置管部位的选择　置管部位的选择要综合比较其他发生机械性并发症、导管相关性血流感染（CRBSI）的可能性。置管部位会影响发生继发 CRBSI 和静脉炎的危险度。置管部位皮肤菌群的密度是造成 CRBSI 的一个主要危险因素。由经过培训的医生依不同的治疗方式和患者体型来选择输液港植入的途径：大静脉植入、大动脉植入、腹腔内植入，输液座置于皮下。输液港导管常用的植入部位主要为颈内静脉与锁骨下静脉。非随机实验证实了颈内静脉置管发生相关性感染的危险率高。研究分析显示，床旁超声定位的锁骨下静脉置管与其他部位相比，可以显著降低机械性并发症。对于成年患者，锁骨下静脉对控制感染来说是首选部位。当然，在选择部位时其他的一些因素也应该考虑。目前临床应用较多的是锁骨下静脉，实际植入的位置要根据患者的个体差异决定。植入位置解剖结构应该能保证注射座稳定，不会受到患者活动的影响，不会产生局部压力升高或受穿衣服的影响，注射座隔膜上方的皮下组织厚度在 0.5～2 cm 为适宜厚度。

2. 经皮穿刺导管植入点选择　自锁骨中外 1/3 处进入锁骨下静脉，然后进入胸腔内血管。

（二）输液港的选择

由医生依不同的治疗方式和患者体型做出选择。标准型及急救凹形输液港适用于不同体型的成年人及儿童患者。双腔输液港适用于同时输入不兼容的药物。术中连接式导管可于植入时根据需要决定静脉导管长度。

输液港种类有多种选择：①单腔末端开口式导管输液港或单腔三向瓣膜式导管输液港；②小型单腔末端开口式导管输液港或小型单腔式三向瓣膜式导管输液港；③双腔末端开口式导管输液港或双腔三向瓣膜式导管输液港。

输液港附件——无损伤针的选择：①蝶翼针输液套件，适用于连续静脉输注；②直形及弯形无损伤针，适用于一次性静脉输注。

（三）穿刺输液操作步骤

（1）向患者说明操作过程，并做好解释工作。

（2）观察穿刺点和局部皮肤有无红、肿、热、痛等炎性反应，若有，应随时更换敷料或暂停使用。

（3）消毒剂及消毒方法：先用乙醇棉球清洁脱脂，向外用螺旋的方式涂擦，其半径为 10~12 cm。以输液港为圆心，再用碘伏棉球消毒 3 遍。

（4）穿刺输液港：触诊定位穿刺隔，一手找到输液港注射座的位置，拇指与示指、中指呈三角形，将输液港拱起；另一手持无损伤针自三指中心处垂直刺入穿刺隔，直达储液槽基座底部。穿刺时动作要轻柔，感觉有阻力时不可强行进针，以免针尖与注射座底部推磨，形成倒钩。

（5）穿刺成功后，妥善固定穿刺针，不可任意摆动，防止穿刺针从穿刺隔中脱落。回抽血液，判断针头位置无误后即可开始输液。

（6）固定要点：用无菌纱布垫在无损伤针针尾下方，可根据实际情况确定纱布垫的厚度，用无菌透明敷料固定无损伤针，防止发生脱落。注明更换无菌透明敷料的日期和时间。

（7）输液过程中如发现药物外渗，应立即停止输液，并即刻给予相应的医疗处理。

（8）退针：为防止少量血液反流回导管尖端而发生导管堵塞，撤针应轻柔，当注射液剩下最后 0.5 mL 时，为维持系统内的正压，以两指固定泵体，边推注边撤出无损伤针，做到正压封管。

（9）采血标本时，用 10 mL 以上注射器以无菌生理盐水冲洗，初始至少抽 5 mL 血液并弃置，儿童减半，再更换注射器抽出所需的血液量，注入备好的血标本采集试管中。

（10）连接输液泵，设定压力超过 25 psi（1 psi=6.895 kPa）时自动关闭。

（11）以低于插针水平位置换肝素帽。

（12）封管，以加压的形式从圆形注射港的各角度边推注药液边拔针的方法拔出直角弯针针头，暂停输注，每月用肝素盐水封管 1 次即可。

（四）维护时间及注意事项

1. 时间

（1）连续性输液，每 8 h 冲洗 1 次。

（2）治疗间歇期，正常情况下每 4 周维护 1 次。

（3）动脉植入、腹腔植入时，每周维护 1 次。

2. 维护注意事项

（1）冲、封导管和静脉注射给药时，必须使用 10 mL 以上的注射器，以防小注射器的压强过大，损伤导管、瓣膜或导管与注射座连接处。

（2）给药后必须以脉冲方式冲管，防止药液残留于注射座。

（3）必须正压封管，防止血液反流进入注射座。

（4）不能用于高压注射泵推注造影剂。

第五节　骨髓穿刺术与骨髓活检术

一、骨髓穿刺术

骨髓穿刺术是采取骨髓液的一种常用诊断技术。

（一）目的

采取骨髓液进行骨髓象检查，协助诊断造血系统疾病、传染病及寄生虫病，以作为某些遗传代谢性疾病和感染性疾病的辅助诊断，判断疾病预后及观察治疗效果。

（二）适应证

（1）各种造血系统疾病的诊断、鉴别诊断及治疗随访。

（2）放疗、化疗及应用免疫抑制剂后观察骨髓造血情况。

（3）不明原因的红细胞、白细胞、血小板数量增多或减少及形态学异常。

（4）不明原因发热的诊断与鉴别诊断，可做骨髓培养、骨髓涂片找寄生虫等。

（三）禁忌证

骨髓穿刺的绝对禁忌证少见，遇到下列情况要注意。

（1）血友病、穿刺部位皮肤感染的患者。

（2）凝血功能障碍的患者。

（3）小儿及不合作者不宜做胸骨穿刺。

（四）术前准备及护理

（1）了解、熟悉患者病情，对患者进行评估。

（2）心理指导。①向患者说明骨髓穿刺诊断的主要作用：骨髓是各类血细胞的"制造厂"，是人体内最大、最主要的造血组织。诊断血液病常需做骨髓穿刺，如白血病是造血系统疾病，其特征为白细胞在生长发育过程中异常增生，而常规的抽血化验只能反映外周血中细胞的变化，不能准确反映出造血系统的变化，抽取骨髓液做检查，既能诊断白血病又能区分其类型，为治疗提供相应的资料。②消除患者思想顾虑，以取得合作：向患者说明骨髓检查所抽取的骨髓是极少量的，一般约 0.2 g，而人体正常骨髓量平均约为 2 600 g。身体内每天要再生大量的血细胞，因此，骨髓穿刺对身体没有影响。③骨髓穿刺操作简单，先行局部消毒、麻醉，然后将穿刺针刺入骨髓，除在骨髓抽取的瞬间稍有酸痛感外，基本上感觉不到疼痛。骨髓抽出后，患者可以马上起床活动。

（3）与患者及家属谈话，交代检查目的、简要说明检查过程及可能发生的情况，消除患者恐惧心理，并请患者在知情同意书上签字。

（4）器械准备：一次性骨髓穿刺针、一次性骨髓穿刺包、一次性口罩、一次性帽子、75% 乙醇、0.5% 活力碘、2% 利多卡因、治疗盘、无菌棉签等。

（5）操作者熟悉操作步骤，戴口罩、帽子。

（五）分类

（1）髂嵴穿刺术。

（2）脊椎棘突穿刺术。

（3）胸骨穿刺术。

（六）操作方法

（1）选择穿刺部位。①髂前上棘：常取髂前上棘后上方 1～2 cm 处作为穿刺点，此处骨面较平，容易固定，操作方便安全。②髂后上棘：穿刺点位于骶骨两侧髂骨上缘 6～8 cm 与脊椎旁开 2～4 cm 的交点处。③胸骨柄：此处骨髓含量丰富，当上述部位穿刺失败时，可做胸骨柄穿刺，但此处骨质较薄，其后有心房及大血管，严防穿透而发生危险，较少选用。④腰椎棘突：位于腰椎棘突突出处，极少选用。

（2）患者取合适体位。胸骨及髂前上棘穿刺时取仰卧位，前者还需用枕头垫于背后，以使胸部稍突出。髂后上棘穿刺时应取侧卧位。腰椎棘突穿刺时取坐位或侧卧位。

（3）常规消毒皮肤，戴无菌手套、铺消毒洞巾，用2%利多卡因做局部浸润麻醉直至骨膜。

（4）将骨髓穿刺针固定器固定在适当长度上（髂骨穿刺约1.5 cm，肥胖者可适当放长，胸骨柄穿刺约1.0 cm），以左手拇指、示指固定穿刺部位皮肤，右手持针于骨面垂直刺入（若为胸骨柄穿刺，穿刺针与骨面成30°~40°角斜行刺入），当穿刺针接触到骨质后则左右旋转，缓缓钻刺骨质，当感到阻力消失，且穿刺针已固定在骨内时，表示已进入骨髓腔。

（5）用干燥的20 mL注射器，将内栓退出1 cm，拔出针芯，接上注射器，用适当力度缓慢抽吸，可见少量红色骨髓液进入注射器内，骨髓液抽吸量以0.1~0.2 mL为宜，取下注射器，将骨髓液推于玻片上，由助手迅速制作涂片5~6张，送检细胞形态学及细胞化学染色检查。

（6）如需做骨髓培养，再接上注射器，抽吸骨髓液2~3 mL注入培养液内。

（7）如未能抽得骨髓液，可能是针腔被皮肤、皮下组织或骨片填塞，也可能是进针太深或太浅，针尖未在髓腔内，此时应重新插上针芯，稍加旋转或再钻入少许或再退出少许，拔出针芯，如见针芯上带有血迹，再行抽吸可望获得骨髓液。

（8）抽吸完毕，插入针芯，轻微转动，拔出穿刺针，随后将消毒纱布盖在针孔上，稍加按压，用胶布加压固定。

（9）嘱患者卧床休息，整理用物，将标本及时送检。

（七）注意事项

（1）穿刺针进入骨质后避免摆动过大，以免折断。

（2）胸骨柄穿刺不可垂直进针，不可用力过猛，以防穿透内侧骨板。

（3）抽吸骨髓液时，逐渐加大负压，做细胞形态学检查时，抽吸量不宜过多，否则会使骨髓液稀释，但也不宜过少。

（4）骨髓液抽取后应立即涂片。

（5）多次"干抽"时应进行骨髓活检术。

（6）注射器与穿刺针必须干燥，以免发生溶血。

（7）术前应行出凝血时间、血小板等检查。

（八）术后处理

（1）术后嘱患者静卧休息，同时做好标记并送检骨髓片，清洁穿刺场所，做好穿刺记录。

（2）抽取骨髓和涂片要迅速，以免凝固。需同时做外周血涂片，以作对照。

（九）其他注意事项

骨髓穿刺虽为有创性检查，但因操作简单，骨髓液抽取少，患者痛苦小，所以对机体无大的损害，不需要特殊护理。对于体质弱、有出血倾向者，检查后应采取下列措施。

1. 止血 一般以压迫止血为主。

2. 卧床休息 检查后，穿刺局部会有轻微的疼痛。患者可卧床休息，限制肢体活动，即可恢复正常。

3. 防止感染 穿刺时，局部组织应经过严格消毒。保持穿刺局部皮肤的清洁、干燥，覆盖的纱布被血或汗打湿后，要及时更换。针孔出现红、肿、热、痛时，可用2%碘酊或0.5%活力碘等涂擦局部，每天3~4次。若伴有全身发热，则应与医生联系，根据病情适当选用抗生素。

二、骨髓活检术

骨髓活检术全称为骨髓活体组织检查术，是采用特制的穿刺针取一小块0.5~1 cm长的圆柱形骨髓组织来做病理学检查的技术。操作方法与骨髓穿刺术完全相同，取出的材料保持了完整的骨髓组织结构，能弥补骨髓穿刺的不足。

（一）目的

骨髓穿刺检查在大部分患者中可以成功，但是如果遇到了"干抽"现象，即抽不出骨髓液时，就无法诊断。这种情况见于骨髓硬化症、骨髓纤维化症（原发性和继发性），尤其是恶性肿瘤（像乳腺癌、肺癌、前列腺癌、胃癌等）的骨髓转移所致骨髓纤维化以及某些白血病（如毛细胞白血病）、淋巴瘤患者的骨髓穿刺术常不能成功。采用骨髓活检术能够弥补骨髓穿刺术的不足，而且活检取材大，不但能了解骨髓内的细胞成分，而且能保持骨髓结构，恶性细胞较易识别，便于病理诊断。还有些疾病的诊断需要了解骨髓组织结构，如再生障碍性贫血、骨髓增生异常综合征、恶性肿瘤骨髓转移等就需要骨髓病理学检查。骨髓活检术对再生障碍性贫血骨髓造血组织多少的了解有一定意义；骨髓活检组织切片的原始细胞分布异常（ALIP）现象对骨髓增生异常综合征的诊断有重要意义。另外，骨髓活检对骨髓坏死或脂肪髓的判断也有意义。

（二）适应证

（1）多次抽吸取材失败。

（2）为正确判定血细胞减少症患者骨髓增生程度及其病因。

（3）可疑罹患骨髓纤维化、真性红细胞增多症、原发性血小板增多症、骨髓增生异常综合征、恶性淋巴瘤、多发性骨髓瘤、淀粉样变性、肉芽肿病、转移瘤和再生障碍性贫血的患者。

（4）骨髓活检对急性粒细胞白血病的诊断以及化疗是否达到真正完全缓解的判断有意义。凡涂片已达完全缓解，但一步法双标本取材之活检切片内仍可检出白血性原始细胞簇，就应继续给予巩固化疗，直至切片内此种异常定位的白血性原始细胞簇消失为止。

（5）在急性粒细胞白血病缓解后化疗及长期无病生存期，应定期做骨髓一步法双标本取材，倘若涂片细胞计数未达复发标准，而切片内出现了异常原始细胞簇，提示已进入早期复发，应及时做再诱导处理。

（6）慢性粒细胞白血病慢性期应常规做骨髓活检，以测定患者属何种组织学亚型。

（7）为正确判断骨髓铁贮存，尤其疑为贮铁降低或缺铁时，在骨髓活检切片上做铁染色较涂片为优。

（8）对骨病本身和某些骨髓疾患，如囊状纤维性骨炎、骨纤维发育异常症、变应性骨炎、骨软化症、骨髓疏松症和骨髓腔真菌感染等的诊断，骨髓活检也能提供有意义的资料。

（三）禁忌证

除血友病外，骨髓活检目前尚无绝对禁忌证，即使在血小板减少和其他许多出血性疾病时，进行此项操作也比较安全，患者一般均能接受。

（四）术前准备及护理

（1）了解、熟悉患者病情，对患者进行评估。

（2）心理指导：向患者说明骨髓活检术的主要作用；消除患者的思想顾虑，以取得患者合作。

（3）与患者及家属谈话，交代检查目的、简要说明检查过程及可能发生情况，消除患者恐惧心理，取得患者同意并请患者在知情同意书上签字。

（4）器械准备：一次性骨髓穿刺针、一次性骨髓穿刺包、一次性口罩、一次性帽子、75%乙醇、0.5%活力碘、2%利多卡因、治疗盘、无菌棉签等。

（5）操作者熟悉操作步骤，戴口罩、帽子。

（五）操作方法

骨髓检查需要抽取骨髓标本，骨髓穿刺一般是由有经验的医生和护士执行的特殊穿刺检查，穿刺前会为患者进行认真的消毒处理，并严格按无菌操作规程进行操作。术前会给患者注射麻醉药做局部麻醉，以减轻患者痛苦。骨髓穿刺一般在患者的髂骨上进行。患者需要侧身卧床，医生会在髂后上棘或髂前上棘选取适当的部位进行穿刺，一般只抽取极少量的骨髓。这不会使得患者的骨髓量有明显减少，也不会影响患者的骨髓造血功能。抽取的骨髓标本一般需要立即做涂片处理或抗凝处理，以便进行各种化验检查。在患某些血液病或怀疑有骨髓转移的恶性肿瘤时，骨髓检查可能要进行多次，用于判断疾病进展和治疗效果，此时患者应积极配合医生进行骨髓检查。

（六）注意事项

（1）开始进针不宜太深，否则不易取得骨髓组织。

（2）由于骨髓活检穿刺针内径较大，抽取骨髓液的量不易控制。因此，一般不用于吸取骨髓液做涂片检查。

（3）穿刺前应检查出凝血时间，有出血倾向者，穿刺时应特别注意，血友病患者禁止做骨髓活检。

第六节　淋巴结穿刺术与淋巴结活检术

一、淋巴结穿刺术

淋巴结分布于全身各部位，许多原因可使淋巴结肿大，如感染（细菌、病毒、真菌、丝虫）、结核病、造血系统肿瘤（白血病、淋巴瘤）、转移瘤等。淋巴结穿刺取得抽出液，以其制作涂片做细胞学或细菌学检查，可协助上述疾病的诊断。

（一）方法

（1）选择适合穿刺的部位，一般取肿大较明显的淋巴结。

（2）常规消毒局部皮肤和术者手指。

（3）术者以左手示指和拇指固定淋巴结，右手持 10 mL 干燥注射器将针头直接刺入淋巴结内，深度依淋巴结大小而定，然后边拔针边用力抽吸，利用空针内的负压将淋巴结内的液体和细胞成分吸出。

（4）固定注射器内栓，拔出针头后将注射器取下，充气后再将针头内的抽出液喷射到玻璃片上制成均匀涂片，染色镜检。

（5）术后穿刺部位用无菌纱布覆盖，并以胶布固定。

（二）注意事项

（1）最好在饭前刺，以免抽出物中含脂质过多，影响染色。

（2）若未能获得抽出物，可将针头再由原穿刺点刺入，并在不同方向连续刺，抽吸数次，直到取得抽出物为止。

（3）注意选择易于固定的部位，淋巴结不宜过小，且应远离大血管。

（4）在制作涂片之前要注意抽出物的外观性状。一般炎症抽出液呈微黄色，结核病变可见干酪样物，结核性脓液呈黄绿色或乌灰色黏稠状液体。

二、淋巴结活检术

淋巴结活检术是采取有创伤的方法取到淋巴结组织做病理检查。取到淋巴结组织的方法主要有淋巴结穿刺术和淋巴结切除术两种。淋巴结切除不会激发其他淋巴器官引起异常；如果切除的淋巴结是正常的，对身体也没有什么影响。

1. 淋巴结穿刺术

（1）淋巴结穿刺取得抽出液制作出涂片进行细胞学或病原学检查可以协助诊断导致淋巴结肿大的有关疾病，如感染（细菌、病毒、真菌、丝虫）、结核病及白血病、淋巴瘤、恶组、转移癌等。

（2）操作步骤：选择适于穿刺的肿大的淋巴结，常规消毒皮肤及术者手指，用左手示指及拇指固定淋巴结，右手用18～19号针头将针头沿淋巴结长轴刺入淋巴结内，边拔针边用力抽吸，将注射器取下充气后再将针头内抽吸血液，喷到涂片上制成均匀玻片，染色镜检。术后盖以无菌纱布并用胶布固定。

（3）注意事项：最好在髂前穿刺，以免脂质过多，影响涂片；若未能抽出吸出物，可将针头在不同方向连续穿刺；注意选择较大淋巴结，且远离大血管；涂片前注意抽出物的性状。

2. 淋巴结切除术（淋巴结活体组织检查术）

（1）适应证：淋巴结肿大患者经淋巴结穿刺涂片不能确诊，怀疑淋巴瘤白血病、恶性组织细胞病、免疫母细胞性淋巴结病、结核、肿瘤转移或结节病，应选择淋巴结活检。

（2）活检部位：一般取肿大的淋巴结，周身淋巴结均肿大者应尽量少取腹股间淋巴结。

3. 摘除的淋巴结　应立即用10%甲醛或95%乙醇固定送检。

第二章

常用急救护理技术

第一节　外伤止血、包扎、固定、搬运

外伤止血、包扎、固定、搬运是事故现场对急危重症患者进行紧急救护的一项主要内容。无论什么部位或性质的外伤，都要通过及时、正确、有效的急救处理，从而挽救生命、减少痛苦、防止病情恶化、预防并发症。

一、外伤止血

出血是各种外伤的主要并发症。正常成年人的血液占人体体重的7%～8%，当失血量达到总血量的20%以上时，可出现明显的症状、体征，如头晕、脉搏增快、血压下降、出冷汗等；出现大出血且失血量达到总血量40%时，就有生命危险，而出血速度很快，失血量达到总血量的30%时，即有可能危及患者生命。因此，争取时间采取有效止血措施，对减少创伤的死亡率和致残率均具有重要的意义。

（一）根据出血部位分类

1. 外出血　体表可见到。血管破裂后，血液从外伤的伤口流出，是现场急救重点。
2. 内出血　体表见不到。血液由破裂的血管流入组织、脏器或体腔内，只能根据临床表现和体征来诊断，主要到医院救治。

（二）根据出血性质分类

1. 动脉出血　血液为鲜红色，呈喷射状，出血速度快、出血量大。
2. 静脉出血　血液为暗红色，持续涌出，出血速度慢，危险性相对比动脉出血少。
3. 毛细血管出血　血液为鲜红色，呈水珠状或片状渗出，找不到出血点，可自行凝固止血，危险性相对较小。伴有较大的伤口或创面时，若不及时处理，也可引起失血性休克。

（三）止血用物

止血可用的材料很多，在现场抢救中可用急救包、消毒敷料、绷带等进行加压包扎止血。在紧急情况下，现场任何清洁、合适的物品都可临时借用作为止血用物，如毛巾、布料等，但不可用绳索、电线或铁丝等物。止血钳等专用的止血器械是最可靠的止血方法，但应避免盲目钳夹。

（四）常用止血方法

常见的止血方法包括指压止血法、加压包扎止血法、填塞止血法和止血带止血法。原则上应根据出血部位及现场的具体条件选择最佳止血方法。一般小动脉和静脉损伤出血，可用加压包扎法止血。对于深部伤口出血，如肌肉、骨端等，可用填塞法止血。动脉出血可先采用指压法止血。指压法止血是应急措施，因动脉有侧支循环，故其效果有限，且难以持久，因此，应根据情况及时改用其他止血方法。

二、包扎

包扎是创伤救护的常用措施，其目的是保护伤口，减少污染，固定骨折、关节和敷料，压迫止血及

减轻疼痛等。原则上，包扎之前先在创口覆盖无菌纱布，包扎松紧要适度，使肢体处于功能位，打结时注意避开伤口。包扎时应注意松紧适度，以防引起肿痛或脱落。

（一）包扎用物

无菌纱布、绷带、三角巾、四头带和多头带等。急救现场可以用干净的毛巾、衣物、被单、布带等代替。

（二）常用包扎方法

根据损伤的部位、环境条件，采取合适的包扎方法。

1. 绷带包扎法　绷带包扎是包扎技术的基础，一般用于头部及四肢伤的包扎。包括环形包扎法、螺旋包扎法、螺旋反折包扎法、"8"字形包扎法、回返包扎法。

2. 三角巾包扎法　三角巾应用方便、快捷，操作方法容易掌握，包扎部位广泛，适用于头颈部、胸背部、下腹部和四肢等部位。

三、固定

固定是对确定或怀疑存在骨折的患者所采取的救护措施，其目的在于限制受伤部位的活动，减轻疼痛，防止再损伤，同时便于患者的搬运。四肢骨折应做可靠固定，脊柱损伤和骨盆骨折则可做相对固定。

（一）固定用物

固定用物有夹板（有木质、金属、充气性塑料夹板或树脂夹板）、颈托和头部固定器等。在紧急时应因地制宜，就地取材，选用竹板、树枝和木棒等代替，还可直接用患者的躯干或健侧肢体进行临时固定。固定还需另备纱布、绷带、三角巾或毛巾、衣服等。

（二）常用固定方法

主要包括颈椎、锁骨、肱骨、前臂、股骨和小腿的骨折固定法。

四、搬运

搬运患者是院前急救的重要技术，其目的是及时、安全、迅速地将患者转移至安全地带，防止再次损伤。

搬运工具包括担架等专用工具和用床单、被褥、竹木椅、木板等制作的临时搬运工具。火线或现场搬运多为徒手搬运，也可用临时制作的简单搬运工具，但不要因寻找搬运工具而贻误抢救时机。

第二节　动、静脉穿刺置管术

一、静脉穿刺置管术

静脉穿刺置管术是一种以特制的穿刺管经皮穿刺并留置于静脉腔内，经此通路进行补液疗法或监测的方法。一般选择锁骨下静脉、颈内静脉、股静脉等深静脉。

（一）适应证

（1）长期静脉内滴注高浓度或刺激性强的药物，如血管活性药物。

（2）外周静脉穿刺困难，需要建立静脉通路。

（3）急救时快速静脉输液、输血、注药和检测中心静脉压。

（4）穿刺法行特殊检查、检测或治疗者，如心导管检查术、血液净化和心排血量检测等。

（5）胃肠外营养。

（6）安装心脏起搏器者。

（二）禁忌证

（1）有出血倾向的患者。

（2）局部感染。

（3）上腔静脉综合征。

（4）躁动不安而无法约束者。

二、动脉穿刺置管术

动脉穿刺置管术是一种经皮穿刺动脉并留置导管于动脉腔内，经此通路进行治疗的方法。常选择的动脉为颈动脉、肱动脉、股动脉。

（一）适应证

（1）重度休克患者须经动脉注射高渗葡萄糖液及输血等，以提高冠状动脉灌注量及增加有效血容量。

（2）施行某些特殊检查，如选择性动脉造影及左心室造影等。

（3）施行某些治疗，如经动脉注射抗癌药物行区域性化疗。

（4）需反复采取动脉血标本者。

（5）需监测动脉血压者，如休克、心脏大手术等。

（二）禁忌证

（1）侧支循环试验阳性者。

（2）有出血倾向者。

（3）局部皮肤感染者。

第三章

心内科疾病的护理

第一节 心力衰竭

心力衰竭（heart failure）简称心衰，是各种心脏疾病导致心功能不全的一种综合征，绝大多数情况下是指各种心脏疾病引起心肌收缩力下降，使心排血量（CO）不能满足机体代谢需要，器官、组织血液灌注减少，出现肺循环和（或）体循环静脉淤血的临床综合征。少数情况下，心肌收缩力尚可使心排血量维持正常，但异常增高的左心室充盈压使肺静脉回流受阻，导致肺循环淤血，常见于冠心病和高血压心脏病心功能不全的早期或原发性肥厚型心肌病，称为舒张性心力衰竭。由于心力衰竭常伴有肺循环和（或）体循环的被动性充血，因此又称为充血性心力衰竭（congestive heart failure）。心功能不全（或心功能障碍）较心力衰竭的概念更为广泛，心力衰竭是指伴有临床症状的心功能不全，因此，有心功能不全不一定全有心力衰竭。心力衰竭按其发病的缓急，可分为慢性心力衰竭和急性心力衰竭。按其发生部位可分为左心衰竭、右心衰竭和全心衰竭。

一、慢性心力衰竭患者的护理

（一）病因

1. **基本病因** 几乎所有类型的心血管疾病均可引起心衰。从病理生理角度，心衰的病因包括以下两个方面。

（1）原发性心肌损害：主要包括以下疾病。①缺血性心肌损害：冠心病心肌缺血和（或）心肌梗死是最常见的原因。②心肌炎和心肌病：各种类型的心肌炎和心肌病均可导致心衰，其中病毒性心肌炎及原发性扩张型心肌病最多见。③心肌代谢障碍性疾病：最常见于糖尿病心肌病，而维生素 B_1 缺乏和心肌淀粉样变性则国内罕见。

（2）心脏负荷过重：包括压力负荷过重和容量负荷过重。①压力负荷过重：又称后负荷过重，是指心脏收缩期射血阻力增加。常见原因有高血压、主动脉瓣狭窄、肺动脉高压、肺动脉瓣狭窄等。②容量负荷过重：又称前负荷过重，是指心脏舒张期所承受的容量负荷增加。常见于主动脉瓣或肺动脉瓣关闭不全、房间隔缺损、室间隔缺损、动脉导管未闭、严重贫血、甲状腺功能亢进等。

2. **诱因** 据统计，有80%～90%的慢性心力衰竭是在原有心脏病的基础上，由诱因引发，常见的诱因有以下几种。

（1）感染：以呼吸道感染最常见，其次为感染性心内膜炎。

（2）心律失常：心房颤动是诱发心力衰竭的最重要因素。也可见于其他各种类型的快速性心律失常和严重的缓慢性心律失常。

（3）血容量增加：如输液或输血过多、过快，摄入钠盐过多等。

（4）过度体力活动或情绪激动：如妊娠和分娩、愤怒等。

另外，合并贫血和甲状腺功能亢进、不恰当停用洋地黄类药物或降压药及原有心脏病变加重等，也可成为发生心力衰竭的诱因。

（二）临床表现

1. **左心衰竭**　临床上最常见，主要表现为肺循环静脉淤血和心排血量降低。

（1）症状：常见症状如下。

1）呼吸困难：是左心衰竭最重要和最常见的症状。

劳力性呼吸困难：最早出现，表现为体力活动时呼吸困难，休息后缓解。发生机制是运动使回心血量增加，左心房压力升高，加重了肺淤血。引起呼吸困难的运动量随心衰程度加重而减少。

夜间阵发性呼吸困难：是指患者入睡后突然因憋气而惊醒，被迫坐起，轻者端坐休息后可缓解，重者可有哮鸣音，称为心源性哮喘。发生机制为：睡眠平卧，血液重新分布，使肺血量增加，夜间迷走神经张力增高，小支气管收缩，横膈高位，肺活量减少等。

端坐呼吸：当肺淤血达到一定程度时，患者不能平卧，因平卧时回心血量增多，且膈肌上抬，使呼吸更为困难。高枕卧位、半卧位甚至端坐位方能使呼吸困难减轻。

急性肺水肿：是左心衰竭呼吸困难最严重的形式。

2）咳嗽、咳痰与咯血：咳嗽多在体力劳动或夜间平卧时加重，同时可咳出白色浆液性泡沫状痰，偶见痰中带血丝。发生机制为肺泡和支气管黏膜淤血所致。肺静脉因长期慢性淤血致压力升高，导致肺循环和支气管血液循环之间形成侧支，在支气管黏膜下形成扩张的血管，一旦破裂，可引起大咯血。

3）疲劳、乏力、头晕、心悸：由于心排血量降低，器官、组织灌注不足及代偿性心率加快所致。

4）少尿及肾功能损害症状：严重左心衰竭时，肾血流量明显减少，患者可出现少尿，血尿素氮、肌酐升高，并可有肾功能不全的相关症状。

（2）体征：常见体征如下。

1）肺部湿性啰音：由于肺毛细血管压增高，液体可渗出至肺泡而出现湿性啰音。开始两肺底闻及湿性啰音，随病情加重，湿性啰音可遍及全肺。

2）心脏体征：除基础心脏病的固有体征外，多数患者可出现心脏扩大，心率增快，心尖区可闻及舒张期奔马律，肺动脉瓣区第二心音亢进，也可出现心律失常。

2. **右心衰竭**　单纯右心衰竭较少见，右心衰竭主要表现为体循环静脉淤血。

（1）症状：常见症状如下。

1）胃肠道症状：胃肠道及肝淤血，可引起食欲不振、恶心、呕吐、腹胀、便秘及上腹疼痛等症状。

2）呼吸困难：在左心衰竭的基础上发生的右心衰竭，呼吸困难已经存在。单纯性右心衰竭者，也可有不同程度的呼吸困难。

（2）体征：常见体征如下。

1）水肿：是右心衰竭的典型体征。水肿首先发生在身体的下垂部位，常呈可压陷性。起床活动患者，足、踝及胫骨前水肿较明显，尤以下午为甚。卧床患者，则以骶部和大腿内侧水肿较显著。右心衰竭严重者，可呈全身性水肿。

2）颈静脉征：颈外静脉异常充盈、怒张，并可出现明显搏动。肝颈静脉反流征阳性也为右心衰竭的重要征象之一。

3）肝大和压痛：肝因淤血肿大常伴有压痛。持续慢性右心衰竭可引起心源性肝硬化，晚期可出现黄疸和腹水。

4）心脏体征：除基础心脏病的固有体征外，单纯右心衰竭的患者，一般可发现右心室或（和）右心房肥大。右心室增大显著时，可有心前区抬举样搏动，剑突下可见明显搏动，可闻及右室舒张期奔马律，也可因三尖瓣相对关闭不全出现反流性杂音。

3. **全心衰竭**　同时具有左、右心衰的临床表现。全心衰竭时，肺淤血可因右心功能不全、右心排血量减少而减轻，故表现为呼吸困难减轻而发绀加重。

4. **心功能分级**　目前统一采用 NYHA 心功能分级标准将心功能分为四级。Ⅰ级：患者有心脏病，但体力活动不受限制。平时一般的体力活动不引起疲劳、心悸、呼吸困难或心绞痛等症状。Ⅱ级：体力活动稍受限制。休息时无自觉症状，但平时一般的体力活动会引起疲劳、心悸、呼吸困难或心绞痛，休息后很快缓解。Ⅲ级：体力活动明显受限。休息时尚无症状，但一般的轻体力活动就会引起疲劳、心悸、呼吸困难或心绞痛，休息较长时间方可缓解。Ⅳ级：患者有心脏病，体力活动能力完全丧失，休息时仍可存在心力衰竭症状或心绞痛，进行任何体力活动都会使症状加重。

第二种分级方案是根据客观的检查手段，如心电图、负荷试验、胸部 X 线摄片、超声心动图等来评估心脏病变的严重程度，分为 A、B、C、D 四级。A 级：无心血管疾病的客观依据。B 级：客观检查显示有轻度的心血管疾病。C 级：有中度心血管疾病的客观依据。D 级：有严重心血管疾病的表现。

（三）辅助检查

1. 影像学检查

（1）胸部 X 线检查：左心衰竭时可发现左室或左房增大，尤以左室增大为主。肺淤血早期可见肺门血管影增强，慢性肺淤血可见 Kerley B 线等表现。右心衰竭继发于左心衰竭者，胸部 X 线检查显示心脏向两侧扩大，单纯右心衰竭者，可见右室、右房扩大，肺野清晰，上腔静脉和（或）奇静脉扩张。全心衰竭者有左、右心衰竭的混合表现。

（2）超声心动图检查：比胸部 X 线检查更准确地反映各心腔大小及瓣膜结构和功能变化。也可计算出心排血量（CO）、左室射血分数（LVEF%）和心脏指数（CI），能较好地反映左心室的收缩及舒张功能。

（3）放射性核素与磁共振显像（MRI）检查：核素心血管造影可测定左、右心室收缩末期、舒张末期容积和射血分数。MRI 检查更能精确地计算收缩末期、舒张末期容积、心搏量和射血分数。

2. 有创性血流动力学检查　应用漂浮导管和温度稀释法可测定肺毛细血管楔嵌压（PCWP）和心排血量（CO）、心脏指数（CI）、中心静脉压（CVP）。PCWP 正常值为 6～12 mmHg。PCWP 升高程度与肺淤血呈正相关。

3. 运动耐量和运动峰耗氧量试验　运动耐量试验能在一定程度上反映心脏储备功能。运动峰耗氧量可反映运动时最大心排血量。

（四）治疗

处理心衰宜采取综合治疗措施，包括病因治疗，调节心衰的代偿机制，减少其负面效应，如拮抗神经体液因子的过分激活等。除缓解症状外，还应达到以下目的：提高运动耐量，改善生活质量；阻止或延缓心室重塑，防止心肌损害进一步加重；降低病死率。

1. 病因治疗

（1）预防和治疗基本病因：如控制高血压，应用药物、介入或手术治疗改善冠心病心肌缺血，手术治疗心瓣膜病等。

（2）消除诱发因素：包括及时去除心内外感染病灶、迅速控制心律失常、纠正电解质紊乱及酸碱平衡失调、治疗甲状腺功能亢进、治疗贫血与出血、避免输液过多过快、防止过度劳累及情绪激动等。

2. 药物治疗

（1）利尿剂：利尿剂是治疗心衰最常用的药物。不仅可以消除水肿，减少血容量来减轻心脏前负荷，而且能通过降低血压来减轻心脏后负荷。常用利尿剂如下。①噻嗪类利尿剂：如氢氯噻嗪 25 mg，每周 2 次或隔天 1 次，常用于轻度心衰。②袢利尿剂：如呋塞米 20 mg，口服 2～4 h 达高峰，重度心衰患者 100 mg，每天 2 次，效果不佳时静脉注射 100 mg，每天 2 次。③保钾利尿剂：常与噻嗪类和袢利尿剂合用，如螺内酯（安体舒通）20 mg，每天 2 次；氨苯蝶啶 50～100 mg，每天 2 次；阿米洛利 5～10 mg，每天 2 次，可单独用于轻型心衰患者。

（2）血管紧张素转化酶抑制剂（ACEI）：ACEI 能降低代偿性神经体液的不利影响，延缓心室重构，维护心肌功能，降低死亡的危险度。常用药物：卡托普利 12.5～25 mg，每天 2 次；贝那普利 5～10 mg，每天 1 次；培哚普利 2～4 mg，每天 1 次。

（3）洋地黄类药物：洋地黄类制剂不仅能直接增强心肌收缩力，提高心排血量，还可直接兴奋迷走神经系统，对抗心衰时交感神经兴奋的不利影响。

1）适应证：心力衰竭和心律失常。

心力衰竭：心衰是应用洋地黄的主要适应证，但以治疗缺血性心脏病、高血压心脏病、慢性心瓣膜病及先天性心脏病所致的慢性充血性心衰效果较好。同时伴有心房颤动更是应用洋地黄的最好指征。

心律失常：可用于阵发性室上性心动过速、房扑、房颤伴快速心室率患者。

2）禁忌证：预激综合征合并心房颤动；二度或完全性房室传导阻滞；病态窦房结综合征；高血压心脏病以心肌肥厚为主者；单纯性重度二尖瓣狭窄伴窦性心律不齐患者；肥厚型心肌病伴流出道梗阻者；急性心肌梗死伴心力衰竭，除非合并心房颤动或（和）心脏扩大，或梗死前已在用洋地黄者，一般不用洋地黄治疗，尤其在最初 24 h 内。对洋地黄中毒及过敏者禁用。

3）洋地黄制剂及其应用方法：具体如下。

速效制剂：用于急性心衰或慢性心衰加重时。①毛花苷 C（西地兰）：每次 0.2 ~ 0.4 mg 稀释后静脉注射，24 h 总量 0.8 ~ 1.2 mg。10 min 起作用，1 ~ 2 h 达高峰。②毒毛旋花子苷 K：静脉注射每次 0.25 mg，24 h 总量 0.5 ~ 0.75 mg。注射后 5 min 起效，0.5 ~ 1 h 达高峰。

中效制剂：如地高辛 0.25 mg，每天 1 次口服，2 ~ 3 h 血药浓度达高峰，4 ~ 8 h 获最大效应。适用于中度心衰维持治疗。

慢效制剂：如洋地黄毒苷，临床上已少用。

（4）非洋地黄类正性肌力药物：主要有 β_1 受体兴奋剂，如多巴胺、多巴酚丁胺；磷酸二酯酶抑制剂，常用有氨力农、米力农等。

（5）β 受体阻滞剂：现代观点认为，β 受体阻滞剂可对抗心衰代偿机制中交感神经兴奋性的增强，防止长期发展过程中对心肌产生有害影响。常用药物有：美托洛尔每天 12.5 mg；比索洛尔每天 1.25 mg；卡维地洛 3.125 mg，每天 2 次。但由于其负性肌力作用，临床应用宜十分慎重，禁用于支气管痉挛性疾病、心动过缓、二度及二度以上房室传导阻滞。

（6）醛固酮受体拮抗剂：近来证明，小剂量螺内酯（20 mg，每天 1 ~ 2 次）具有阻断醛固酮效应，可抑制心血管的重构，改善慢性心力衰竭的远期预后。

20 世纪 80 年代末以来，由于 ACEI 治疗心衰除了其扩血管效应外，尚有更为重要的治疗作用，因此，已取代了扩血管药在心衰治疗中的地位。

（五）护理评估

询问患者原有心脏病史，了解目前心率、心律、血压、水肿等表现以及对日常活动对患者的影响。了解诱发或加重心衰的因素。询问患者是否有呼吸困难、咳嗽、咳痰和咯血、食欲不振、恶心、呕吐、水肿、尿少等表现。评估有无颈静脉怒张、发绀及其程度、水肿程度，听诊两肺底湿啰音、哮鸣音情况。另外，还应通过胸部 X 线检查、超声心动图、血流动力学检查等判断有无心力衰竭及其程度，定期检查电解质、血气分析，以判断有无电解质紊乱和酸碱平衡。

了解患者是否因病程漫长、反复发作的胸闷、气急、咳嗽、咯血等而心情忧郁或焦虑不安，特别是严重心衰时，是否由于生活不能自理而悲观失望，对生活、治疗失去信心。在近期生活中是否有较大的生活事件发生。

（六）常见的护理诊断/问题

1. 气体交换受损　与肺淤血有关。

2. 活动无耐力　与心排血量下降有关。

3. 体液过多　与体循环淤血、水钠潴留及肾血流量减少有关。

4. 焦虑　与病程漫长、病情反复及担心预后有关。

5. 潜在并发症　洋地黄中毒，电解质紊乱。

（七）护理目标

患者的呼吸困难减轻，血气分析结果正常；心排血量增加；水肿、腹水减轻或消失；焦虑减轻，治疗疾病的信心增强；无洋地黄中毒和电解质紊乱发生，或一旦发生，能得以及时发现和控制。

（八）护理措施

1. 一般护理

（1）休息与活动：休息可减轻心脏负担，但长期卧床易发生静脉血栓形成甚至肺栓塞，同时也使消化功能降低、肌肉萎缩。因此，应根据心衰患者的病情轻重安排休息。心功能 I 级时，避免剧烈运动及重体力劳动。心功能 II 级时，停止比较剧烈的运动，保证充足的睡眠。心功能 III 级时，限制体力活动，日常生活可自理或在他人协助下自理，有充足的休息时间，夜间睡眠可给予高枕。心功能 IV 级时，完全卧床休息，日常生活应有专人协助及护理。定时改变体位，防止发生压疮。为防止长期卧床引起静脉血栓形成甚至肺栓塞，可根据患者病情安排床上肢体运动、床边活动等。

（2）饮食：给予低盐、低热量、高蛋白、高维生素的清淡、易消化饮食，避免产气的食物及浓茶、咖啡或辛辣刺激性食物；戒烟酒；多吃蔬菜、水果，少量多餐，不宜过饱。肥胖者更要适当限制饮食。限制水分和钠盐的摄入，根据患者的具体情况决定每天的饮水量，通常一半量在用餐时摄取，另一半量在两餐之间摄取。必要时行口腔护理，以减轻口渴感。食盐一般限制在每天 5 g 以下，中度心力衰竭每天摄入量为 2.5～3 g，重度心力衰竭控制在 1 g 以下。除了低盐饮食外，还要控制腌制品、发酵的点心、味精、酱油、皮蛋、啤酒等含钠量高的食品。但在应用强效排钠利尿剂时，不宜过分严格限盐，以免引起低钠血症。

（3）排便的护理：指导患者养成每天按时排便的习惯，预防便秘。排便时切忌过度用力，以免增加心脏负荷，甚至诱发严重的心律失常。长期卧床的患者定期变换体位，腹部做顺时针方向的按摩，或每天收缩腹肌数次，必要时给予适量的缓泻剂。

2. 病情观察　密切观察患者呼吸困难有无减轻，给氧后发绀有无改善，水肿变化情况，控制输液量及速度，滴速以每分钟 15～30 滴为宜，防止输液过多过快。详细记录 24 h 出入水量，准确测量体重并记录。

3. 吸氧　一般采用持续吸氧，流量 2～4 L/min，随时清除鼻腔分泌物，保持输氧管通畅。同时观察患者呼吸频率、节律、深度的改变，随时评估呼吸困难的改善情况，并做好记录。

4. 用药护理

（1）洋地黄类药物：向患者讲解洋地黄类药物治疗的必要性及洋地黄中毒的表现。给药前应检查心率、心律情况，若心率低于 60 次/分钟或发生节律改变，应暂停给药，并通知医师。静脉注射用药宜稀释后缓慢注射，一般需 10～15 min。注射后注意观察心率、心律改变及患者反应。毒性反应的观察及护理：胃肠道症状最常见，表现为厌食、恶心、呕吐；神经、精神症状，常见有头痛、疲乏、烦躁、易激动；视觉异常，表现为视物模糊、黄视、绿视症。心脏表现，主要有心律失常，常见室性期前收缩呈二联律或三联律、房性期前收缩、心动过速、心房颤动、房室传导阻滞等。用药后注意观察疗效及有无上述毒性反应，发现异常时应及时报告医师，并进行相应的处理。洋地黄中毒的处理：包括停药、补充钾盐及镁盐、针对心律失常及特异性抗体的治疗。立即停用洋地黄是治疗洋地黄中毒的首要措施。可口服或静脉补充氯化钾、门冬氨酸钾镁，停用排钾利尿剂。若有快速性心律失常，可用利多卡因或苯妥英钠。若心动过缓，可用阿托品或临时起搏器。地高辛中毒可用抗地高辛抗体。

（2）利尿剂：应用利尿剂前测体重，用药时间尽量在早晨或日间，以免夜间频繁排尿而影响患者休息；用药后准确记录出入量，以判断利尿效果。观察各类利尿剂的不良反应：噻嗪类利尿剂主要不良反应有电解质紊乱（低钾、低钠、低氯）、高尿酸血症及高血糖；袢利尿剂主要不良反应有水与电解质紊乱、消化道症状、听力障碍等；潴钾利尿剂主要不良反应有胃肠道反应、嗜睡、乏力、皮疹等，不宜同时服用钾盐，高钾血症者禁用。

（3）β 受体阻滞剂：β 受体阻滞剂可产生心肌收缩力减弱、心率减慢、房室传导时间延长、支气管痉挛、低血糖、血脂升高等不良反应，因此，应监测患者的心音、心率、心律和呼吸，定期查血糖、血脂。

（4）非洋地黄类正性肌力药物和 ACEI：长期应用非洋地黄类正性肌力药物可引起心律失常；应

用 ACEI，可出现低血压、高血钾、干咳、肾功能减退等。故应严密观察病情变化，发现异常及时处理。

5. 心理护理 对有焦虑的心力衰竭患者应鼓励患者说出焦虑的感受及原因。加强与患者的沟通，建立良好的护患关系。指导患者进行自我心理调整，减轻其焦虑，如放松疗法、转移注意力等，让患者保持积极乐观、轻松愉快的情绪，增强其战胜疾病的信心。

6. 健康指导

（1）疾病知识指导：给患者讲解心力衰竭的诱发因素，如感染、心律失常、体力过劳、情绪激动、饮食不当等。注意保暖，防止受凉感冒，保持乐观情绪，避免激动、紧张。

（2）活动指导：合理休息与活动，活动应循序渐进，活动量以不出现心悸、气急为原则。保证充足的睡眠。

（3）饮食指导：坚持合理饮食，进食低盐、低脂、低热量、高蛋白、高维生素、清淡、易消化的饮食；少量多餐，避免过饱；戒烟、酒；避免浓茶、咖啡及辛辣刺激性食物。

（4）自我监测指导：教会患者及家属自我监测脉搏，观察病情变化，若足踝部出现水肿、突然气急加重、夜尿增多、体重增加、有厌食饱胀感，提示心力衰竭复发。

（5）用药指导：告知患者及家属强心剂、利尿剂等药物的名称、服用方法、剂量、不良反应及注意事项。定期复查，如有不适，及时复诊。

（九）预期结果与评价

患者的呼吸困难得到改善；水肿消退，体重减轻，皮肤保持完整；水肿、腹水减轻或消失；焦虑减轻，增强了治疗疾病的信心；体液、电解质、酸碱维持平衡；无洋地黄中毒发生或得到控制。

二、急性心力衰竭患者的护理

急性心力衰竭（acute heart failure）是指由于急性心脏病变引起心排血量急剧下降，甚至丧失排血功能，导致组织器官灌注不足和急性淤血的综合征。临床上以急性左心衰竭较常见，主要表现为急性肺水肿，严重者伴心源性休克。

（一）病因及发病机制

1. 急性弥漫性心肌损害 常见于急性广泛心肌梗死、急性心肌炎等引起心肌收缩无力、心排血量急剧下降。

2. 急性心脏后负荷增加 常见于高血压危象、严重瓣膜狭窄、心室流出道梗阻等。

3. 急性心脏前负荷增加 常见于急性心肌梗死或感染性心内膜炎引起的瓣膜损害、腱索断裂所致瓣膜性急性反流，以及静脉输血、输液过多或过快。

4. 心律失常 常见于原有心脏病的基础上出现快速性（心率 > 180 次/分钟）或缓慢性（心率 < 35 次/分钟）心律失常。

（二）临床表现

急性左心衰竭主要表现为突发严重呼吸困难，呼吸频率达 30～40 次/分钟，端坐呼吸，面色灰白、发绀、极度烦躁、大汗淋漓，同时频繁咳嗽，咳出大量白色或粉红色泡沫样痰。极重者可因脑缺氧而致意识模糊。发病刚开始可有一过性血压升高，病情如不缓解，血压可持续下降，甚至休克。听诊时两肺满布湿啰音和哮鸣音，心尖区第一心音减弱，可闻及舒张期奔马律，肺动脉瓣区第二心音亢进。如不及时抢救，可导致心源性休克而死亡。

（三）护理要点

1. 体位 立即将患者扶起，坐在床边，两腿下垂或半卧位于床上，以减少静脉回流。同时注意防止患者坠床跌伤。

2. 给氧 立即予以高流量鼻导管吸氧 6～8 L/min，病情特别严重者可用面罩呼吸机持续加压给氧，一方面可使气体交换加强，另一方面也可对抗组织液向肺泡内渗透。也可加用 50% 乙醇湿化，以降低肺泡内泡沫的表面张力，使泡沫破裂，改善通气功能。

3. 吗啡　吗啡不仅具有镇静、解除患者焦虑情绪的作用，而且能扩张动脉和静脉，减轻心脏前后负荷。一般5 mg静脉注射，必要时可隔15 min再重复1次，共2～3次；老年患者可适当减小剂量或改为皮下或肌内注射。

4. 快速利尿剂　可2 min内静脉注射呋塞米20～40 mg，以降低血容量和扩张静脉，利于缓解肺水肿。

5. 血管扩张剂　以静脉用药为主，常用制剂如下。①硝普钠12.5～25 μg/min滴入，调整药量使收缩压维持在100 mmHg左右，对原有高血压者，血压降低幅度不超过80 mmHg，维持量为50～100 μg/min，用药时间不宜连续超过24 h。静脉滴注硝普钠时，药液宜现用现配，注意控制滴速、监测血压，还应避光输液、防止外渗。②硝酸甘油：患者对本药耐受量个体差异很大，可先以10 μg/min开始，然后每10 min调整1次，每次增加5～10 μg，以血压达上述水平为度。③酚妥拉明：从0.1 mg/min开始，每5～10 min调整1次，最大可增至1.5～2.0 mg/min，监测血压同前。

6. 速效洋地黄制剂　一般选用毛花苷C或毒毛旋毒毛花苷。先用利尿剂，后用强心剂，避免因左、右心室排血量不平衡而加重肺淤血和肺水肿。

7. 氨茶碱　氨茶碱0.25 g加入5%葡萄糖注射液20 mL内缓慢静脉注射，具有强心、利尿、平喘及降低肺动脉压等作用。

8. 其他　可采用四肢轮流三肢结扎、静脉放血、气囊暂时阻塞下腔静脉、高渗腹膜透析及高位硬膜外麻醉等疗法，以减轻回心血量，改善心功能。

9. 病因治疗　对急性肺水肿患者，在进行紧急对症处理的同时，针对原发病因和诱因进行治疗。

10. 病情观察　严密观察患者的呼吸频率、节律、深度，判断呼吸困难的程度；观察咳嗽的情况、痰的颜色和量、肺内啰音的变化；注意心率、心律、心音有无异常；观察患者皮肤的颜色及意识的变化。

11. 心理护理　护理人员应镇静，态度热情，安慰、鼓励患者，以增强患者治疗疾病的信心，减轻其恐惧与焦虑。

12. 健康指导　向患者及家属讲解急性左心衰竭的病因及诱因，鼓励患者积极配合治疗原发病，避免诱发因素。告知患者要定期复诊。

第二节　心律失常

一、护理评估

1. 病史评估　详细的病史对判断心律失常的病因、性质、程度可提供有用的线索。询问患者是否患有器质性心脏病及其他全身疾病。了解有无诱发因素，如情绪紧张、过度运动或劳累、吸烟、饮酒或喝咖啡等。询问有无服用抗心律失常药物及洋地黄等。

2. 身体评估　询问和观察患者有无头晕、乏力、胸闷、心悸和黑矇等症状，严重时可出现晕厥、抽搐或猝死。检查患者的脉搏、心率、心律和心音的变化，部分心律失常的患者依靠体格检查即能确诊，如心房颤动。

3. 心理与社会评估　患者是否因心律失常引起的不适而紧张不安，过于注意自己的脉搏；房颤患者有无因血栓脱落导致栓塞，使患者致残而焦虑；严重心律失常发作时，患者有无恐惧感；了解安装人工心脏起搏器者对手术及自我护理的认识。

二、常见的护理诊断/问题

1. 活动无耐力　与心律失常致心排血量减少有关。

2. 有受伤的危险　与心律失常引起的头晕、晕厥有关。

3. 潜在并发症　猝死。

三、护理措施

1. 一般护理

（1）环境：保持病室环境清洁，定时打开门窗进行通风换气，保持适宜的温度和湿度。适当开窗通风，每次 15 ~ 30 min，每天 2 次，但注意不要让风直接吹向患者。适当限制探视。

（2）休息与活动：保证患者充足的休息和睡眠。无器质性心脏病的患者，鼓励其正常工作和生活，建立健康的生活方式，避免过度劳累。窦性停搏、二度 II 型或三度房室传导阻滞、持续性室性心动过速等严重心律失常患者应卧床休息，加强生活护理。指导患者在心律失常发作引起心悸、胸闷、头晕等症状时，采取高枕卧位或半卧位，避免左侧卧位，因左侧卧位时患者感觉到心脏搏动而加重不适。有头晕、晕厥发作或曾有跌倒史者应卧床休息，嘱患者避免单独外出，避免剧烈活动、情绪激动或紧张、快速改变体位等，防止意外。一旦有头晕或黑蒙等，立即平卧，以免跌伤。

（3）饮食：给予富含纤维素的食物，以防便秘；避免饱餐及摄入刺激性食物，如咖啡、浓茶等。

2. 病情观察　注意观察患者的生命体征和心电图的变化，防止恶性心律失常的发生。

（1）心电监护：对严重心律失常者，应持续心电监护，严密监测心率、心律和血氧饱和度变化。发现频发、多源、成对的或 R on T 现象的室性期前收缩，阵发性室性心动过速，窦性停搏，二度 II 型或三度房室传导阻滞时，立即报告医生。安放监护电极前注意清洁皮肤，电极放置部位应避开胸骨右缘及心前区，以免影响做心电图和紧急电复律。电极片松动时及时更换，观察有无皮肤发红、发痒等。

（2）配合抢救：建立静脉通道，准备抢救仪器（如除颤器、心电图机、心电监护仪、临时心脏起搏器等）及各种抗心律失常药物和其他抢救药品，做好抢救准备。及时遵医嘱给予药物治疗，必要时配合临时起搏器或电复律。一旦发生猝死的表现，如意识突然丧失、抽搐、大动脉搏动消失、呼吸停止，立即进行心肺复苏。

3. 氧疗的护理　密切观察患者有无缺氧症状，如伴有呼吸困难、发绀时，给予 2 ~ 4 L/min 氧气吸入，注意观察氧疗的效果。

4. 用药护理　遵医嘱准确、及时应用抗心律失常药物，如心率显著缓慢的患者可予阿托品、异丙肾上腺素等药物或配合人工心脏起搏器治疗。注意观察患者的生命体征和心电图变化，密切观察药物的效果及不良反应。

5. 健康指导

（1）向患者及家属讲解心律失常的常见病因、诱因及防治知识。说明继续按医嘱服抗心律失常药物的重要性，不可自行减量、停药或擅自改用其他药物。告知患者药物可能出现的不良反应，嘱其有异常时应及时就医。

（2）嘱患者注意劳逸结合、生活规律，保证充足的休息和睡眠；保持乐观、稳定的情绪；戒烟酒，避免摄入刺激性食物，如咖啡、浓茶等，避免饱食。避免劳累、感染，防止诱发心力衰竭。

（3）嘱患者多食粗纤维食物，保持大便通畅，心动过缓患者避免排便时过度屏气，以免兴奋迷走神经而加重心动过缓。

（4）教会患者自测脉搏的方法以利于自我监测病情。对于反复发生严重心律失常、危及生命者，教会家属心肺复苏术以备应急。

第三节　心肌炎

心肌炎（myocarditis）指心肌本身的炎症病变。心肌炎中最常见的是病毒性心肌炎（viral myocarditis，VMC），是指由嗜心肌性病毒感染引起的非特异性间质性炎症为主要病变的心肌炎，约占心肌炎的半数。

一、病因及发病机制

病毒性心肌炎常由柯萨奇病毒、埃可病毒和脊髓灰质炎病毒引起，尤其以柯萨奇 B 组病毒最为常见。细菌感染、营养不良、劳累、寒冷、缺氧等引起机体抵抗力下降，容易导致病毒感染而发病。病毒作用于心肌的方式有：直接侵犯心肌；由免疫机制引起心肌及微血管损伤。

二、临床表现

1. 病毒感染症状　在发现心肌炎前 1~3 周，患者常有发热、全身倦怠感等"感冒"样症状或呕吐、腹泻等消化道症状。

2. 心脏受累症状　常出现心悸、胸闷、呼吸困难、心前区隐痛、乏力等表现。严重者甚至出现阿—斯综合征、心源性休克。

3. 主要体征　可见与发热程度不平行的心动过速，各种心律失常，心尖部第一心音减弱，出现第三心音、舒张期奔马律，或出现颈静脉怒张、水肿、肝大及心脏扩大等心力衰竭体征。

三、实验室及其他检查

1. 实验室检查　白细胞计数可升高，红细胞沉降率增快，C 反应蛋白增加，少数患者肌酸激酶（CK）、天门冬氨酸基转移酶（AST）、乳酸脱氢酶（LDH）增高。

2. 胸部 X 线检查　心影扩大或正常。

3. 心电图检查　多有 ST-T 改变，R 波降低，病理性 Q 波以及各种心律失常，特别是房室传导阻滞、期前收缩较为常见。

四、诊断

目前主要采用综合诊断，根据病史、临床表现及心电图、实验室检查等综合分析，排除其他疾病。

五、治疗

（1）急性期卧床休息，给予清淡、易消化的食物。

（2）应用营养心肌、促进心肌代谢的药物。

（3）及时处理并发症，治疗病毒感染。

六、护理评估

1. 病史评估　了解患者有无"感冒"样症状、病毒感染史及消化道症状。

2. 身体评估　评估患者心悸、胸闷、呼吸困难、心前区隐痛、乏力等情况，有无心源性休克的表现；评估患者心率、心律及心音。

3. 心理与社会评估　了解患者的文化程度、对疾病的了解程度、职业、生活方式以及心理状况等。

4. 实验室及其他检查的评估　了解血常规、胸部 X 线摄片、心电图等检查结果。

七、常见的护理诊断/问题

1. 活动无耐力　与心肌炎症损伤致心律失常、心功能不全有关。

2. 体温过高　与病毒感染有关。

3. 潜在并发症　心律失常，心力衰竭。

八、护理措施

1. 一般护理

（1）环境：保持病室环境清洁、安静、空气流通、阳光充足。

（2）休息与活动：急性期卧床休息到体温下降至正常后 3~4 周，症状及体征基本消失，心电图恢复正常后逐渐增加活动。如活动中出现胸闷、心悸、呼吸困难、心律失常等，应立即停止活动，卧床休息。限制探视，减少不必要的干扰，保证患者充分的休息和睡眠时间。

（3）饮食护理：给予高蛋白、高维生素、易消化的低盐饮食。嘱患者少量多餐，避免刺激性食物。

2. 病情观察　注意患者心率、心律、心电图波形变化，密切观察生命体征、尿量、意识、皮肤黏膜颜色，有无呼吸困难、咳嗽、颈静脉怒张、水肿、奔马律、肺部湿啰音等表现。备好抢救仪器及药物，一旦发生严重心律失常或心力衰竭，立即配合抢救。

3. 用药护理　遵医嘱准确、及时地用药，观察药物疗效及不良反应。

4. 心理护理　向患者说明本病的演变过程及预后，使患者安心休养。告知患者体力恢复需要一段时间，不要急于求成，当活动耐力有所增加时，应及时给予心理疏导，督促患者完成耐力范围内的活动量。

5. 健康指导

（1）饮食：患者应进食高蛋白、高维生素、易消化饮食，尤其是补充富含维生素 C 的食物，如新鲜蔬菜、水果，以促进心肌代谢与修复。戒烟酒及刺激性食物。

（2）活动：急性病毒性心肌炎患者出院后需继续休息 3～6 个月，无并发症者可恢复学习或轻体力劳动，6 个月至 1 年内避免剧烈运动或重体力劳动、妊娠等。

（3）自我保健与监测：指导患者进行适当体育锻炼，增强机体抵抗力。注意防寒保暖，预防病毒性感冒。教会患者及家属自测脉搏，发现异常或有胸闷、心悸等不适时应及时就诊。

第四节　心肌病

心肌病（cardiomyopathy）是指伴有心肌功能障碍的心肌疾病。临床上包括扩张型心肌病（dilated cardiomyopathy，DCM）、肥厚型心肌病（hyperthrophic cardiomyopathy，HCM）、限制型心肌病、致心律失常型右室心肌病、未分类性心肌病和特异性心肌病。其中以扩张型心肌病和肥厚型心肌病较常见。

一、扩张型心肌病

扩张型心肌病主要特征是一侧或双侧心腔扩大，心肌收缩功能障碍，产生心力衰竭。本病常伴有心律失常，病死率较高，男女发病比率为 2.5∶1。

1. 病因及发病机制　本病病因尚不完全清楚，除特发性、家族遗传性外，近年来，认为病毒感染是其重要原因，病毒对心肌的直接损伤，或体液、细胞免疫反应所致的心肌炎可导致和诱发扩张型心肌病，其病理改变以心腔扩张为主，肉眼可见心室扩张、室壁变薄，常伴有附壁血栓。组织学检测可见非特异性心肌细胞肥大、变性，特别是不同程度的纤维化。

2. 临床表现　本病起病缓慢，患者多在临床症状明显时才就诊，如有气急甚至端坐呼吸、水肿和肝大等心力衰竭的症状和体征时，才被诊断。部分患者可发生栓塞和猝死。主要体征为心脏扩大，75% 的患者可听到第三或第四心音呈奔马律。常合并各种类型的心律失常。

3. 实验室及其他检查

（1）胸部 X 线摄片检查：心影明显增大，心胸比值增大，可见肺淤血征。

（2）心电图：可见左心室肥大、各种心律失常及 ST-T 改变。

（3）超声心动图：心脏四腔均增大，以左侧明显，左心室流出道增宽，心室壁运动减弱，提示心肌收缩力下降。

（4）其他：心导管检查、冠状动脉造影、心内膜心肌活检等。

4. 诊断　临床上有心界扩大、心力衰竭或心律失常，超声心动图证实心腔扩大和心肌弥漫性搏动减弱而无其他病因可解释时，应考虑本病的诊断。

5. 治疗

（1）主要针对心力衰竭和各种心律失常的对症治疗。

（2）选用 β 受体阻滞剂、钙通道阻滞剂、血管扩张剂及血管紧张素转换酶抑制剂等，从小剂量开始，视症状、体征调整用量，长期口服可延缓病情进展。本病易发生洋地黄中毒，应慎用。

（3）条件允许时可考虑心脏移植术。

二、肥厚性心肌病

肥厚性心肌病是以心肌非对称性肥厚、心室腔变小为特征，以左心室血液充盈受阻、舒张期顺应性下降为基本病态的心肌病。根据左心室流出道有无梗阻，可分为梗阻性肥厚型和非梗阻性肥厚型心肌病。

1. 病因及发病机制　本病常有明显家族史（约占 1/3），目前认为是常染色体显性遗传疾病，肌节收缩蛋白基因（sarcomere contractive protein genes）突变是主要的致病因素。

2. 临床表现

（1）症状：部分患者可无自觉症状。梗阻性肥厚型心肌病的患者临床表现类似扩张性心肌病，可有劳力性呼吸困难、心悸、乏力、头晕及晕厥，甚至猝死。突然站立、运动、应用硝酸酯类药物等可使外周阻力降低，加重左心室流出道梗阻。部分患者因肥厚性心肌耗氧增多而致心绞痛，休息和应用硝酸甘油不能使之缓解。

（2）体征：心脏轻度增大。部分患者可在胸骨左缘或心尖部听到收缩中、晚期粗糙的吹风样杂音，屏气、剧烈运动、含服硝酸甘油时此杂音可增强。心尖部可闻及第四心音。

3. 实验室及其他检查

（1）胸部 X 线摄片检查：并发心力衰竭者心影明显增大。

（2）心电图：最常见左心室肥大，可有 ST-T 改变及病理 Q 波及各种心律失常。

（3）超声心动图：对本病有非常重要的诊断意义。可示室间隔的非对称性肥厚，舒张期室间隔厚度与左心室后壁厚度之比≥1.3，间隔运动低下。

4. 诊断　典型病例诊断不难，但轻型病例易于漏诊或误诊，对可疑病例行超声心动图检查多可确诊。

5. 治疗　目前主张应用 β 受体阻滞剂及钙通道阻滞剂治疗，以减慢心率，减轻流出道肥厚心肌的收缩，缓解流出道梗阻，增加心排血量，并可治疗室上心律失常。对重度梗阻性肥厚型心肌病可做左室流出道心肌切开术或无水乙醇化学消融。

三、心肌病患者的护理

1. 护理评估

（1）病史评估：了解患者有无病毒感染、高血压等病史。

（2）身体评估：评估患者心肌缺血、心力衰竭的症状和体征。了解患者心脏大小、心脏病理性杂音等。评估患者有无心律失常及其类型。

（3）心理与社会评估：评估患者的职业、文化程度、对疾病相关知识的了解程度。评估患者的心理状态及社会支持情况。

（4）实验室及其他检查的评估：了解胸部 X 线摄片、心电图、超声心动图等检查的结果。

2. 常见的护理诊断/问题

（1）潜在并发症：心力衰竭、猝死。

（2）气体交换受损：与肺水肿、心力衰竭有关。

（3）焦虑：与并发症、治疗疗程长或病情反复有关。

3. 护理措施

（1）一般护理。

1）环境：保持病室内空气新鲜，温度适宜，促进患者的舒适。

2）休息与活动：限制体力活动，卧床休息。根据病情取半卧位或坐位。

3）饮食护理：给予高蛋白、高维生素、富含纤维素的清淡饮食。心力衰竭时，予以低盐饮食，限制含钠量高的食物。

（2）病情观察：监测生命体征和周围血管灌注情况，如体温、脉搏、皮肤温度、颜色及毛细血管充盈情况。监测心力衰竭征象，如呼吸困难、心悸、颈静脉怒张、腹水、下肢水肿等。注意观察胸痛诱发因素、部位、时间、性质和程度，注意血压、心率、心律及心电图的变化。注意水电解质平衡，观察出入量。

（3）用药护理：遵医嘱应用抗心力衰竭药及抗生素等，观察药物的效果及不良反应。扩张性心肌病患者对洋地黄耐受性差，使用时应警惕发生中毒。严格控制输液量与速度，以免发生急性肺水肿。

（4）症状体征的护理：胸痛发作时立即停止活动，卧床休息；安慰患者，解除紧张情绪；遵医嘱使用β受体阻滞剂或钙通道阻滞剂，注意有无心动过缓等不良反应；持续吸氧，氧流量3～4 L/min。

（5）健康指导。

1）疾病知识指导：症状轻者可参加轻体力工作，但要避免劳累。防寒保暖，预防感冒和上呼吸道感染。肥厚型心肌病者应避免情绪激动、持重、屏气及激烈运动，如球类比赛等，减少晕厥和猝死的危险。有晕厥病史或猝死家族史者应避免独自外出活动，以免发作时无人在场而发生意外。

2）用药与随访：告知患者坚持服药的必要性，说明药物的名称、剂量、用法，教会患者及家属观察药物疗效及不良反应。嘱患者定期门诊随访，症状加重时立即就诊，防止病情进展、恶化。

第四章

呼吸科疾病的护理

第一节 急性呼吸道感染

一、急性上呼吸道感染

急性上呼吸道感染简称上感，为外鼻孔至环状软骨下缘包括鼻腔、咽或喉部急性炎症的概称。其特点是起病急、病情轻、病程短、可自愈，预后好，但发病率高，并具有一定的传染性。本病是呼吸道最常见的一种感染性疾病，发病不分年龄、性别、职业和地区，免疫功能低下者易感。全年皆可发病，以冬、春季节多见，多为散发，但在气候突变时可小规模流行。

主要病原体是病毒，少数是细菌。人体对病毒感染后产生的免疫力较弱、短暂，病毒间也无交叉免疫，故可反复发病。

（一）病因及发病机制

1. **病因** 常见病因为病毒，少数由细菌引起，可单纯发生或继发于病毒感染之后发生。病毒包括鼻病毒、冠状病毒、腺病毒、流感和副流感病毒、呼吸道合胞病毒、埃可病毒和柯萨奇病毒等。细菌以口腔定植菌溶血性链球菌为多见，其次为流感嗜血杆菌、肺炎链球菌和葡萄球菌等，偶见革兰阴性杆菌。

2. **发病机制** 正常情况下，健康人的鼻咽部有病毒、细菌存在，一般不会发病。接触病原体后是否发病，取决于传播途径和人群易感性。淋雨、受凉、气候突变、过度劳累等可降低呼吸道局部防御功能，致使原存的病毒或细菌迅速繁殖，引起发病。老幼体弱、免疫功能低下或有慢性呼吸道疾病，如鼻窦炎、扁桃体炎者更易发病。病原体主要通过飞沫传播，也可由于接触患者污染的手和用具而传染。

（二）临床表现

1. **临床类型**

（1）普通感冒：俗称"伤风"，又称急性鼻炎或上呼吸道卡他。以冠状病毒和鼻病毒为主要致病病毒。起病较急，主要表现为鼻部症状，如打喷嚏、鼻塞、流清涕，早期有咽部干痒或烧灼感。2～3 d后鼻涕变稠，可伴咽痛、流泪、味觉迟钝、呼吸不畅、声嘶、咳嗽等，有时由于咽鼓管炎致听力减退。严重者有发热、轻度畏寒和头痛等。体检可见鼻腔黏膜充血、水肿、有分泌物，咽部可轻度充血。若无并发症，一般5～7 d痊愈。

（2）急性病毒性咽炎和喉炎：急性病毒性咽炎常由鼻病毒、腺病毒、流感病毒、副流感病毒、肠病毒、呼吸道合胞病毒等引起。临床表现为咽痒和灼热感，咽痛不明显，但合并链球菌感染时常有咽痛。体检可见咽部明显充血、水肿。急性喉炎多为流感病毒、副流感病毒及腺病毒等引起，临床表现为明显声嘶、讲话困难，可有发热、咽痛或咳嗽，咳嗽时咽喉疼痛加重。体检可见喉部充血、水肿，颌下淋巴结轻度肿大和触痛，有时可闻及喉部的喘息声。

（3）急性疱疹性咽峡炎：多由柯萨奇病毒A引起，表现为明显咽痛、发热，病程约为1周。查体可见咽部充血，软腭、腭垂、咽及扁桃体表面有灰白色疱疹及浅表溃疡，周围伴红晕。多发于夏季，儿童多见，成人偶见。

（4）急性咽结膜炎：主要由腺病毒、柯萨奇病毒等引起。表现为发热、咽痛、畏光、流泪、咽及结膜明显充血。病程 4~6 d，多发于夏季，由游泳传播，儿童多见。

（5）急性咽扁桃体炎：病原体多为溶血性链球菌，其次为流感嗜血杆菌、肺炎链球菌、葡萄球菌等。起病急，以咽、扁桃体炎症为主，咽痛明显，伴发热、畏寒，体温可达 39 ℃ 以上。查体可发现咽部明显充血，扁桃体肿大、充血，表面有黄色脓性分泌物。有时伴有颌下淋巴结肿大、压痛，而肺部查体无异常体征。

2. 并发症　一般预后良好，病程常在 1 周左右。少数患者可并发急性鼻窦炎、中耳炎、气管—支气管炎。以咽炎为表现的上呼吸道感染，部分患者可继发溶血性链球菌引起的风湿热、肾小球肾炎等，少数患者可并发病毒性心肌炎。

（三）辅助检查

1. 血液检查　病毒感染者，白细胞计数常正常或偏低，伴淋巴细胞比例升高。细菌感染者可有白细胞增多，中性粒细胞增多和核左移现象。

2. 病原学检查　因病毒类型繁多，一般无须进行此检查。需要时可用免疫荧光法、酶联免疫吸附法、血清学诊断或病毒分离鉴定等方法确定病毒的类型。细菌培养可判断细菌类型，并可做药物敏感试验以指导临床用药。

（四）诊断

根据鼻咽部的症状和体征，结合周围血象和阴性胸部 X 线摄片检查可作出临床诊断。一般无须病因诊断，特殊情况下可进行细菌培养和病毒分离，或病毒血清学检查等确定病原体。但须与初期表现为感冒样症状的其他疾病鉴别，如过敏性鼻炎、流行性感冒、急性气管—支气管炎、急性传染病前驱症状等。

（五）治疗

治疗原则以对症处理为主，以减轻症状，缩短病程和预防并发症。

1. 对症治疗　病情较重、发热者或年老体弱者应卧床休息，忌烟，多饮水，室内保持空气流通。如有发热、头痛，可选用解热镇痛药，如复方阿司匹林、索米痛片等口服。咽痛可用消炎喉片含服，局部雾化治疗。鼻塞、流涕可用 1% 麻黄碱滴鼻。

2. 抗菌药物治疗　一般无须用抗生素，除非有白细胞增多、咽部脓苔、咳黄痰和流涕等细菌感染证据，可根据当地流行病学史和经验用药，可选口服青霉素、第一代头孢菌素、大环内酯类或喹诺酮类。

3. 抗病毒药物治疗　如无发热，免疫功能正常，发病超过 2 d 一般无须应用。对于免疫缺陷患者，可早期常规使用广谱抗病毒药，如利巴韦林和奥司他韦，可缩短病程。具有清热解毒和抗病毒作用的中药亦可选用，有助于改善症状，缩短病程，如板蓝根冲剂、银翘解毒片等。

（六）护理措施

1. 生活护理　症状轻者适当休息，避免过度疲劳；高热患者或年老体弱者应卧床休息。保持室内空气流通，温湿度适宜，定时空气消毒，进行呼吸道隔离，患者咳嗽或打喷嚏时应避免对着他人，防止交叉感染。饮食应给予高热量、高维生素的流质或半流质，鼓励患者多饮水及漱口，保持口腔湿润和舒适。患者使用的餐具、毛巾等可进行煮沸消毒。

2. 对症护理　高热者遵医嘱物理降温，如头部冷敷、冰袋置于大血管部位、温水或乙醇擦浴、4 ℃冷盐水灌肠等。注意 30 min 后测量体温并记录。必要时遵医嘱药物降温。咽痛者可用淡盐水漱咽部或含服消炎喉片，声嘶者可行雾化疗法。

3. 病情观察　注意观察生命体征，尤其是体温变化及咽痛、咳嗽等症状的变化。警惕并发症，如中耳炎患者可有耳痛、耳鸣、听力减退、外耳道流脓；并发鼻窦炎者会出现发热、头痛加重伴脓涕，鼻窦有压痛。

4. 用药护理　遵医嘱用药，注意观察药物不良反应。

5. 健康教育　积极体育锻炼，增强机体免疫力。生活饮食规律，改善营养。避免受凉、淋雨、过度疲劳等诱发因素，流行季节避免到公共场所。注意居住、工作环境的通风换气。年老体弱、易感者应注意防护，上呼吸道感染流行时应戴口罩。

二、急性气管—支气管炎

急性气管—支气管炎是由生物、物理、化学刺激或过敏等因素引起的气管—支气管黏膜的急性炎症。临床症状主要为咳嗽和咳痰。常发生于寒冷季节或气候突变时，也可继发于上呼吸道感染，或为一些急性呼吸道传染病（麻疹、百日咳等）的一种临床表现。

（一）病因及发病机制

1. 感染　病毒或细菌是本病最常见的病因。常见的病毒有呼吸道合胞病毒、副流感病毒、腺病毒等。细菌以肺炎球菌、流感嗜血杆菌、链球菌和葡萄球菌较常见。

2. 理化因素　冷空气、粉尘、刺激性气体或烟雾对气管—支气管黏膜的急性刺激。

3. 过敏反应　花粉、有机粉尘、真菌孢子、动物毛皮及排泄物等的吸入，钩虫、蛔虫的幼虫在肺移行，或对细菌蛋白质的过敏均可引起本病。

感染是最主要的病因，过度劳累、受凉是常见诱因。

（二）临床表现

1. 症状　起病较急，通常全身症状较轻，可有发热，体温多于 3～5 d 内恢复正常。大多先有上呼吸道感染症状，以咳嗽为主，初为干咳，以后有痰，为黏液或黏液脓性痰，偶伴血痰。气管受累时，在深呼吸和咳嗽时感胸骨后疼痛；伴支气管痉挛时，可有气急和喘鸣。咳嗽、咳痰可延续 2～3 周才消失，如迁延不愈，可演变成慢性支气管炎。

2. 体征　体检肺部呼吸音粗，可闻及不固定的散在干、湿啰音，咳嗽后可减少或消失。

（三）辅助检查

病毒感染者白细胞正常或稍减少，细菌感染者可有白细胞总数和中性粒细胞数增高。胸部 X 线检查多无异常改变或仅有肺纹理增粗。痰涂片或培养可发现致病菌。

（四）诊断

（1）肺部可闻及散在干、湿性啰音，咳嗽后可减轻。

（2）胸部 X 线摄片检查无异常改变或仅有肺纹理增粗。

（3）排除流行性感冒及某些传染病早期呼吸道症状，即可作出临床诊断。

（4）痰涂片或培养有助于病因诊断。

（五）治疗

1. 病因治疗　有细菌感染证据时，应及时应用抗生素。可首选青霉素、大环内酯类，也可选用头孢菌素类或喹诺酮类等药物或根据细菌培养和药敏实验结果选择药物。多数口服抗菌药物即可，症状较重者可肌内注射或静脉滴注给药。

2. 对症治疗　咳嗽剧烈而无痰或少痰时，可用右美沙芬、喷托维林镇咳。咳嗽，痰黏而不易咳出，可口服祛痰剂，如复方甘草合剂、盐酸氨溴索或溴己新等，也可行超声雾化吸入。支气管痉挛时可用平喘药，如茶碱类等。

（六）护理措施

1. 保持呼吸道通畅

（1）保持室内空气清新，温湿度适宜，减少对支气管黏膜的刺激，以利于排痰。

（2）注意休息，经常变换体位，叩击背部，指导并鼓励患者有效咳嗽，必要时行超声雾化吸入，以湿化呼吸道，利于排痰，促进炎症消散。

（3）遵医嘱使用抗生素、止咳祛痰剂、平喘剂，密切观察用药后的反应。

（4）哮喘性支气管炎的患者，注意观察有无缺氧症状，必要时给予吸氧。

2. 发热的护理

（1）密切观察体温变化，体温超过 39 ℃时，采取物理降温或遵医嘱给予药物降温。

（2）保证充足的水分及营养供给：多饮水，给予营养丰富、易于消化的饮食。保持口腔清洁。

3. 健康教育

（1）增强体质，避免劳累，防治感冒。

（2）改善生活卫生环境，防止有害气体污染，避免烟雾刺激。

（3）清除鼻、咽、喉等部位的病灶。

第二节　支气管扩张

支气管扩张是由于不同病因引起气道及其周围肺组织的慢性炎症，造成气道壁损伤，继之管腔扩张和变形。临床表现为慢性咳嗽、咳痰、间断咯血和反复肺部感染。

一、流行病学特点

支气管扩张的发病率并不清楚，其起病多在儿童或青少年时期，由于抗生素和疫苗的应用，发病率有减少的趋势。

二、病因

1. 感染　细菌、真菌、病毒、结核分枝杆菌及非结核分枝杆菌。

2. 遗传性或先天性缺陷　囊性纤维化、肺隔离症、支气管软骨缺损等。

3. 免疫缺陷　原发性低 γ 球蛋白血症、HIV 感染、肺移植等。

4. 物理化学因素　放射性肺炎、毒气吸入、吸入性肺炎等。

5. 全身相关疾病　类风湿关节炎等。

三、发病机制

不同原因所致支气管和周围组织慢性炎症，使管壁弹力纤维、平滑肌和软骨受到破坏，管壁变形和扩张，而炎症引起支气管黏膜充血、肿胀、黏液分泌增多，造成支气管堵塞。支气管肺组织反复感染和支气管堵塞，两者相互作用、互为因果，促使支气管扩张的发生和进展。

四、护理评估

（一）健康史

（1）了解患者有无儿童时期诱发支气管扩张的呼吸道感染史或其他先天因素。

（2）了解患者患病的年龄、发生时间、诱因，主要症状的性质、严重程度和持续时间、加剧因素等。

（3）询问患者咳嗽的时间、节律，观察患者痰液的颜色、性状、量和气味及有无肉眼可见的异常物质等。

（4）详细询问患者有无咯血，评估患者咯血量。

（5）了解患者有关检查和治疗经过，是否按医嘱进行治疗，是否掌握有关的治疗方法。

（二）临床表现

因病情轻重不一，临床表现各异，病变早期临床可无症状，随着病情进展，可出现以下临床常见症状。

1. 症状

（1）慢性咳嗽、咳大量黏液脓痰：咳嗽和咳痰与体位改变有关，卧床或晨起时咳嗽痰量增多。呼吸道感染急性发作时，黄绿色脓痰明显增加。

（2）间断咯血：因病变部位支气管壁毛细血管扩张形成血管瘤而反复咯血，咯血程度可从小量咯血至大量咯血，与病情无相关性，有些患者仅有反复咯血，而无咳嗽、脓痰等症状，或仅有少许黏液痰，临床上称为干性支气管扩张。

（3）全身症状：若支气管引流不畅，痰不易咳出，反复继发感染，可出现畏寒、发热、食欲缺乏、消瘦、贫血等症状。有的患者存在鼻窦炎，尤其先天性原因引起的支气管扩张。

2. 体征　轻症或干性支气管扩张体征不明显。病变典型者可于下胸部、背部的病变部位闻及固定性、局限性湿啰音，呼吸音减低，严重者可伴哮鸣音。慢性患者可伴有杵状指（趾）。

（三）辅助检查

1. 胸部 X 线检查　可见一侧或双侧下肺纹理增多或增粗，典型者可见多个不规则的蜂窝状透亮阴影或沿支气管的卷发状阴影。

2. CT 检查　外周肺野出现囊状、柱状及不规则形状的支气管扩张，囊状支气管扩张其直径比伴行的血管粗大，形成印戒征。

3. 纤维支气管镜检查　敏感性可达97%，是主要的诊断方法。可直接观察气道黏膜病变，可做支气管肺泡灌洗液检查，能进行细菌、细胞病理学、免疫学的检查，可进一步明确病因，指导诊断和治疗。

4. 痰微生物检查　包括痰涂片、痰细菌培养、抗生素敏感试验等，以指导用药。

5. 血清免疫球蛋白和补体检查　有助于发现免疫缺陷病引起的呼吸道反复感染所致支气管扩张。

（四）心理与社会评估

支气管扩张的患者多数为青年、幼年期发病，其病程长，反复发作，使患者产生焦虑、悲观的心理，呼吸困难，反复咯血等症状又使患者感到恐惧，因此，应了解患者的心理状态及应对方式；了解患者是否知道疾病的过程、性质及防治和预后的认知程度；评估患者家庭成员的文化背景、经济收入及对患者的关心、支持程度。

五、常见的护理诊断/问题

1. 清理呼吸道无效　与痰液黏稠、量多、无效咳嗽引起痰液不易排出有关。
2. 有窒息的危险　与痰多、黏稠、大咯血而不能及时排出有关。
3. 营养失调：低于机体需要量　与慢性感染导致机体消耗增加、咯血有关。
4. 焦虑　与疾病迁延不愈、不能正常生活及工作有关。

六、护理计划与实施

（一）护理目标

（1）患者能正确进行有效咳嗽、使用胸部叩击等措施，达到有效的咳嗽、咳痰。
（2）患者能保持呼吸道通畅，及时排出痰液和气道内的血液，不发生窒息的危险。
（3）患者能认识到增加营养物质摄入的重要性，并能接受医务人员对饮食的合理化建议。
（4）患者能表达其焦虑情绪，使焦虑减轻，并能配合治疗和康复。

（二）实施与护理

1. 生活护理　患者居室应经常通风换气，换气时注意保护患者避免受凉。室内温湿度适宜，温度保持在 22～24 ℃，相对湿度保持在 50%～60%，保持气道湿润，利于纤毛运动，维护气道正常的廓清功能。因患者慢性长期咳嗽和咳大量脓性痰，机体消耗大，故应进食营养丰富的饮食，特别是供给优质蛋白，如蛋、奶、鱼、虾、瘦肉等。加强口腔护理，大量咳痰的患者，口腔内残留痰液，易发生口腔感染及口腔异味，因此，应嘱患者随时漱口，保持口腔清洁。

2. 心理护理　应为患者提供一个良好的休息环境，多巡视、关心患者，建立良好的护患关系，取得患者的信任，告知患者通过避免诱因、合理用药可以控制病情继续进展，缓解症状；相反，焦虑会加重病情。教育家属尽可能地陪伴患者，给予患者积极有效的安慰、支持和鼓励。

3. 治疗配合

（1）病情观察：慢性咳嗽、咳大量脓性痰、反复咯血、反复肺部感染是支气管扩张的主要临床表现，痰量在体位改变时，如起床时或就寝后最多，每天可达 100～400 mL，痰液经放置数小时后可分 3 层，上层为泡沫，中层为黏液，下层为脓性物和坏死组织，当伴有厌氧菌感染时，可有恶臭味。50%～70% 的支气管扩张患者有咯血症状，其咯血量差异较大，可自血痰到大咯血，应注意观察，及时发现患者有无窒息的征兆。

（2）体位引流：应根据病变的部位和解剖关系确定正确的体位。通过调整患者的体位，将患肺置于高位，引流支气管开口向下，以利于淤积在支气管内的脓液随重力作用流入大支气管和气管而排出。病变位于上叶者，取坐位或健侧卧位。病变位于中叶者，取仰卧位稍左侧。病变位于舌叶者，取仰卧位稍向右侧。病变位于下叶尖段者，取俯卧位。体位引流每天 2～4 次，每次 15～20 min，两餐之间进行。如痰液黏稠，可在引流前行雾化吸入，并在引流时轻叩患者背部，使附于支气管壁的痰栓脱落，促进引流效果。引流过程中注意观察患者反应，如发现面色苍白、出冷汗、头晕、脉率增快、血压下降及有大咯血等，应立即停止引流，并采取相应措施。

（3）咯血的护理：根据咯血量，临床分为痰中带血、少量咯血（<100 mL/d）、中等量咯血（100～500 mL/d）或大量咯血（>500 mL/d，或 1 次 300～500 mL）。

1）咯血量少者适当卧床休息，取患侧卧位，以利于体位压迫止血。进食少量温凉流质饮食。

2）中等或大量咯血时应严格卧床休息，应用止血药物，必要时可经纤维支气管镜止血，或插入球囊导管压迫止血。

3）大量咯血时，取侧卧或头低足高位，预防窒息，并暂禁食。咯血停止后进软食，忌用咖啡、浓茶等刺激性食品。备好抢救物品及各种抢救药物。

4）观察再咯血征象，如患者突感胸闷、气急、心悸、头晕、咽喉部发痒、口有腥味并烦躁、发绀、神色紧张、面色苍白、冷汗、突然坐起，甚至抽搐、昏迷、尿失禁等，提示再咯血的可能。应立即置患者于头低足高侧卧位，通知医师并准备抢救。大咯血时，可因血块堵塞大气管而致窒息或肺不张，故须立即将口腔血块吸出，抽吸同时辅以轻拍背部，使气管内的血液尽快进入口腔。

4. 用药护理 合并严重感染时，可根据细菌药敏选用抗生素，用法、用量应遵医嘱，并及时观察药物的不良反应。局部用药，如雾化吸入，及时协助患者排出痰液。咯血患者常规留置套管针，建立有效的静脉通路。大咯血时遵医嘱应用止血药，如垂体后叶素，用药过程中注意观察止血效果和不良反应，如发现患者出现惊慌、面色苍白、腹痛等，除通知医师外，立即减慢滴速。及时给予氧气吸入，备好抢救物品，如吸引器、简易呼吸器、气管插管、呼吸机、急救药品等。

5. 健康教育

（1）患有其他慢性感染性病灶，如慢性扁桃体炎、鼻窦炎、龋齿等患者，应劝其积极治疗，以防复发。

（2）指导患者有效咳嗽，进行体位排痰，可指导患者将以往确定的病变肺叶和肺段置于高位，引流支气管开口向下，使痰液顺体位流至气管，嘱患者深呼吸数次，然后用力咳嗽将痰液咳出，如此反复进行。

（3）指导患者和家属了解疾病的发生、发展和治疗、护理过程及感染、咯血等症状的监测。

（4）嘱患者戒烟，注意保暖，预防感冒，并加强体育锻炼，增强机体免疫力和抗病能力。

（5）建立良好生活习惯，养成良好的心态，防止疾病的进一步发展。

七、预期结果与评价

（1）能有效咳痰，痰液易咳出。

（2）能正确应用体位引流、胸部叩击等方法排出痰液。

（3）及时发现患者窒息征兆，避免窒息发生。

（4）营养状态改善。

（5）能运用有效的方法缓解症状，减轻心理压力。

第三节　慢性阻塞性肺疾病

慢性阻塞性肺疾病（COPD）是一组以气流受限为特征的肺部疾病，气流受限不完全可逆，呈进行性发展。COPD 是一种慢性气道阻塞性疾病的统称，主要指具有不可逆性气道阻塞的慢性支气管炎和肺气肿两种疾病。患者在急性发作期过后，临床症状虽有所缓解，但其肺功能仍在继续恶化，并且由于自身防御和免疫功能的降低及外界各种有害因素的影响，经常反复发作而逐渐产生各种心肺并发症。

COPD 是呼吸系统疾病中的常见病和多发病，患病率和病死率均居高不下。因肺功能进行性减退，严重影响患者的劳动力和生活质量，给家庭和社会造成巨大的负担，根据世界银行/世界卫生组织发表的研究，到 2020 年，COPD 将成为世界疾病经济负担的第 5 位。

一、病因及发病机制

确切的病因不清楚，但认为与肺部对香烟烟雾等有害气体或有害颗粒的异常炎症反应有关。这些反应存在个体易感因素和环境因素的互相作用。

1. 吸烟　吸烟为重要的发病因素，吸烟者慢性支气管炎的患病率比不吸烟者高 2~8 倍，烟龄越长，吸烟量越大，COPD 患病率越高。烟草中含焦油、尼古丁和氢氰酸等化学物质，可损伤气道上皮细胞和纤毛运动，促使支气管黏液腺和杯状细胞增生肥大，黏液分泌增多，气道净化能力下降。还可使氧自由基产生增多，诱导中性粒细胞释放蛋白酶，破坏肺弹力纤维，诱发肺气肿形成。

2. 职业粉尘和化学物质　接触职业粉尘及化学物质，如烟雾、变应原、工业废气及室内空气污染等，浓度过高或时间过长时，均可能产生与吸烟类似的 COPD。

3. 空气污染　大气中的有害气体，如二氧化硫、二氧化氮、氯气等，可损伤气道黏膜上皮，使纤毛清除功能下降，黏液分泌增加，为细菌感染增加条件。

4. 感染因素　感染也是 COPD 发生发展的重要因素之一。病毒感染以流感病毒、鼻病毒、腺病毒和呼吸道合胞病毒为常见。细菌感染常继发于病毒感染，常见病原体为肺炎链球菌、流感嗜血杆菌、卡他莫拉菌和葡萄球菌等。这些感染因素造成气管、支气管黏膜的损伤和慢性炎症。

5. 蛋白酶—抗蛋白酶失衡　蛋白水解酶对组织有损伤、破坏作用；抗蛋白酶对弹性蛋白酶等多种蛋白酶具有抑制功能，其中 α-抗胰蛋白酶是活性最强的一种。蛋白酶增多或抗蛋白酶不足均可导致组织结构破坏并产生肺气肿。吸入有害气体、有害物质可以导致蛋白酶产生增多或活性增强，而使抗蛋白酶产生减少或灭活加快；同时氧化应激、吸烟等危险因素也可以降低抗蛋白酶的活性。先天性 α-抗胰蛋白酶缺乏，多见北欧血统的个体，我国尚未见正式报道。

6. 氧化应激　有研究表明，COPD 患者的氧化应激增加。氧化物主要有超氧阴离子（具有很强的氧化性和还原性，过量生成可致组织损伤，在体内主要通过超氧歧化酶清除）、羟根（OH⁻）、次氯酸根（HCl⁻）和一氧化氮（NO）等。氧化物可直接作用并破坏许多生化大分子，如蛋白质、脂质和核酸等，导致细胞功能障碍或细胞死亡，还可以破坏细胞外基质；引起蛋白酶-抗蛋白酶失衡；促进炎症反应，如激活转录因子，参与多种炎症因子的转录，如 IL-8、TNF-α、NO 诱导合成酶和环氧化物诱导酶等。

7. 炎症机制　气道、肺实质及肺血管的慢性炎症是 COPD 的特征性改变，中性粒细胞、巨噬细胞、T 淋巴细胞等炎症细胞均参与了 COPD 发病过程。中性粒细胞的活化和聚集是 COPD 炎症过程的一个重要环节，通过释放中性粒细胞弹性蛋白酶、中性粒细胞组织蛋白酶 G、中性粒细胞蛋白酶 3 和基质金属蛋白酶，引起慢性黏液高分泌状态并破坏肺实质。

8. 其他　如自主神经功能失调、营养不良、气温变化等都有可能参与 COPD 的发生、发展。

二、临床表现

（一）症状

起病缓慢、病程较长。主要症状如下。

1. 慢性咳嗽　咳嗽时间持续在 3 周以上，随病程发展可终身不愈。常晨间咳嗽明显，夜间有阵咳或排痰。

2. 咳痰　一般为白色黏液或浆液性泡沫性痰，偶可带血丝，清晨排痰较多。急性发作期痰量增多，可有脓性痰。

3. 气短或呼吸困难　早期在劳动时出现，后逐渐加重，以致在日常活动甚至休息时也感到气短，此为 COPD 的标志性症状。

4. 喘息和胸闷　部分患者特别是重度患者或急性加重时，因支气管痉挛而出现喘息。

5. 其他　晚期患者有体重下降、食欲减退等。

（二）体征

早期体征可无异常，随疾病进展出现以下体征。

1. 视诊　胸廓前后径增大，肋间隙增宽，剑突下胸骨下角增宽，称为桶状胸。部分患者呼吸变浅，频率增快，严重者可有缩唇呼吸等。

2. 触诊　双侧语颤减弱。

3. 叩诊　肺部过清音，心浊音界缩小，肺下界和肝浊音界下降。

4. 听诊　两肺呼吸音减弱，呼气延长，部分患者可闻及湿性啰音和（或）干性啰音。

（三）并发症

1. 慢性呼吸衰竭　常在 COPD 急性加重时发生，其症状明显加重，发生低氧血症和（或）高碳酸血症，可具有缺氧和二氧化碳潴留的临床表现。

2. 自发性气胸　如有突然加重的呼吸困难，并伴有明显的发绀，患侧肺部叩诊为鼓音，听诊呼吸音减弱或消失，应考虑并发自发性气胸，通过胸部 X 线检查可以确诊。

3. 慢性肺源性心脏病　COPD 肺病变引起肺血管床减少及缺氧致肺动脉痉挛、血管重塑，导致肺动脉高压、右心室肥厚扩大，最终发生右心功能不全。

三、辅助检查

1. 肺功能检查　这是判断气流受限的主要客观指标，对 COPD 诊断、严重程度评价、疾病进展、预后及治疗反应等有重要意义。吸入支气管舒张药后第 1 秒用力呼气容积占用力肺活量百分比（FEV_1/FVC）<70% 及 FEV_1 <80% 预计值者，可确定为不能完全可逆的气流受限。肺总量（TLC）、功能残气量（FRC）和残气量（RV）增高，肺活量（VC）减低，表明肺过度充气，有参考价值。由于 TLC 增加不及 RV 增高程度明显，故 RV/TLC 增高 >40% 有临床意义。

2. 胸部影像学检查　胸部 X 线摄片改变对 COPD 诊断特异性不高，早期可无变化，以后可出现肺纹理增粗、紊乱等非特异性改变，也可出现肺气肿改变。高分辨胸部 CT 检查对有疑问病例的鉴别诊断有一定意义。

3. 血气检查　对确定发生低氧血症、高碳酸血症、酸碱平衡失调以及判断呼吸衰竭的类型有重要价值。

4. 其他　COPD 合并细菌感染时，外周血白细胞增多，核左移。痰培养可能查出病原菌，常见病原菌为肺炎链球菌、流感嗜血杆菌、卡他莫拉菌、肺炎克雷伯菌等。

四、诊断

1. 诊断依据　主要根据吸烟等高危因素史、临床症状、体征及肺功能检查等综合分析，确定诊断。

不完全可逆的气流受限是 COPD 诊断的必备条件。

2. 临床分级 根据 FEV_1/FVC、$FEV_1\%$ 预计值和症状可对 COPD 的严重程度进行分级（表4-1）。

表 4-1 COPD 的临床严重程度分级

分级	临床特征
Ⅰ级（轻度）	$FEV_1/FVC < 70\%$
	$FEV_1 \geqslant 80\%$ 预计值
	伴或不伴有慢性症状（咳嗽、咳痰）
Ⅱ级（中度）	$FEV_1/FVC < 70\%$
	$50\% \leqslant FEV_1 < 80\%$ 预计值
	常伴有慢性症状（咳嗽、咳痰、活动后呼吸困难）
Ⅲ级（重度）	$FEV_1/FVC < 70\%$
	$30\% \leqslant FEV_1 < 50\%$ 预计值
	多伴有慢性症状（咳嗽、咳痰、呼吸困难），反复出现急性加重
Ⅳ级（极重度）	$FEV_1/FVC < 70\%$
	$FEV_1 < 30\%$ 预计值或 $FEV_1 < 50\%$ 预计值
	伴慢性呼吸衰竭，可合并肺心病及右心功能不全或衰竭

3. COPD 病程分期 ①急性加重期：指在 COPD 过程中，短期内咳嗽、咳痰、气短和（或）喘息加重，痰量增多，呈脓性或黏液脓性，可伴发热等症状。②稳定期：指患者咳嗽、咳痰、气短等症状稳定或症状较轻。

五、治疗

（一）稳定期治疗

1. 去除病因 教育和劝导患者戒烟；因职业或环境粉尘、刺激性气体所致者，应脱离污染环境。接种流感疫苗和肺炎疫苗可预防流感和呼吸道细菌感染，避免由其引发的急性加重。

2. 药物治疗 主要是支气管舒张药，如 β_2 肾上腺素受体激动剂、抗胆碱能药、茶碱类和祛痰药、糖皮质激素，以平喘、祛痰，改善呼吸困难症状，促进痰液排泄。某些中药具有调理机体状况的作用，可予以辨证施治。

3. 非药物治疗

（1）长期家庭氧疗（LTOT）：长期氧疗对 COPD 合并慢性呼吸衰竭患者的血流动力学、呼吸生理、运动耐力和精神状态产生有益影响，可改善患者生活质量，提高生存率。

1）氧疗指征：具有以下任何一项。①静息时，$PaO_2 \leqslant 55$ mmHg 或 $SaO_2 < 88\%$，有或无高碳酸血症。②56 mmHg $\leqslant PaO_2 < 60$ mmHg，$SaO_2 < 89\%$ 伴下述之一：继发红细胞增多（红细胞比容 $> 55\%$）；肺动脉高压（平均肺动脉压 $\geqslant 25$ mmHg）；右心功能不全导致水肿。

2）氧疗方法：一般采用鼻导管吸氧，氧流量为 $1.0 \sim 2.0$ L/min，吸氧时间每天 > 15 h，使患者在静息状态下，达到 $PaO_2 \geqslant 60$ mmHg 和（或）使 SaO_2 升至 90% 以上。

（2）康复治疗：康复治疗适用于中度以上 COPD 患者。其中呼吸生理治疗包括正确咳嗽、排痰方法和缩唇呼吸等；肌肉训练包括全身性运动及呼吸肌锻炼，如步行、踏车、腹式呼吸锻炼等；科学的营养支持与加强健康教育也为康复治疗的重要方面。

（二）急性加重期治疗

最多见的急性加重原因是细菌或病毒感染。根据病情严重程度决定门诊或住院治疗。治疗原则为抗感染、平喘、祛痰、低流量持续吸氧。

六、常见的护理诊断/问题

1. 气体交换受损　与呼吸道阻塞、呼吸面积减少引起通气和换气功能受损有关。
2. 清理呼吸道无效　与呼吸道炎症、阻塞、痰液过多有关。
3. 营养失调：低于机体需要量　与长期咳痰、呼吸困难致食欲下降或感染致机体代谢加快有关。
4. 焦虑　与日常活动时供氧不足、疲乏及担心经济支持不足有关。
5. 活动无耐力　与疲劳、呼吸困难有关。

七、护理措施

1. 气体交换受损　与呼吸道阻塞、呼吸面积减少引起通气和换气功能受损有关。

（1）休息与体位：保持病室内环境安静、舒适，温度 20～22 ℃，湿度 50%～60%。卧床休息，协助患者生活需要以减少氧耗。明显呼吸困难的患者，摇高床头，协助身体前倾位，以利于辅助呼吸肌参与呼吸。

（2）病情观察：监测患者的血压、呼吸、脉搏、意识状态、血氧饱和度，观察患者咳嗽、咳痰情况，痰液的量、颜色及性状，呼吸困难有无进行性加重等。

（3）有效氧疗：COPD 氧疗一般主张低流量、低浓度、持续吸氧。对患者加强正确的氧疗指导，避免出现氧浓度过高或过低而影响氧疗效果。氧疗装置定期更换、清洁、消毒。急性加重期发生低氧血症者可鼻导管吸氧，或通过文丘里面罩吸氧。鼻导管给氧时，吸入的氧浓度与给氧流量有关，估算公式为吸入氧浓度（%）= 21 + 4 × 氧流量（L/min）。一般吸入氧浓度为 28%～30%，应避免吸入氧浓度过高引起二氧化碳潴留。

（4）呼吸功能锻炼：在病情允许的情况下，指导患者进行呼吸功能锻炼，以加强胸、膈呼吸肌肌力和耐力，改善呼吸功能。

1）缩唇呼吸：目的是增加气道阻力，防止细支气管由于失去放射牵引和胸内高压引起的塌陷，以利于肺泡通气。方法：患者取端坐位，双手扶膝，舌尖放在下颌牙齿内底部，舌体略弓起，靠近上颌硬腭、软腭交界处，以增加呼气时气流阻力，口唇缩成"吹口哨"的嘴形。吸气时闭嘴用鼻吸气，呼气时缩唇，慢慢轻轻呼出气体，吸气与呼气之比为 1：2，慢慢呼气达到 1：4。吸气时默数 1、2，呼气时默数 1、2、3、4。缩唇口型大小以能使距嘴唇 15～20 cm 处蜡烛火焰随气流倾斜但不熄灭为度。呼气是腹式呼吸组成部分，应配合腹式呼吸锻炼。每天 3～4 次，每次 15～30 min。

2）腹式呼吸：目的为锻炼膈肌，增加肺活量，提高呼吸耐力。方法：根据患者病情采取合适体位，初学者以半卧位为宜。

仰卧位的腹式呼吸。让患者髋关节、膝关节轻度屈曲，全身处于舒适的体位。患者一手放在腹部，另一只手放在上胸部，此时治疗师的手与患者的手重叠放置，进行缩唇呼吸。精神集中，让患者在吸气和呼气时感觉手的变化，吸气时治疗师发出指令，让患者放置于腹部的手轻轻上抬，治疗师在呼气结束时，快速地徒手震动并对横膈膜进行伸张，以促进呼吸肌的收缩，此训练是呼吸系统物理治疗的基础，要对患者进行充分指导，训练时间每次 5～10 min，训练的效果随次数增加显现。训练时注意以下几项。①把握患者的呼吸节律。顺应患者的呼吸节律进行呼吸指导可避免加重患者呼吸困难程度。②开始时不要进行深呼吸。腹式呼吸不是腹式深呼吸，在开始时期指导患者进行集中精力的深呼吸，可加重患者的呼吸困难。腹式呼吸的指导应在肺活量 1/3～2/3 通气量的程度上进行练习。应理解腹式深呼吸是充分的腹式呼吸。③应了解横膈的活动。横膈在吸气时向下方运动，腹部上升，了解横膈的运动，易于理解腹式呼吸。

坐位的腹式呼吸。坐位腹式呼吸的基础是仰卧位的腹式呼吸。患者采用的体位是坐在床上或椅子上足跟着地，让患者的脊柱伸展并保持尽量前倾坐位。患者一手放在膝外侧支撑体重，另一手放在腹部。治疗师一手放在患者的颈部，触及斜角肌的收缩。另一手放在患者的腹部，感受横膈的收缩。这样能够发现患者突然出现的意外和不应出现的胸式呼吸。正确的腹式呼吸是吸气时横膈膜开始收缩，然后斜角肌等呼吸辅助肌使收缩扩大，呼气时吸气肌放松，处于迟缓状态。

立位的腹式呼吸。手法：患者用单手扶床栏或扶手以支撑体重。上半身取前倾位。治疗师按照坐位的腹式呼吸指导法指导患者训练。

（5）用药护理：按医嘱给予支气管舒张气雾剂、抗生素等药物，并注意用药后的反应。应用氨茶碱后，患者在 21 d 出现心率增快的症状，停用氨茶碱加用倍他乐克减慢心率治疗后可好转。

2. 清理呼吸道无效　与呼吸道炎症、阻塞、痰液过多有关。

（1）减少尘埃与烟雾刺激，避免诱因，注意保暖。

（2）补充水分：饮水（保持每天饮水 1.5 L 以上）、雾化吸入（每天 2 次，每次 20 min）及静脉输液，有利于痰液的稀释，便于咳出。

（3）遵医嘱用药，口服及静脉滴注沐舒坦祛痰，静脉滴注氨茶碱扩张支气管。

（4）注意无菌操作，加强口腔护理。

（5）定时巡视病房，加强翻身、叩背、吸痰。指导患者进行深呼吸和有效的咳嗽、咳痰，定期（每 2 h 1 次）进行数次随意的深呼吸（腹式呼吸），吸气末屏气片刻，然后进行咳嗽；嘱患者经常变换体位以利于痰液咳出，保证呼吸道的通畅，防止肺不张等并发症。

3. 焦虑　与日常活动时供氧不足、疲乏有关，还与担心经济支持不足有关。

（1）入院时给予热情接待，注意保持病室的整洁、安静，为患者创造一个舒适的周围环境。

（2）鼓励家属陪伴，给患者心理上带来慰藉和亲切感，消除患者的焦虑。

（3）随时了解患者的心理状况，多与其沟通，讲解本病有关知识及预后情况，使患者对疾病有一定了解，说明不良情绪对病情有害无利，积极配合会取得良好的效果。

（4）加强巡视病房，在患者夜间无法入睡时适当给予镇静治疗。

4. 营养失调：营养低于机体需要量　与长期咳痰、呼吸困难致食欲下降或感染致机体代谢加快有关。

（1）评估营养状况并了解营养失调原因，宣传饮食治疗的意义和原则。

（2）制订适宜的饮食计划，呼吸困难可使热量和蛋白质消耗增加，因此应制订高热量、高蛋白、高维生素的饮食计划，不能进食或输注过多的糖类，以免产生大量 CO_2，加重通气负担。改善患者进食环境，鼓励其进食。少量多餐，进软食，细嚼慢咽，避免进食易产气食物。

（3）便秘者给予高纤维素食物和水果，有心力衰竭或水肿者应限制水钠的摄入。

（4）必要时静脉补充营养。

5. 健康教育

（1）COPD 的预防主要是避免发病的高危因素、急性加重的诱发因素及增强机体免疫力。戒烟是预防 COPD 的重要措施，也是最简单易行的措施，在疾病的任何阶段戒烟都有益于防止 COPD 的发生和发展。

（2）控制职业和环境污染，减少有害气体或有害颗粒的吸入，可减轻气道和肺的异常炎症反应。

（3）积极防治婴幼儿和儿童期的呼吸系统感染，可能有助于减少以后 COPD 的发生。流感疫苗、肺炎链球菌疫苗、细菌溶解物、卡介菌多糖核酸等对防止 COPD 患者反复感染可能有益。

（4）指导患者进行呼吸功能锻炼，防寒保暖，锻炼身体，增强体质，提高机体免疫力。

（5）对于有 COPD 高危因素的人群，应定期进行肺功能监测，以尽可能早期发现 COPD 并及时予以干预。

第四节　肺源性心脏病

慢性肺源性心脏病（简称肺心病）最常见者为慢性缺氧、缺血性肺源性心脏病，又称阻塞性肺气肿性心脏病，是指由肺部、胸廓或肺动脉的慢性病变引起的肺循环阻力增高，致肺动脉高压和右心室肥大，甚至发展为右心衰竭的心脏病。肺心病在我国是常见病、多发病。

一、护理评估

1. 一般评估　意识、生命体征、饮食、睡眠、大小便及皮肤情况等。

2. 专科评估　咳嗽、咳痰及呼吸困难、发绀情况，评估动脉血气分析结果以了解患者缺氧及二氧化碳潴留情况。

二、护理措施

1. 一般护理

（1）环境：病室环境要安静、舒适，保持空气流通、新鲜，温度 18~22 ℃，空气相对湿度 50%~60%，病室内避免放置鲜花，禁用蚊香、花露水等带有刺激性气味的物品。

（2）休息和体位：心功能代偿期可适当活动，失代偿期嘱患者卧床休息，如出现严重呼吸困难，宜采取半卧位或端坐位，必要时设置床边桌，以便患者伏桌休息，以利于心肺功能的恢复。

（3）饮食护理：少食多餐，软食为主，减少用餐时的疲劳。多进食高膳食纤维的蔬菜和水果，如芹菜、菠菜、蘑菇、木耳、萝卜、香蕉、苹果、橘子等，避免含糖高的食物，如白糖、红糖、蜂蜜、甘蔗、大米、面粉、红薯、大枣、甜菜及含糖量高的水果等。如患者出现腹水或水肿、尿量少，应限制水钠摄入。

（4）基础护理：加强皮肤护理及口腔护理，清醒患者每天用生理盐水漱口，若发生感染，可用 2%的碳酸氢钠漱口。昏迷患者按常规做口腔护理。

（5）氧疗护理：持续低流量、低浓度给氧，氧流量每分钟 1~2 L，浓度 25%~29%。肺心病患者给予低流量吸氧的原因：高碳酸血症的肺心病患者呼吸中枢化学感受器对二氧化碳改变的反应性差，其呼吸主要靠低氧血症对化学感受器的驱动作用，若吸入高浓度氧，氧分压迅速上升，减轻或消除缺氧对外周化学感受器的刺激，通气必然减少，二氧化碳潴留反而加重。

（6）有效祛痰，保持呼吸道通畅：对意识清醒的患者，鼓励并指导患者有效咳嗽、咳痰，痰液黏稠者，可给予超声雾化吸入，雾化液中加入抗生素、祛痰药和解痉平喘药，每天 2~3 次；对意识不清或无力咳痰患者，给予电动吸痰，必要时可给予拍背或使用振荡排痰仪促进排痰。

2. 病情观察

（1）观察意识、体温、血压、心率，呼吸节律、频率、深浅，以及有无发绀、水肿、尿量等变化。

（2）观察患者痰液的量、颜色、性状。

（3）定期监测血气分析的变化。动脉血气分析的正常值：氧分压 80~100 mmHg，二氧化碳分压 35~45 mmHg。

3. 用药护理

（1）避免使用镇静药、麻醉药、催眠药，以免抑制呼吸功能和咳嗽反射。

（2）使用利尿药应以缓慢、小剂量、间歇用药为原则。

（3）使用血管扩张药时，注意观察心率及血压情况。

（4）观察呼吸兴奋药所致的不良反应，如皮肤潮红、出汗、血压升高、心悸等，应减慢滴速或停药，并通知医生。

4. 加强锻炼　如呼吸肌锻炼、全身锻炼（进行呼吸操和有氧活动）、耐寒锻炼（用冷水洗脸、洗鼻）。呼吸肌锻炼包括缩唇呼吸和腹式呼吸。

（1）缩唇呼吸的训练方法：患者闭嘴，经鼻吸气，缩口唇做吹口哨状缓慢呼气 4~6 s，呼气时缩唇大小程度由患者自行选择调整，以能轻轻吹动面前 30 cm 处的白纸为适度，缩唇呼吸可配合腹式呼吸一起应用。

（2）腹式呼吸的训练方法：患者取舒适体位，全身放松，闭嘴吸气至不能再吸，稍屏气或不屏气直接用口缓慢呼气。吸气时膈肌下降，腹部外凸，呼气时膈肌上升，腹部内凹。呼吸时可让患者两手置于肋弓下，要求呼气时须明显感觉肋弓下沉变小，吸气时则要感觉肋弓向外扩展。有时需要用双手按压肋下和腹部，促进腹肌收缩，使气呼尽。

5. 心理护理 疾病迁延不愈、反复发作，使患者产生恐惧、疑虑、烦恼、渴求等各种心理反应。护士应建立良好的护患关系，多进行心理沟通。与患者交谈，了解其心理状态，以良好的态度、娴熟的技术，赢得患者的信赖，使其主动配合治疗和护理。

三、健康教育

（1）戒烟、戒酒。

（2）加强饮食营养，以保证机体康复的需要。指导患者进行耐寒锻炼，根据病情开展适当的体育锻炼，增强体质。

（3）冬季注意保暖，少到人多的公共场所，以防止发生上呼吸道感染。

（4）指导患者有效咳嗽的方法，当痰多时应尽量咳出，或采取体位引流等协助痰液排出。

（5）教导患者呼吸锻炼方法，如噘嘴呼吸、腹式呼吸。

第五节　肺炎

一、概述

肺炎是指终末气道、肺泡和肺间质等在内的肺实质的炎症。常见症状为咳嗽、咳痰或原有呼吸道症状加重，并出现脓性痰或血痰，伴或不伴胸痛。大多数患者有发热，早期肺部体征无明显异常，重症者可有呼吸困难、呼吸窘迫。可由病原微生物、理化因素、免疫损伤、过敏及药物所致，其中以感染因素最多见，是呼吸系统多发病、常见病。肺炎可以是原发病，也可以是其他疾病的并发症。老年人、儿童、伴有基础疾病或免疫功能低下者，如慢性阻塞性肺疾病（COPD）、心力衰竭、肿瘤、应用免疫抑制剂、器官移植、久病体衰、糖尿病、尿毒症、艾滋病等并发肺炎时病死率高。

（一）分类及特点

1. 按病因分类

（1）细菌性肺炎：此病最为常见，致病菌如下。①需氧革兰阳性球菌，如肺炎链球菌、金黄色葡萄球菌（简称金葡菌）、甲型溶血性链球菌等。②需氧革兰阴性杆菌，如肺炎克雷伯菌、流感嗜血杆菌、铜绿假单胞菌等。③厌氧杆菌，如梭形杆菌、棒状杆菌等。

（2）病毒性肺炎：冠状病毒、腺病毒、呼吸道合胞病毒、流感病毒、麻疹病毒、巨细胞病毒等所致肺炎。

（3）非典型病原体所致肺炎：支原体、衣原体、军团菌等所致肺炎。

（4）真菌性肺炎：白色念珠菌、曲霉菌、放线菌等所致肺炎。

（5）其他病原体所致肺炎：立克次体（如 Q 热立克次体）、弓形虫、寄生虫（如肺包虫、肺吸虫、肺血吸虫）、原虫等所致肺炎。

（6）理化因素所致的肺炎：如放射性损伤引起的放射性肺炎，胃酸吸入引起的化学性肺炎，吸入刺激性气体、液体等化学物质引起的化学性肺炎等。

2. 按解剖学分类

（1）大叶性（肺泡性）肺炎：病原体先在肺泡引起炎症，经肺泡间孔（Cohn 孔）向其他肺泡扩散，致使部分肺段或整个肺段、肺叶发生炎症改变。典型者表现为肺实质炎症，通常不累及支气管，致病菌以肺炎链球菌最为常见。胸部 X 线摄片显示肺叶或肺段的实质阴影。

（2）小叶性（支气管性）肺炎：病变起于支气管或细支气管，继而累及终末细支气管和肺泡。支气管腔内有分泌物，故常可闻及湿啰音，无实变的体征。病原体有肺炎链球菌、葡萄球菌、病毒、肺炎支原体等。胸部 X 线摄片显示沿肺纹理分布的不规则斑片阴影，边缘密度浅而模糊，无实变征象。

（3）间质性肺炎：以肺间质炎症为主，累及支气管壁、支气管周围间质组织及肺泡壁。因病变仅在肺间质，故呼吸道症状较轻，异常体征较少。可由细菌、支原体、衣原体、病毒或肺孢子菌等引起。胸部 X 线摄片表现为一侧或双侧肺下部的不规则条索状阴影，从肺门向外伸展，可呈网状，其间可有小片肺不张阴影。

3. 按患病环境和宿主状态分类

（1）社区获得性肺炎（CAP）：CAP 也称院外肺炎，是指在医院外罹患的感染性肺实质炎症，包括有明确潜伏期的病原体感染而在入院后平均潜伏期内发病的肺炎。肺炎链球菌是 CAP 最主要的病原体，流感嗜血杆菌和卡他莫拉菌也是 CAP 的重要病原体，特别是合并 COPD 基础病者。非典型病原体所占比例增加，与肺炎链球菌合并存在，尤其多见于肺炎衣原体。

（2）医院获得性肺炎（HAP）：HAP 也称医院内肺炎，是指患者在入院时既不存在、也不处于潜伏期，而是在住院 48 h 后在医院内（包括老年护理院、康复院等）发生的肺炎，也包括在医院内发生感染而于出院后 48 h 内发生的肺炎。多发生在老年、体弱、慢性病或危重症患者，临床症状常不典型、治疗困难，预后差、病死率高。常见病原体为革兰阴性杆菌，如铜绿假单胞菌、大肠杆菌肺炎、肺炎克雷伯菌等。

（二）发病机制

正常的呼吸道免疫防御机制（支气管内黏液—纤毛运载系统、肺泡巨噬细胞等细胞防御的完整性等）使气管隆嵴以下的呼吸道保持无菌。是否发生肺炎决定于两个因素：病原体和宿主因素。

1. 病原体的侵入　①吸入，即直接吸入或通过人工气道吸入空气中的致病菌。②误吸，包括上呼吸道定植菌及胃肠道的定植菌误吸（胃食管反流）。③血行播散。④邻近感染部位蔓延。

2. 机体的防御功能降低　各种因素使宿主呼吸道局部和全身免疫防御系统损害，即可发生肺炎。这些因素通常称为肺炎的易患因素，包括吸烟、酗酒、年老体弱、长期卧床、长期使用糖皮质激素或免疫抑制剂、接受机械通气及胸腹部大手术的患者。

（三）诊断

1. 肺炎的诊断　根据症状和体征、胸部 X 线检查、血液和病原学等实验室检查来确定肺炎的诊断，见表 4-2。

表 4-2　常见肺炎的症状、体征和胸部 X 线摄片特征

病原体	病史、症状和体征	胸部 X 线摄片征象
肺炎链球菌	起病急、寒战、高热、咳铁锈色痰、胸痛、肺实变体征	肺叶或肺段实变，无空洞，可伴胸腔积液
金黄色葡萄球菌	起病急、寒战、高热、脓血痰、气急、毒血症症状、休克	肺叶或小叶浸润，早期空洞，脓胸，可见液气囊腔
肺炎克雷伯菌	起病急、寒战、高热、全身衰竭、咳砖红色胶冻状痰	肺叶或肺段实变，蜂窝状脓肿，叶间隙下坠
铜绿假单胞菌	毒血症状明显，脓痰，可呈蓝绿色	弥漫性支气管炎，早期肺脓肿
大肠埃希菌	原有慢性病，发热、脓痰、呼吸困难	支气管肺炎、脓胸
流感嗜血杆菌	高热、呼吸困难、呼吸衰竭	支气管肺炎、肺叶实变、无空洞
厌氧菌	吸入病史，高热、腥臭痰、毒血症症状明显	支气管肺炎、脓胸、脓气胸、多发性肺脓肿
军团菌	散发或小流行，有供水系统污染史。缓慢起病，反复寒战、高热，常伴腹痛、呕吐、腹泻	下叶斑片浸润，进展迅速，无空洞
支原体	起病缓，可小流行、乏力、肌痛、头痛	下叶间质性支气管肺炎或大片浸润
念珠菌	慢性病史，畏寒、高热、黏液痰	双下肺纹理增多，支气管肺炎或大片浸润，可有空洞
曲霉菌	免疫力严重低下，发热、干咳或棕黄色痰、胸痛、咯血、喘息	两肺中下叶纹理增粗，空洞内可有球影，可随体位移动；胸腔为基底的楔形影，内有空洞；晕轮征和新月体征

2. 评估严重程度　评价肺炎病情的严重程度对于决定患者在门诊或入院治疗甚至 ICU 治疗至关重要。肺炎的严重性决定于 3 个主要因素：局部炎症程度、肺部炎症的播散和全身炎症反应程度。重症肺

炎目前还没有普遍认同的诊断标准，许多国家制定了重症肺炎的诊断标准，虽有所不同，但均注重肺部病变的范围、器官灌注和氧合状态。我国制定的重症肺炎标准如下。①意识障碍。②呼吸频率 >30 次/分钟。③PaO_2 <60 mmHg、PaO_2/FiO_2 <300，需行机械通气治疗。④血压 <90/60 mmHg。⑤胸部 X 线摄片显示双侧或多肺叶受累，或入院 48 h 内病变扩大≥50%。⑥少尿。尿量 <20 mL/h，或 <80 mL/4 h 或急性肾衰竭需要透析治疗。

3. 确定病原体　痰标本做涂片镜检和细菌培养可帮助确定致病菌，必要时可同时做血液和胸腔积液细菌培养，以帮助确定病原菌。

（四）治疗

抗感染治疗是肺炎治疗的最主要环节。一旦怀疑为肺炎，应尽早给予首剂抗菌药物，病情稳定后可从静脉途径转为口服治疗。选用抗生素应遵循抗菌药物治疗原则，针对性用药。可根据本地区肺炎病原体的流行病学资料，按社区获得性肺炎或医院获得性肺炎选择抗生素进行经验性治疗，再根据病情演变和病原学检查结果进行调整。肺炎抗菌药物治疗至少为 5 d，大多数患者需要 7~10 d 或更长疗程。如体温正常 48~72 h，无肺炎任何一项临床不稳定征象可停用抗菌药物。肺炎临床稳定标准如下。①体温≤37.8 ℃。②心率≤100 次/分钟。③呼吸频率≤24 次/分钟。④血压：收缩压≥90 mmHg。⑤室内空气条件下动脉血氧饱和度≥90% 或 PaO_2≥60 mmHg。⑥能够经口进食。⑦精神状态正常。

抗菌药物治疗后 48~72 h 应对病情进行评价，治疗有效表现为体温下降、症状改善、血白细胞逐渐减少或恢复正常，而胸部 X 线摄片病灶吸收较迟。

（五）护理评估

1. 病史

（1）患病及治疗经过：询问本病的有关病因，如有无着凉、淋雨、劳累等诱因，有无上呼吸道感染史；有无 COPD、糖尿病等慢性病史；是否使用过抗生素、激素、免疫抑制剂等；是否吸烟，吸烟量多少。

（2）目前病情与一般状况：日常活动与休息、饮食、排便是否规律，如是否有食欲减退、恶心、呕吐、腹泻等表现。

2. 身体评估

（1）一般状态：意识是否清楚，有无烦躁、嗜睡、反复惊厥、表情淡漠等；有无急性病容、鼻翼扇动；有无生命体征异常，如血压下降、体温升高或下降等。

（2）皮肤、淋巴结：有无面颊绯红、口唇发绀、皮肤黏膜出血、浅表淋巴结肿大。

（3）胸部：有无三凹征；有无呼吸频率、节律异常；有无胸部压痛、叩诊实音或浊音；有无肺泡呼吸音减弱或消失、异常支气管呼吸音、干湿啰音、胸膜摩擦音等。

3. 辅助检查

（1）血常规检查：有无白细胞计数升高、中性粒细胞核左移、淋巴细胞增多。

（2）胸部 X 线检查：有无肺纹理增粗、炎性浸润影等。

（3）痰培养：有无细菌生长，药敏试验结果如何。

（4）血气分析：是否有 PaO_2 减低和（或）$PaCO_2$ 升高。

（六）常见的护理诊断/问题

1. 体温过高　与肺部感染有关。
2. 清理呼吸道无效　与胸痛、气管、支气管分泌物增多、黏稠及疲乏有关。
3. 气体交换受损　与肺实质炎症、呼吸面积减少有关。
4. 疼痛：胸痛　与肺部炎症累及壁层胸膜有关。
5. 潜在并发症　感染性休克、呼吸衰竭、中毒性肠麻痹。

（七）护理目标

（1）患者体温降至正常范围。

（2）有效咳嗽、咳痰后呼吸平稳，呼吸音清。

（3）发生休克时能被及时发现和得到处理，减轻其危害。

（八）护理措施

1. 体温过高

（1）生活护理：发热患者应卧床休息，高热者绝对卧床休息；躁动、惊厥、抽搐者加床栏，必要时使用约束带，以防坠床。为患者提供安静、整洁、舒适的病房，室温 18～20 ℃，湿度 50%～60%，保持室内空气新鲜，每天通风 2 次，每次 15～30 min。做好口腔护理，每天 2 次，鼓励患者经常漱口。

（2）饮食护理：提供足够热量、蛋白质和维生素的流质饮食或半流质饮食，以补充高热引起的营养物质消耗，避免油腻、辛辣、刺激性食物。轻症且能自行进食者无须静脉补液，鼓励患者多饮水，1～2 L/d；失水明显，尤其是食欲差或不能进食者可遵医嘱静脉补液，补充因发热而丢失较多的水和盐，加快毒素排泄和热量散发。心脏病或老年人应注意补液速度，避免过快导致急性肺水肿和心力衰竭。

（3）对症护理。

1）高热：可采用乙醇擦浴、温水擦浴、冰袋、冰帽等措施物理降温，以逐渐降温为宜，防止虚脱。寒战时注意保暖，适当增加被褥。患者出汗时，应及时补充水分，协助擦汗、更换衣服，避免受凉。有惊厥病史者要预防高热惊厥。慎用阿司匹林或其他解热药，以免大汗脱水和干扰热型的观察。

2）咳嗽、咳痰：鼓励患者深呼吸，协助患者翻身，进行胸部叩击，指导有效咳嗽，促进排痰。痰液黏稠不易咳出时，鼓励患者多饮水，给予雾化吸入。

3）胸痛：可采取病侧卧位，患者胸痛剧烈难以忍受时可遵医嘱使用止痛药。

4）发绀：有发绀、低氧血症者协助取半卧位或端坐位，并予以氧疗。

5）口唇疱疹：可涂液体石蜡或抗病毒软膏，防止继发感染。

（4）病情观察。

1）定时测血压、体温、脉搏和呼吸，观察热度及热型，注意咳嗽、咳痰及胸痛的变化。

2）重症或老年患者密切观察意识、血压及尿量变化，早期发现休克征象。

3）协助医生做好相关检查，并注意观察检查结果报告，如血常规、血气分析等的变化。

（5）用药护理：遵医嘱使用抗生素，观察疗效和不良反应。应用头孢唑啉钠可出现发热、皮疹、胃肠道不适等不良反应，偶见白细胞减少和丙氨酸氨基转移酶增高；喹诺酮类药（氧氟沙星、环丙沙星）偶见皮疹、恶心等；氨基糖苷类抗生素有肾毒性、耳毒性，老年人或肾功能减退者，应特别注意观察是否有耳鸣、头晕、唇舌发麻等不良反应的出现。

2. 潜在并发症（感染性休克）

（1）病情监测。

1）生命体征：有无心率加快、脉搏细速、血压下降、脉压变小、体温不升或高热、呼吸困难等，必要时进行心电监护。

2）精神和意识状态：有无精神萎靡、表情淡漠、烦躁不安、意识模糊等。昏迷者观察瞳孔大小、对光反射情况。

3）皮肤、黏膜：有无发绀、肢端湿冷、体表静脉塌陷及皮肤花斑。

4）出入量：有无尿量减少，疑有休克应留置导尿管，测量每小时尿量及尿比重。

5）实验室检查：有无血气分析等指标的异常。

（2）实施抢救。

1）体位：患者取仰卧中凹位，抬高头胸 20°、抬高下肢 30°，有利于呼吸和静脉血回流。体温不升时注意保暖。避免不必要的搬动，上护栏，防止患者坠床。

2）吸氧：高流量吸氧，必要时使用面罩吸氧，维持 $PaO_2 > 60$ mmHg。

3）保持呼吸道通畅：呼吸困难时，配合医生做好气管插管、气管切开及呼吸机辅助呼吸。

4）补充血容量：扩容是抗休克最关键的措施，应快速建立两条静脉通道，遵医嘱给予右旋糖酐或平衡液以维持有效血容量，降低血液黏稠度，防止弥散性血管内凝血。

5）纠正酸中毒：有明显酸中毒者可应用5%碳酸氢钠静脉滴注，因其配伍禁忌较多，宜单独输入。

6）血管活性药物：在补充血容量和纠正酸中毒后，末梢循环仍无改善时可遵医嘱输入多巴胺、间羟胺等血管活性药物，但应根据血压调整滴速，以维持收缩压在 90～100 mmHg 为宜，保证重要器官的血液供应，改善微循环。输注过程中要防止药液外渗，避免引起局部组织坏死和影响疗效。

7）控制感染：联合使用抗菌药控制感染时，应注意按时输注药物，保证抗菌药的血药浓度。

8）密切观察病情：随时监测患者一般情况、血压、尿量、血细胞比容等；监测中心静脉压，作为调整补液速度的指标，中心静脉压达到 10 cmH$_2$O 时，输液应慎重，不宜过快，以免诱发急性心力衰竭。下列证据提示血容量已补足：口唇红润、肢端温暖、收缩压 >90 mmHg，尿量 >30 mL/h。如血容量已补足，尿量 <400 mL/d，比重 <1.018，应怀疑急性肾衰竭，需及时报告医生。

（九）健康教育

1. 指导预防疾病　向患者及其家属讲解肺炎的病因及诱因。告知加强体育锻炼，增强体质，减少危险因素，如吸烟、酗酒、受凉、淋雨。注意休息，劳逸结合，避免过度疲劳，感冒流行时少去公共场所，预防及尽早治疗上呼吸道感染。对年龄大于 65 岁或不足 65 岁，但有心血管疾病、肺疾病、糖尿病、酗酒、肝硬化和免疫抑制者（如 HIV 感染、肾衰竭、器官移植受者等）可注射肺炎疫苗。慢性病、长期卧床、年老体弱者，应注意经常改变体位、翻身、拍背，促进咳出气道痰液。对吸烟患者说明吸烟的危害性，劝其戒烟。

2. 疾病知识指导　遵医嘱按时服药，了解药物的作用、用法、疗程和不良反应，定期随访。出现发热、心率增快、咳嗽、咳痰、胸痛等症状时应及时就诊。给予高营养饮食，鼓励多饮水，病情危重高热者可给予清淡、易消化、半流质饮食。注意保暖，尽可能卧床休息。

（十）预期后果与评价

（1）患者体温恢复至正常，无胸痛不适，能进行有效咳嗽，痰容易咳出。

（2）发生休克时能被及时发现和得到处理，减轻其危害。

二、肺炎链球菌肺炎

肺炎链球菌肺炎或称肺炎球菌肺炎，由肺炎链球菌（肺炎球菌）引起，为临床上最常见的肺炎，占社区获得性肺炎的半数以上。本病以冬季与初春为高发季节，常与呼吸道病毒感染并行。通常急骤起病，以寒战、高热、咳嗽、血痰及胸痛为特征。因抗生素的广泛应用，发病多不典型。本病一般预后良好，但年老体弱、有慢性病、病变广泛且有严重并发症，如感染性休克者，则预后较差。

（一）病因及发病机制

肺炎链球菌是革兰阳性双球菌，有荚膜，其毒力大小与荚膜中的多糖结构及含量有关。其在干燥痰中能存活数月，但阳光直射 1 h，或加热至 52 ℃，10 min 即可杀灭，对石炭酸（苯酚）等消毒剂也非常敏感。肺炎链球菌是上呼吸道的一种正常寄生菌群，机体免疫功能正常时，其带菌率常随年龄、季节及免疫状态的变化而有差异。当机体免疫功能受损时，有毒力的肺炎链球菌入侵下呼吸道而致病。

进入下呼吸道的肺炎链球菌在肺泡内繁殖，首先引起肺泡壁水肿，出现白细胞与红细胞渗出，含菌的渗出液经 Cohn 孔向肺的中央部扩展，甚至累及几个肺段或整个肺叶，因病变开始于肺的外周，故叶间分界清楚。易累及胸膜，引起渗出性胸膜炎。

典型病理改变有充血期、红色肝变期、灰色肝变期及消散期，发展过程为肺组织充血水肿，肺泡内浆液渗出及红、白细胞浸润，白细胞吞噬细菌，继而纤维蛋白渗出溶解、吸收、肺泡重新充气。因早期使用抗生素治疗，此典型病理分期已很少见。病变后肺组织结构多无损坏，不留纤维瘢痕。极个别患者肺泡内纤维蛋白吸收不完全，甚至有成纤维细胞形成，产生机化性肺炎。

（二）临床表现

1. 症状　发病前常有受凉、淋雨、疲劳、醉酒、病毒感染史，多有上呼吸道感染的前驱症状。起病多急骤，高热、寒战、全身肌肉酸痛，体温通常在数小时内升至 39～40 ℃，高峰在下午或傍晚，或呈稽留热。咳嗽，痰少，可带血丝，典型者呈铁锈色，与肺泡内浆液渗出和红细胞、白细胞渗出有关，现已不多见。可有患侧胸痛，放射到肩部或腹部，咳嗽或深呼吸时加剧，患者常取患侧卧位。还可伴有食欲减退、恶心、呕吐、腹痛或腹泻，特别是腹痛明显时易被误诊为急腹症。

2. 体征 患者呈急性热病容，面颊绯红，鼻翼扇动，皮肤灼热、干燥，口角及鼻周有单纯疱疹，心率增快，有时心律不齐，病变广泛时可出现发绀。早期肺部体征无明显异常，仅有胸廓呼吸运动幅度减少，叩诊稍浊，听诊可有呼吸音减低及胸膜摩擦音。肺实变时叩诊浊音、触觉语颤增强，并可闻及支气管呼吸音。消散期可闻及湿啰音。重症患者有肠胀气，上腹部压痛多与炎症累及膈胸膜有关。重症感染时可伴休克、急性呼吸窘迫综合征及神经精神症状，表现为意识模糊、烦躁、呼吸困难、谵妄、嗜睡、昏迷等。累及脑膜时有颈抵抗及出现病理性反射。

本病自然病程大致 1~2 周。发病 5~10 d，体温可自行骤降或逐渐消退。使用有效的抗菌药物后可使体温在 1~3 d 内恢复正常，患者的其他症状与体征也随之逐渐消失。

3. 并发症 近年来已很少见。严重败血症或毒血症患者易发生感染性休克（中毒性肺炎），尤其是老年人，表现为意识模糊、烦躁、血压降低、四肢厥冷、多汗、发绀、心动过速、心律失常等，而高热、胸痛、咳嗽等症状并不突出。其他并发症有胸膜炎、脓胸、心包炎、脑膜炎和关节炎等。

（三）辅助检查

1. 血常规检查 白细胞计数升高，可达 $(20~30)×10^9/L$，中性粒细胞增多，所占比例多在80%以上，并有核左移，细胞内可见中毒颗粒。老年体弱、酗酒、免疫功能低下者的白细胞计数可不增高，但中性粒细胞的百分比仍增高。

2. 胸部 X 线检查 早期仅见肺纹理增粗，或受累的肺段稍模糊。典型表现为与肺叶、肺段分布一致的片状均匀致密阴影。

3. 病原学检查 痰涂片、痰培养可找到肺炎球菌。聚合酶链反应（PCR）检测及荧光标记检测可提高病原学诊断率。10%~20%的患者合并菌血症，故重症肺炎可做血培养，血培养应在抗生素治疗前采样。

（四）治疗

1. 抗菌治疗 一经诊断即用抗生素治疗，不必等待细菌培养结果。抗菌药物标准疗程一般为 14 d，或在热退后 3 d 停药或由静脉用药改为口服，维持数天。首选青霉素 G，用药剂量和途径视病情、有无并发症而定。对青霉素过敏者或耐青霉素菌株感染者，可用红霉素或克林霉素；重症者可改用头孢菌素类抗生素，如头孢噻肟或头孢曲松等，或喹诺酮类药物；多重耐药菌株感染者可用万古霉素、替考拉宁等。

2. 支持治疗 卧床休息，避免劳累，补充足够蛋白质、热量及维生素，多饮水，鼓励每天饮水 1~2 L。

3. 对症治疗 剧烈胸痛者，可酌情用少量镇痛药，如可卡因。重症患者，$PaO_2 < 60$ mmHg 或有发绀，应给氧。有明显麻痹性肠梗阻或胃扩张者，应暂时禁食、禁饮和胃肠减压，直至肠蠕动恢复。烦躁不安、谵妄、失眠者酌情给予小剂量镇静剂，如地西泮肌内注射或水合氯醛保留灌肠，禁用抑制呼吸的镇静药。

4. 并发症治疗 高热者在抗生素治疗 3 d 后，若体温持续不降或降而复升，应考虑肺外感染，如脓胸、心包炎或关节炎等，给予相应治疗；有感染性休克者按抗休克治疗。并发胸腔积液者，因治疗不当，约 5% 并发脓胸，应积极排脓引流。

三、葡萄球菌肺炎

葡萄球菌肺炎是由葡萄球菌引起的急性化脓性炎症。在糖尿病、颅脑外伤、ICU 住院患者中常见，儿童患流感或麻疹时也易罹患。医院获得性肺炎中葡萄球菌感染比例高，耐甲氧西林金葡菌（MRSA）感染的肺炎治疗更困难，病死率甚高。

（一）病因及发病机制

葡萄球菌为革兰阳性球菌，其中金黄色葡萄球菌的致病力最强，是化脓感染的主要原因。其致病物质主要是毒素和酶，具有溶血、坏死、杀白细胞及血管痉挛等作用。凝固酶可在菌体外形成保护膜以抗吞噬细胞的杀灭作用，而各种酶的释放可导致肺组织的坏死和脓肿形成。病变侵及或穿透胸膜，则可形成脓胸或脓气胸，并可形成支气管胸膜瘘。病变消散时可形成肺气囊。

（二）临床表现

1. 症状　急骤起病，寒战、高热，体温多高达 39～40 ℃，胸痛，痰呈脓性或脓血性，量多。毒血症状明显，全身肌肉、关节酸痛，体质衰弱，精神萎靡，病情严重者早期可出现周围循环衰竭。血源性葡萄球菌肺炎常有皮肤伤口、疖痈和中心静脉导管置入等，或静脉吸毒史，咳脓性痰较少见。院内感染者一般起病隐匿，体温逐渐上升，咳少量脓痰。

2. 体征　肺部体征早期不明显，常与严重的中毒症状和呼吸道症状不平行，其后可出现两肺散在性湿啰音。病变较大或融合时可有肺实变征，有脓胸或脓气胸者则有相应体征。血源性葡萄球菌肺炎应注意肺外病灶，静脉吸毒者多有皮肤针口和三尖瓣赘生物，可闻及心脏杂音。

（三）辅助检查

1. 血常规检查　白细胞计数增高，中性粒细胞比例增加并核左移，有中毒颗粒。

2. 胸部 X 线检查　显示肺段或肺叶实变，可形成空洞，或呈小叶状浸润，其中有单个或多发的液气囊腔。另一特征是 X 线阴影的易变性，表现为一处炎性浸润消失而在另一处出现新的病灶，或很小的单一病灶发展为大片阴影。治疗有效时，病变消散，阴影密度逐渐减低，一般 2～4 周后病变完全消失，偶可见遗留少许条索状阴影或肺纹理增多等。

（四）治疗

治疗原则是早期清除原发病灶，选用敏感的抗菌药物，予以强有力的抗感染治疗，加强支持疗法，预防并发症。本病抗生素治疗总疗程较其他肺炎长，常采取早期、联合、足量、静脉给药，不宜频繁更换抗生素。近年来，金黄色葡萄球菌对青霉素 G 的耐药率已高达 90% 左右，因此，首选耐药青霉素酶的半合成青霉素或头孢菌素，如苯唑西林钠、头孢呋辛钠、联合氨基糖苷类等，可增强疗效；青霉素过敏者可选用红霉素、林可霉素、克林霉素等；MRSA 感染宜选用万古霉素或替考拉宁。患者宜卧床休息，饮食补充足够热量、蛋白质，多饮水，有发绀者给予吸氧。对气胸或脓气胸应尽早引流治疗。

四、其他肺炎

（一）革兰阴性杆菌肺炎

革兰阴性杆菌肺炎常见于肺炎克雷伯菌、铜绿假单胞菌、流感嗜血杆菌、大肠杆菌等感染，是医院内获得性肺炎的常见致病菌，其中肺炎克雷伯菌是医院内获得性肺炎的主要致病菌，且耐药株不断增加，病情危险、病死率高，成为防治中的难点。革兰阴性杆菌肺炎的共同点是肺实变或病变融合，易形成多发性脓肿，双侧肺下叶均可受累。

1. 肺炎克雷伯菌肺炎　此病多见于中年以上男性，长期酗酒、久病体弱，尤其有慢性呼吸系统疾病、糖尿病、恶性肿瘤、免疫功能低下或全身衰竭的住院患者。起病急骤，有寒战、高热，体温波动在39 ℃，咳嗽、咳痰，典型痰液为黏稠脓性、量多、带血，呈砖红色、胶冻状或灰绿色，无臭味。常伴呼吸困难、发绀，早期可出现全身衰竭。胸部常有肺实变体征。

2. 铜绿假单胞菌肺炎　易感人群为有基础疾病或免疫功能低下者，包括 COPD、多脏器功能衰竭、白血病、糖尿病、住监护室、接受人工气道或机械通气的患者。中毒症状明显，常有发热、伴有菌血症；咳嗽、咳痰，脓性或绿色；体温波动大，高峰在早晨；心率相对缓慢；有意识模糊等精神症状。病变范围广泛或剧烈炎症反应易导致呼吸衰竭。

3. 流感嗜血杆菌肺炎　本病有两个高发年龄组，6 个月至 5 岁的婴幼儿和有基础疾病的成人组。起病前常有上呼吸道感染症状。婴幼儿组发病多急骤，有寒战、高热、咽痛、咳脓痰、呼吸急促、发绀，迅速出现呼吸衰竭和周围循环衰竭，常并发菌血症，以及易并发脑膜炎。发生于慢性肺部疾病者，起病缓慢，有发热、咳嗽加剧、咳脓痰或痰中带血，严重者可出现气急、呼吸衰竭。免疫功能低下者的起病及临床表现与肺炎链球菌肺炎相似。

治疗：在营养支持、补充水分、痰液引流的基础上，早期合理使用抗生素是治愈的关键。给予有效抗生素治疗，采用剂量大、疗程长的联合用药，静脉滴注为主。①肺炎杆菌肺炎，常用第二、三或四代头孢菌素联合氨基糖苷类，如头孢曲松钠、阿米卡星静脉滴注；或氨基糖苷类和β-内酰胺类合用；也可使用喹诺酮类。②铜绿假单胞菌肺炎，有效抗菌药物是β-内酰胺类、氨基糖苷类和喹诺酮类，或联合使用第三代头孢菌素加阿米卡星。③流感嗜血杆菌肺炎的治疗首选氨苄西林，但耐药菌株较多见，可选择新型大环内酯类抗生素，如阿奇霉素、克林霉素等或第二、三、四代头孢菌素。

（二）肺炎支原体肺炎

肺炎支原体肺炎是由肺炎支原体引起的呼吸道和肺部的急性炎症改变，常同时有咽炎、气管—支气管炎、细支气管炎和肺炎。肺炎支原体是社区获得性肺炎的重要病原体。全年均可发病，多见于秋、冬季节。好发于学龄儿童及青少年。婴儿间质性肺炎也应考虑本病的可能。

1. 病因及发病机制　支原体是大小介于细菌和病毒之间、兼性厌氧、能独立生活的最小微生物。主要通过呼吸道传播，患者的口、鼻分泌物具有传染性，发病前2～3 d直至病愈数周，皆可在呼吸道分泌物中发现肺炎支原体。其致病性可能是病原体侵入后的直接组织反应或自身免疫介导的过程。

2. 临床表现　潜伏期一般为2～3周，通常起病较缓慢。主要症状为乏力、咽痛、头痛、咳嗽、发热、食欲不振、腹泻、肌痛、耳痛等。咳嗽多呈阵发性刺激性呛咳，夜间为重，咳少量黏液痰。一般为中等发热，可持续2～3周，体温正常后仍有咳嗽，偶伴有胸骨后疼痛。肺外表现更为常见，如皮炎（斑丘疹和多形红斑）等。胸部体检与肺部病变程度不相称，可无明显体征。偶可见到的体征有咽部和鼓膜充血，颈淋巴结肿大。

3. 辅助检查　胸部X线摄片显示肺部多种形态的浸润影，节段性分布，以肺下野多见。病变可于3～4周后自行消散。血白细胞总数正常或略增高，以中性粒细胞为主。发病2周后冷凝集试验多阳性，滴定效价超过1：32，若滴度逐渐升高，更有诊断价值。血清支原体IgM抗体的测定可进一步确诊。

4. 治疗　本病有自限性，多数病例不经治疗可自愈。早期使用适当抗菌药物可减轻症状及缩短病程。因肺炎支原体无细胞壁，青霉素或头孢菌素类等抗菌药物无效。首选药物为大环内酯类抗生素，以阿奇霉素和克拉霉素效果较好。氟喹诺酮类如左氧氟沙星、莫昔沙星等，四环素类如多西环素也用于肺炎支原体肺炎的治疗，但儿童不推荐使用。对剧烈呛咳者，应适当给予镇咳药物。家庭中发病应注意呼吸道隔离，避免密切接触。

（三）肺炎衣原体肺炎

肺炎衣原体肺炎是由肺炎衣原体引起的急性肺部炎症，常累及上下呼吸道，可引起咽炎、喉炎、扁桃体炎、鼻窦炎、支气管炎和肺炎。在社区获得性肺炎中，肺炎衣原体常与其他病原体混合感染。常在聚居场所的人群中流行，如军队、学校、家庭，通常感染所有的家庭成员，但3岁以下的儿童较少患病。

1. 病因及发病机制　肺炎衣原体是一种人类致病原，属于人—人传播，主要通过呼吸道飞沫传染，也可能通过污染物传染。年老体弱、营养不良、COPD、免疫力功能低下者易被感染，感染后免疫力很弱，易于反复。

2. 临床表现　起病多隐袭，早期表现为上呼吸道感染症状，如咽痛、声嘶、流涕或咽炎、喉炎、鼻窦炎，其中以咽痛最常见。1～4周后出现发热、咳嗽，以干咳为主。病程较长，可出现持续性咳嗽和不适。体检肺部可闻及干湿啰音，随肺炎病变加重，湿啰音可变得明显。肺炎期间可出现其他肺外症状，如心内膜炎、心肌炎、心包炎、脑膜炎、脑炎等。

3. 辅助检查　血白细胞正常或稍高，红细胞沉降率加快。虽然咽拭子分离出肺炎衣原体是诊断的金标准，但肺炎衣原体培养要求高，因此目前用于诊断的为血清学试验，微量免疫荧光试验双份血清效价 4 倍升高有确诊意义。原发感染者，早期可检测血清 IgM。胸部 X 线摄片表现以单侧、下叶肺泡渗出为主。可有少到中量的胸腔积液，多在疾病早期出现。肺炎衣原体肺炎常可发展成双侧，表现为肺间质和肺泡渗出混合存在，病变可持续几周。

4. 治疗　主要是给予抗生素治疗。首选红霉素或多西环素，也可采用克拉霉素和阿奇霉素治疗。不经治疗，一般数周后也可逐渐自愈。

（四）病毒性肺炎

病毒性肺炎是由病毒侵犯肺实质而造成的肺部炎症。常由上呼吸道病毒感染向下蔓延所致，也可由体内潜伏病毒或各种原因如输血、器官移植等引起的病毒血症进而导致肺部病毒感染。多发生于冬、春季，散发或暴发流行，免疫低下者全年均可发病。占社区获得性肺炎的 5% ~ 15%。

1. 病因及发病机制　引起肺炎的病毒甚多，常见病毒为甲型流感病毒、乙型流感病毒、副流感病毒、腺病毒、呼吸道合胞病毒和冠状病毒等，也可为肠道病毒，如柯萨奇病毒、埃可病毒等，以流感病毒导致的病毒性肺炎多见。患者可同时受一种以上病毒感染，并常继发细菌感染，免疫抑制宿主还常继发真菌感染。病毒性肺炎为吸入性感染，病毒可通过飞沫和直接接触传播，传播广泛而迅速。

2. 临床表现　各种病毒感染起始症状各异。一般起病缓慢，临床症状通常较轻，病程多在 2 周左右。绝大多数患者先有鼻塞、流涕、咽痛、发热、头痛、全身肌肉酸痛等上呼吸道感染症状，累及肺部时出现咳嗽、少量痰液、胸痛等。少数可急性起病，肺炎进展迅速。小儿、老年人和存在免疫缺陷的患者病情多较重，有持续性高热、剧烈咳嗽、血痰、心悸、气促、意识不清等，可伴休克、心力衰竭、氮质血症。由于肺泡间质和肺泡内水肿，严重者会发生急性呼吸窘迫综合征。体征一般不明显，偶可闻及下肺湿啰音。重症病毒性肺炎可有呼吸频率加快、发绀、肺部干湿啰音、心动过速等。

3. 辅助检查　白细胞计数正常，也可稍高或偏低，继发细菌感染时，白细胞总数和中性粒细胞数均增高。红细胞沉降率、C 反应蛋白多正常。痰涂片见白细胞，以单核细胞为主。痰培养常无致病菌生长。胸部 X 线摄片见肺纹理增多，小片状或广泛浸润，病情严重者显示双肺弥漫性结节性浸润，病灶多在两肺的中下 2/3 肺野。不同病毒所致的肺炎 X 线征象具有不同的特征。

4. 治疗　以对症治疗为主，鼓励患者卧床休息，注意保暖，保持室内空气流通，注意消毒隔离，预防交叉感染。提供含足量的维生素及蛋白质的软食，少量多餐、多饮水，必要时给予输液和吸氧。保持患者呼吸道通畅，指导其有效咳嗽咳痰。选用已确认较有效的病毒抑制剂，如利巴韦林、阿昔洛韦、更昔洛韦等。也可辅助具有免疫治疗作用的中医药和生物制剂。对明确继发细菌或真菌感染者，应及时选用敏感抗菌药。

（五）真菌性肺炎

引起原发性真菌性肺炎的大多是皮炎芽生菌、荚膜组织胞浆菌或粗球孢子菌，其次是申克孢子丝菌、隐球菌、曲菌或毛霉菌等菌属。健康人对真菌有高度的抵抗力，真菌性肺炎多为机会性感染，在抵抗力下降时发病，在此以肺念珠菌感染为例。

肺念珠菌感染常见的危险因素有：新生儿、老年人、长期住 ICU 的患者和慢性病致抵抗力下降者；免疫功能低下，如粒细胞缺乏、糖尿病、艾滋病、肾功能不全等；长期使用抗生素、糖皮质激素、免疫抑制剂、细胞毒药物；手术或创伤性操作，如长期静脉留置导管、机械通气、腹部大手术等。

肺念珠菌病感染途径主要是通过血源性感染，大多见于免疫抑制或全身状况极度衰竭者，常出现念珠菌败血症或休克。吸入性（原发）感染多因定植于口腔和上呼吸道的念珠菌在机体防御机制减弱时吸入至下呼吸道和肺泡而发病。

1. 临床表现　肺念珠菌病的症状、体征、胸部 X 线检查均缺乏特征性表现，临床表现常为无法解释的持续发热、呼吸道症状，而体征轻微。通常肺念珠菌病按感染部位和临床表现分为支气管炎型、支气管—肺炎型及肺炎型。支气管炎型全身情况相对较好，症状较轻，一般不发热，主要表现为剧咳，咳少量白色黏痰或脓痰。体检可发现口咽部、支气管黏膜上被覆散在点状白膜。胸部偶闻及干性啰音。支气管—肺炎型及肺炎型则呈急性肺炎或败血症表现，出现畏寒、发热、咳嗽、咳白色黏液胶冻状痰或脓痰，常带血丝或坏死组织，呈酵母臭味，甚至咯血、呼吸困难等。可有肺实变体征，听诊闻及湿啰音。

2. 治疗　临床上凡易感或高危者出现支气管肺部感染，或原有感染经足量抗生素治疗反见恶化，或一度改善但又加重，以及胸部 X 线摄片或 CT 检查的结果不能用细菌性肺炎、病毒性肺炎解释者，都应考虑本病的可能。在积极治疗基础疾病或祛除诱发因素基础上，选用抗真菌药物，如两性霉素对多数肺部真菌感染有效，也可用氟康唑、氟胞嘧啶等药物。

3. 预防

（1）严格掌握广谱抗生素、皮质类固醇、细胞毒性药物、免疫抑制药及抗代谢药物的使用指征、时间和剂量。

（2）及时发现和治疗局灶性真菌感染。

（3）对可疑病例做详细的体格检查，必要时可做咽拭子、大小便、血液等的真菌培养。

（4）长期输液、静脉插管、输注高营养液、气管插管等均应严格按无菌操作进行。

（5）免疫功能低下者应加强营养支持治疗。

第六节　肺结核

肺结核是结核杆菌引起的慢性传染病，可累及全身多个脏器，但以肺结核最为多见。结核的病理特点是结核结节、干酪样坏死和空洞形成。临床上呈慢性过程，但少数可急性起病，常有低热、乏力、咳嗽、咯血等表现。

一、临床表现

1. 全身症状　表现为午后低热、乏力、食欲减退、消瘦、盗汗等全身毒性症状。若肺部病灶进展播散时，可有不规则高热、畏寒等症状，妇女有月经失调或闭经。

2. 呼吸系统症状

（1）咳嗽，多为干咳或有少量黏液痰，继发感染时，痰呈黏液脓性且量增多。

（2）不同程度的咯血，小量咯血（24 h 咯血量 < 100 mL）；中等量以上的咯血（24 h 咯血量为 100 ~ 500 mL）；重者可大量咯血（24 h 咯血量 > 500 mL，或一次咯血量 > 300 mL），甚至发生失血性休克。大咯血时若血块阻塞大气道，可引起窒息。

（3）病变累及壁层胸膜时有胸壁刺痛，并随呼吸和咳嗽而加重。一般肺结核无呼吸困难，若有大量胸腔积液、自发气胸、慢性纤维空洞型肺结核或发生并发症，常有呼吸困难，甚至发绀。

3. 体征　病灶小或位置深者，多无异常体征。病变范围较大者，可见患侧呼吸运动减弱，听诊呼吸音减弱或有支气管肺泡呼吸音。湿啰音往往有助于肺结核病的诊断。

二、评估要点

1. 一般情况　观察生命体征有无异常，患者的过敏史、吸烟史、个人史、家族史及传染病接触史。

2. 专科情况

（1）全身症状：有无疲乏、午后潮热、食欲减退、体重减轻、盗汗及高热，妇女有无月经失调或闭经。

（2）呼吸系统症状：有无咳嗽、咳痰、咯血、胸痛、呼吸困难。有无呼吸运动减低及听诊呼吸音减低，咳嗽后是否闻及湿啰音。

3. 辅助检查

（1）痰液检查：直接涂片找到结核菌，痰培养可做药物敏感试验和菌型鉴定。

（2）结核菌素（PPD）试验强阳性。红细胞沉降率增快。

（3）胸部 X 线摄片检查：可判断病变部位、范围、性质、有无空洞等。

三、常见的护理诊断/问题

1. 体温过高　与结核杆菌感染有关。

2. 有窒息的危险　与血管损伤、空洞内血管破裂有中等量咯血、空洞壁上大血管破裂引起大咯血引流不畅有关。

3. 焦虑、恐惧　与被诊断为结核病且当严重症状出现时感到生命受到死亡的威胁有关。

4. 知识缺乏　缺乏结核病防治知识。

5. 营养失调:低于机体需要量　与机体消耗增加、食欲减退有关。

四、护理措施

1. 心理支持　帮助患者了解疾病并正确对待,解除心理负担,消除恐惧、焦虑、情绪不稳定的心理。培养自我护理能力。

2. 保持呼吸道通畅

(1) 指导患者深呼吸,将痰咳出。患侧卧位,减少患侧肺的活动,有利于愈合。分泌物多时,可采用体位引流法。

(2) 咯血时绝对卧床,安静休息,给予小剂量镇静剂。大咯血时迅速清除口腔内血块,防止血块引起窒息;可在患侧胸部以冰囊冰敷或用沙袋压迫止血,吸入高浓度氧,迅速给予垂体后叶素,并注意观察出血量及生命体征变化。

3. 预防并发症

(1) 鼓励患者将痰液咳出,每次咳痰后漱口,以去除口腔内的血腥味,保持口腔清洁。

(2) 高热时除给予少量退热药物外,可行物理降温,如温水擦浴、乙醇擦浴。

(3) 保持室内空气流通,阳光充足,减少尘埃。嘱患者充分休息,有规律生活,避免疲劳。

4. 合理饮食

(1) 给予高热量、高蛋白饮食,选择清凉、水分多、易入口的新鲜蔬菜及水果。避免烟、酒、辛辣及过于油腻、易产气的刺激性食物。

(2) 退热大量出汗时,应多饮水,及时补充水分。大咯血时应禁食,停止后可给予半流质饮食。

5. 用药知识指导　对活动性肺结核的治疗必须坚持早期、规律、联合用药、适量、全程的原则。指导患者有关服药的知识与方法,并注意观察药物的不良反应。

五、健康教育

(1) 指导患者及家属了解结核病的防治知识、治疗方法及用药原则,反复强调坚持规律、全程、合理用药的重要性,说明用药过程中可能出现的不良反应、注意事项。

(2) 嘱患者戒烟、戒酒,注意保证营养的补充,避免劳累、情绪波动及呼吸道感染,合理安排休息。

(3) 呼吸道隔离,注意个人卫生,不随地吐痰;实行分餐制,对餐具、用物定期消毒;衣物、书籍可放阳光下暴晒。

(4) 定期复查胸片和肝、肾功能,以了解病情变化,及时调整治疗方案。

第五章

消化内科疾病的护理

第一节　胃食管反流病

胃食管反流病（GERD）是一种因胃和（或）十二指肠内容物反流入食管引起胃灼热、反流、胸痛等症状和（或）组织损害的综合征，包括食管综合征和食管外综合征。食管综合征有典型反流综合征、反流胸痛综合征及伴食管黏膜损伤的综合征，如反流性食管炎（RE）、反流性狭窄、Barrett 食管（BE）及食管腺癌。食管外综合征有反流性咳嗽综合征、反流性喉炎综合征、反流性哮喘综合征及反流性蛀牙综合征，还可能有咽炎、鼻窦炎、特发性肺纤维化及复发性中耳炎。

根据内镜下表现的不同，GERD 可分为非糜烂性反流病（NERD）、RE 及 BE，我国 60% ~ 70% 的 GERD 表现为 NERD。

一、病因及发病机制

与 GERD 发生有关的机制包括抗反流防御机制的削弱、食管黏膜屏障的完整性破坏及胃、十二指肠内容物反流对食管黏膜的刺激等。

（一）抗反流机制的削弱

抗反流机制的削弱是 GERD 的发病基础，包括下食管括约肌（LES）功能失调、食管廓清功能下降、食管组织抵抗力损伤、胃排空延迟等。

1. LES 功能失调　LES 功能失调在 GERD 发病中起重要作用，其中 LES 压力降低、一过性下食管括约肌松弛（TLESR）及裂孔疝是引起 GERD 的三个重要因素。

LES 正常长 3 ~ 4 cm，维持 10 ~ 30 mmHg 的静息压，是重要的抗反流屏障。当 LES 压力 < 6 mmHg 时，即易出现胃食管反流。即使 LES 压力正常，也不一定就没有胃食管反流。研究表明，TLESR 在 GERD 的发病中有重要作用。TLESR 指非吞咽情况下 LES 发生自发性松弛，可持续 8 ~ 10 s，长于吞咽时 LES 松弛，并常伴胃食管反流。TLESR 是正常人生理性胃食管反流的主要原因，目前认为 TLESR 是小儿胃食管反流的最主要因素，胃扩张（餐后、胃排空异常、空气吞入）是引发 TLESR 的主要刺激因素。裂孔疝破坏了正常抗反流机制的解剖和生理，使 LES 压力降低并缩短了 LES 长度，削弱了膈肌的作用，并使食管蠕动减弱，故食管裂孔疝是胃食管反流重要的病理生理因素。

2. 食管、胃功能下降

（1）食管：健康人食管借助正常蠕动可有效清除反流入食管的胃内容物。GERD 患者由于食管原发和继发蠕动减弱，无效食管运动发生率高，如硬皮病样食管，致食管廓清功能障碍，不能有效廓清反流入食管的胃内容物。

（2）胃：胃轻瘫或胃排空功能减弱，胃内容物大量潴留，胃内压增加，导致胃食管反流。

（二）食管黏膜屏障

食管黏膜屏障是食管黏膜上皮抵抗反流物对其损伤的重要结构，包括食管上皮前（黏液层、静水层和

黏膜表面 HCO_3^- 所构成的物理化学屏障）、上皮（紧密排列的多层鳞状上皮及上皮内所含负离子蛋白和 HCO_3^- 可阻挡和中和 H^+）及上皮后（黏膜下毛细血管提供 HCO_3^- 中和 H^+）屏障。当屏障功能受损时，即使是正常反流也可致食管炎。

（三）胃十二指肠内容物反流

胃食管反流时，含胃酸、胃蛋白酶的胃内容物，甚至十二指肠内容物反流入食管，引起胃灼热、反流、胸痛等症状，甚至导致食管黏膜损伤。难治性 GERD 常伴有严重的胃食管反流。Vaezi 等发现，混合反流可导致较单纯反流更为严重的黏膜损伤，两者可能存在协同作用。

二、病理

RE 的病理改变主要有食管鳞状上皮增生，黏膜固有层乳头向表面延伸，浅层毛细血管扩张、充血和（或）出血，上皮层内中性粒细胞和淋巴细胞浸润，严重者可有黏膜糜烂或溃疡形成。慢性病变可有肉芽组织形成、纤维化及 Barrett 食管改变。

三、临床表现

（一）食管表现

1. 胃灼热　胃灼热是指胸骨后的烧灼样感觉，胃灼热是 GERD 最常见的症状。胃灼热的严重程度不一定与病变的轻重程度一致。

2. 反流　反流指胃内容物反流入口中或下咽部的感觉，此症状多在胃灼热、胸痛之前发生。

3. 胸痛　胸痛作为 GERD 的常见症状，日渐受到临床的重视。可酷似心绞痛，对此有时单从临床很难作出鉴别。胸痛的程度与食管炎的轻重程度无平行关系。

4. 吞咽困难　吞咽困难指患者能感觉到食物从口腔到胃的过程发生障碍，吞咽困难可能与咽喉部的发胀感同时存在。引起吞咽困难的原因很多，包括与反流有关的食管痉挛、食管运动功能障碍、食管瘢痕狭窄及食管癌等。

5. 上腹痛　上腹痛也可以是 GERD 的主要症状。

（二）食管外表现

1. 咽喉部表现　如慢性喉炎、慢性声嘶、发音困难、声带肉芽肿、咽喉痛、流涎过多、癔球症、颈部疼痛、牙周炎等。

2. 肺部表现　如支气管炎、慢性咳嗽、慢性哮喘、吸入性肺炎、支气管扩张、肺脓肿、肺不张、咯血及肺纤维化等。

四、辅助检查

（一）上消化道内镜

对于 GERD 患者，内镜检查可确定其是否有 RE 及病变的形态、范围与程度；同时可取活体组织进行病理学检查，明确有无 BE、食管腺癌；还可进行有关的治疗。但内镜检查不能观察反流本身，内镜下的食管炎也不一定均由反流引起。

洛杉矶分级是目前国际上广泛应用的内镜 RE 分级方案，根据内镜下食管黏膜破损的范围和形状，将 RE 划分为 A ~ D 级（图 5-1，表 5-1）。

（二）其他检查

1. 24 h 食管酸碱度 pH 监测　这是最好的定量监测胃食管反流的方法，已作为 GERD 诊断的金标准。最常使用的指标是 pH <4 总时间（%）。该方法有助于判断反流的有无及其和症状的关系，以及疗效不佳的原因。其敏感性与特异性分别为 79% ~90% 和 86% ~100%。该检查前 3 ~5 d 停用改变食管压力的药物（胃肠动力剂、抗胆碱能药物、钙通道阻断剂、硝酸盐类药物、肌肉松弛剂等）、抑制胃酸的药物。

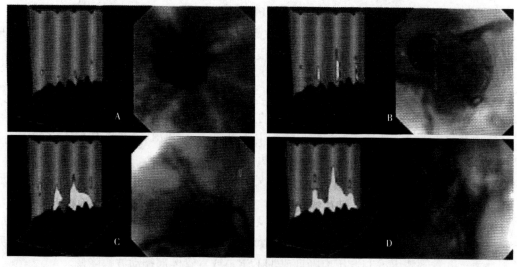

图 5-1　反流性食管炎的内镜分级

表 5-1　反流性食管炎的分级及内镜特征

分级	内镜特征
A	一处或几处 ≤5 mm 的食管黏膜破损，病变之间无融合
B	一处或几处 >5 mm 的食管黏膜破损，病变之间无融合
C	一处或几处食管黏膜破损，病变之间相互融合，但未超过食管环周的 75%
D	一处或几处食管黏膜破损，病变之间相互融合，至少累及食管环周的 75%

附加描述项目：有无食管狭窄、食管溃疡及 BE。

近年无绳食管 pH 胶囊的应用使食管 pH 监测更为方便，易于接受，且可行食管多部位（远端、近端及下咽部等）及更长时间（48 ~ 72 h）的监测。

2. 食管测压　可记录 LES 压力、显示频繁的 TLESR 和评价食管体部的功能。单纯用食管压力来诊断胃食管反流并不十分准确，其敏感性约 58%，特异性约 84%。因此，并非所有的 GERD 患者均需做食管压力测定，仅用于不典型的胸痛患者或内科治疗失败考虑用外科手术抗反流者。

3. 食管阻抗监测　通过监测食管腔内阻抗值的变化来确定是液体或气体反流。目前食管腔内阻抗导管均带有 pH 监测通道，可根据 pH 和阻抗变化进一步区分酸反流（pH <4）、弱酸反流（pH 在 4 ~ 7）以及弱碱反流（pH >7），用于 GERD 的诊断，尤其有助于对非酸反流为主的 NERD 患者的诊断、抗反流手术前和术后的评估、难治性 GERD 病因的寻找、不典型反流症状的 GERD 患者的诊断以及确诊功能性胃灼热患者。

4. 食管胆汁反流测定　用胆汁监测仪测定食管内胆红素含量，从而了解有无十二指肠胃食管反流。现有的 24 h 胆汁监测仪可得到胆汁反流次数、长时间反流次数、最长反流时间和吸收值 ≥0.14 的总时间及其百分比，从而对胃食管反流作出正确的评价。因采用比色法检测，必须限制饮食中的有色物质。

5. 上胃肠道 X 线钡餐　对观察有无反流及食管炎均有一定的帮助，还有助于排除其他疾病和发现有无解剖异常，如膈疝，有时上胃肠道钡餐检查还可发现内镜检查未发现的、轻度的食管狭窄，但钡餐检查的阳性率不高。

6. 胃—食管放射性核素闪烁显像　此为服用含放射性核素流食后以 γ 照相机检测放射活性反流的技术。本技术有 90% 的高敏感性，但特异性低，仅为 36%。

7. GERD 诊断问卷　让疑似 GERD 患者回顾过去 4 周的症状以及症状发作的频率，并将症状由轻到重分为 0 ~ 5 级，评估症状程度，总分超过 12 分即可诊断为 GERD。

8. 质子泵抑制剂（PPI）试验　对疑似 GERD 的患者，可服用标准剂量 PPI，每天 2 次，用药时间为 1 ~ 2 周。患者服药后 3 ~ 7 d，若症状消失或显著好转，本病诊断可成立。其敏感性和特异性均可达

60%以上。但本试验不能鉴别恶性疾病，且可因用PPI而掩盖内镜所见。

9. 超声诊断　超声诊断直观性好，诊断敏感性高，并且对患者的损伤性小。B超诊断GERD标准为至少在2次不同时间内观察到反流物充满食管下段和胃与食管间液体来回移动。

五、诊断

GERD临床表现多种多样，症状轻重不一，有的患者可能有典型的反流症状，但内镜及胃食管反流检测无异常；而有的患者以其他器官系统的症状为主要表现，给GERD的诊断造成一定的困难。因此，GERD的诊断应结合患者症状及实验室检查综合判断。

1. RE的诊断　有胃食管反流的症状，内镜可见累及食管远端的食管炎，排除其他原因所致的食管炎。

2. NERD的诊断　有胃食管反流的症状，内镜无食管炎改变，但实验室检查有胃食管反流的证据，如：①24 h食管pH监测阳性；②食管阻抗监测、食管胆汁反流测定、静息放射性核素检查或钡餐检查显示胃食管反流；③食管测压示LES压力降低或TLESR，或食管体部蠕动波幅降低。

六、治疗

胃食管反流病的治疗目标为充分缓解症状，治愈食管炎，维持症状缓解和胃镜检查的缓解，治疗或预防并发症。

1. GERD的非药物治疗　非药物治疗指生活方式的指导，避免一切引起胃食管反流的因素等。如要求患者饮食不宜过饱，忌烟、酒、咖啡、巧克力、酸食和过多脂肪，避免餐后立即平卧。对于仰卧位反流者，抬高床头10 cm就可减轻症状。对于立位反流，有时只要患者穿宽松衣服，避免牵拉、上举或弯腰就可减轻。超重者在减肥后症状会有所改善。某些药物能降低LES的压力，导致反流或使其加重，如抗胆碱能药物、钙通道阻滞剂、硝酸盐类药物、肌肉松弛剂等，对GERD患者尽量避免使用这些药物。

2. GERD的药物治疗

（1）抑酸药：抑酸药是治疗GERD的主要药物，主要包括PPI和H_2受体拮抗剂，PPI症状缓解最快，对食管炎的治愈率最高。虽然H_2受体拮抗剂疗效低于PPI，但在一些病情不是很严重的GERD患者中，采用H_2受体拮抗剂仍是有效的。

（2）促动力药：促动力药可用于经过选择的患者，特别是作为酸抑制治疗的一种辅助药物。对大多数GERD患者，目前应用的促动力药不是理想的单一治疗药物。

1）多巴胺受体拮抗剂：此类药物能促进食管、胃的排空，增加LES的张力。此类药物包括甲氧氯普胺和多潘立酮，常用剂量为10 mg，每天3～4次，睡前和餐前服用。前者如剂量过大或长期服用，可导致锥体外系神经症状，故老年患者慎用；后者长期服用也可致高催乳素血症，产生乳腺增生、泌乳和闭经等不良反应。

2）非选择性5-HT_4受体激动剂：此类药能促进肠肌丛节后神经释放乙酰胆碱而促进食管、胃的蠕动和排空，从而减轻胃食管反流。目前常用的为莫沙必利，常用剂量为5 mg，每天3～4次，饭前15～30 min服用。

3）伊托必利：此类药可通过阻断多巴胺D_2受体和抑制胆碱酯酶的双重功能，起到加速胃排空、改善胃张力和敏感性、促进胃肠道动力的作用。该药消化道特异性高，对心脏、中枢神经系统、泌乳素分泌的影响小，在GERD治疗方面具有长远的优势。常用剂量为50 mg，每天3～4次，饭前15～30 min服用。

（3）黏膜保护剂：对控制症状和治疗反流性食管炎有一定疗效。常用的药物有硫糖铝1 g，每天3～4次，饭前1 h及睡前服用；铝碳酸镁1 g，每天3～4次，饭前1 h及睡前服用，其具有独特的网状结构，既可中和胃酸，又可在酸性环境下结合胆汁酸，对于十二指肠胃食管反流有较好的治疗效果；枸橼酸铋钾盐，480 mg/d，分2～4次于饭前及睡前服用。

（4）γ-氨基丁酸（GABA）受体抑制剂：由于 TLESR 是发生胃食管反流的主要机制，因此 TLESR 成为治疗的有效靶点。对动物及人类研究显示，GABA 受体抑制剂巴氯芬可抑制 TLESR，可能是通过抑制脑干反射而起作用的。巴氯芬对 GERD 患者既有短期作用，又有长期作用，可显著减少反流次数和缩短食管酸暴露时间，还可明显改善十二指肠胃食管反流及其相关的反流症状，是目前控制 TLESR 发生率最有前景的药物。

（5）维持治疗：因为 GERD 是一种慢性疾病，持续治疗对控制症状及防止并发症是适当的。

3. GERD 的内镜抗反流治疗　为了避免 GERD 患者长期需要药物治疗及手术治疗风险大的缺点，内镜医师在过去的几年中，在内镜治疗 GERD 方面做出了不懈的努力，通过这种方法改善 LES 的屏障功能，发挥其治疗作用。

（1）胃镜下腔内折叠术：该方法是将一种缝合器安装在胃镜前端，于直视下在齿状线下缝合胃壁组织，形成褶皱，增加贲门口附近紧张度、"延长腹内食管长度"及形成皱褶，以阻挡胃肠内容物的反流。包括黏膜折叠方法或全层折叠方法。

（2）食管下端注射法：指内镜直视下环贲门口或食管下括约肌肌层注射无活性低黏度膨胀物质，增加 LES 的功能。

（3）内镜下射频治疗：该方法是将射频治疗针经活检孔道送达齿状线附近，刺入食管下端的肌层进行热烧灼，使肌层"纤维化"，增加食管下端张力。

内镜治疗 GERD 的安全性及可能性已经多中心研究所证明，且显示大部分患者可终止药物治疗，但目前仍缺乏严格的大样本多中心对照研究。

4. GERD 的外科手术治疗　对 GERD 患者行外科手术治疗时，必须掌握严格的适应证，主要包括：①需长期用药维持，且用药后症状仍然严重者；②出现严重并发症，如出血、穿孔、狭窄等，经药物或内镜治疗无效者；③伴有严重的食管外并发症，如反复并发肺炎、反复发作的难以控制的哮喘、咽喉炎，经药物或内镜治疗无效者；④疑有恶变倾向的 BE；⑤严重的胃食管反流而不愿终生服药者；⑥仅对大剂量质子泵抑制剂起效的年轻患者，如有严重并发症（出血、狭窄、BE）。

临床应用过的抗反流手术方法较多。目前治疗 GERD 的手术常用 Nissen 胃底折叠术、Belsey 胃底部分折叠术。各种抗反流手术治疗的效果均应通过食管 24 h 的 pH 测定、内镜及临床表现进行综合评价。

近十几年来，腹腔镜抗反流手术得到了长足的发展。腹腔镜胃底折叠术是治疗 GERD 疗效确切的方法，是治疗 GERD 的主要选择之一，尤其对于年轻、药物治疗效果不佳、伴有裂孔疝的患者。与常规开放手术相比较，腹腔镜手术具有创伤小、术后疼痛轻和患者恢复快的优点，特别适用于年老体弱、心肺不佳的患者。但最近的研究显示，术后并发症高达 30%，包括吞咽困难、不能打嗝、腹泻及肛门排气等。约 62% 的患者在接受抗反流手术 10 年后仍需服用 PPI 治疗。因此，内科医师在建议 GERD 患者行腹腔镜胃底折叠术前应注意这些并发症，严格选择患者。

5. 并发症的治疗

（1）食管狭窄的治疗：早期给予有效的药物治疗是预防 GERD 患者食管狭窄的重要手段。内镜扩张疗法是治疗食管狭窄所致吞咽困难的有效方法。扩张疗法所需食管扩张器有各型探条、气囊、水囊及汞橡胶扩张器等。常将食管直径扩张至 14mm 或 44F。患者行有效的扩张食管治疗后，应用 PPI 或 H_2 受体拮抗剂维持治疗，避免食管再次狭窄。手术是治疗食管狭窄的有效手段。常在抗反流术前或术中同时使用食管扩张疗法。

（2）BE 的治疗：具体如下。

1）药物治疗：长期 PPI 治疗不能缩短 BE 的病变长度，但可促进部分患者鳞状上皮再生，降低食管腺癌发生率。选择性 COX-2 抑制剂有助于减少患食管癌，尤其是腺癌的风险。

2）内镜治疗：目前常采用的内镜治疗方法有各种方式的内镜消融治疗和内镜下黏膜切除术等。适应证为伴有异型增生和黏膜内癌的 BE 患者，超声内镜检查有助于了解病变的深度，有助于治疗方式的选择。

3）手术治疗：对已证实有癌变的 BE 患者，原则上应手术治疗。手术方法同食管癌切除术，胃肠道重建多用残胃或结肠，少数用空肠。

4）抗反流手术：包括外科手术和内镜下抗反流手术。虽然能在一定程度上改善 BE 患者的反流症状，但不能影响其自然病程，远期疗效有待证实。

七、护理评估

（一）健康史

询问患者症状出现的时间、频率和严重程度；了解患者饮食习惯，如有无进食高脂食物、含咖啡因饮料等，有无烟酒嗜好，有无肥胖及其他疾病，是否服用对下食管括约肌压力有影响的药物等。

（二）身体状况

胃食管反流病的临床表现多样，轻重不一。

1. **反流症状**　反酸、反食、嗳气等。常于餐后，特别是饱餐后、平卧时发生，有酸性液体或食物从胃及食管反流到口咽部。反酸常伴胃灼热，是胃食管反流病最常见的症状。

2. **反流物刺激食管引起的症状**　胃灼热、胸痛、吞咽痛等。胃灼热是一种胸骨后发热、烧灼样不适，常于餐后（尤其是饱食或脂肪餐）1 h 出现，躯体前屈或用力屏气时加重，站立或坐位时或服用抗酸药物后可缓解。一般认为是由于酸性反流物刺激食管上皮下的感觉神经末梢所致。反流物也可刺激机械感受器引起食管痉挛性疼痛，严重者可放射到颈部、后背、胸部，有时酷似心绞痛症状。部分患者可有吞咽痛和吞咽困难，常为间歇性发作，系食管动力异常所致，晚期可呈持续性进行性加重，常提示食管狭窄。

3. **食管以外刺激的临床表现**　如咽部异物感、咳嗽、咽喉痛、声音嘶哑等。部分患者以咳嗽、哮喘为主要症状，系因反流物吸入呼吸道，刺激支气管黏膜引起炎症和痉挛；或因反流物刺激食管黏膜感受器，通过迷走神经反射性引起支气管痉挛所致。

4. **并发症**

（1）上消化道出血：由于食管黏膜炎症、糜烂和溃疡所致，多表现为黑粪，呕血较少。

（2）食管狭窄：重度反流性食管炎可因食管黏膜糜烂、溃疡，使纤维组织增生、瘢痕形成致食管狭窄，患者表现为渐进性吞咽困难，尤以进食固体食物时明显。

（3）Barrett 食管：食管黏膜因受反流物的慢性刺激，食管与胃交界处的齿状线 2cm 以上的鳞状上皮被化生的柱状上皮替代，称为 Barrett 食管，是食管腺癌的主要癌前病变。

（三）心理与社会状况

重点评估患者的心理状况、工作及生活中的压力及其对生理心理状况的影响，如有无严重的焦虑或抑郁、对疾病知识的了解程度等。精神紧张、情绪变化和抑郁等均可影响食管动力和感觉功能，并影响患者对症状和疾病行为的感知能力，从而表现出焦虑、抑郁和躯体化精神症状。

八、护理措施

（一）指导患者改变不良生活方式和饮食习惯

（1）卧位时将床头抬高 10～20 cm，避免餐后平卧和睡前 2 h 进食。

（2）少量多餐，避免过饱；食物以高蛋白、高纤维、低脂肪、易消化为主，应细嚼慢咽；避免进食可使下食管括约肌压降低的食物，如高脂肪、巧克力、咖啡、浓茶等；戒烟酒。

（3）避免剧烈运动以及使腹压升高的因素，如肥胖、紧身衣、束腰带等。

（4）避免使用使下食管括约肌压降低的药物，如 β 肾上腺素能受体激动剂、α 肾上腺素能受体阻滞剂、抗胆碱能制剂、钙通道阻滞剂、茶碱等。

（二）用药指导

抑制胃酸是胃食管反流病治疗的主要手段，根据医嘱给予患者药物治疗，注意观察疗效及不良反应。常用药物如下。

1. **抑制胃酸药物**　质子泵抑制剂可有效抑制胃酸分泌，最快速地缓解症状。每天 1 次应用 PPI 的患者应该在早餐前服用，而睡前服用 PPI 可更好地控制夜间酸分泌，通常疗程在 8 周以上，部分患者需要长期服药。也可选用 H_2 受体拮抗剂，如西咪替丁、雷尼替丁、法莫替丁等，疗程 8 ~ 12 周。适用于轻、中症患者。

2. **促动力药物**　可增加下食管括约肌压力，改善食管蠕动功能，促进胃排空，减少胃食管反流，改善患者症状，可作为抑酸剂的辅助用药。常用药物有甲氧氯普胺或多潘立酮，餐前 30 min 服用，服药期间注意观察有无腹泻、便秘、腹痛、恶心等不良反应。

3. **黏膜保护剂**　可以在食管黏膜表面形成保护性屏障，吸附胆盐和胆汁酸，阻止胃酸、胃蛋白酶的侵蚀，防止其对食管黏膜的进一步损伤。常用药物包括硫糖铝、铋剂、铝碳酸镁等。硫糖铝片需嚼碎后成糊状，餐前 30 min 用少量温开水冲服，但长期使用可抑制磷的吸收而致骨质疏松。

（三）心理护理

关心体贴患者，告知疾病与治疗有关知识，消除患者紧张情绪，避免一些加重本病的刺激因素，使患者主动配合治疗，保持情绪稳定。

第二节　急性胃炎

急性胃炎指由各种原因引起的急性胃黏膜炎症，其病变可以仅局限于胃底、胃体、胃窦的任何一部分，病变深度大多局限于黏膜层，严重时可累及黏膜下层、肌层，甚至达浆膜层。临床表现多种多样，可以有上腹痛、恶心、呕吐、上腹不适、呕血、黑粪，也可无症状，而仅有胃镜下表现。急性胃炎的病因虽然多样，但各种类型在临床表现、病变的发展规律和临床诊治等方面有一些共性。大多数患者通过及时诊治能很快痊愈，但也有部分患者其病变可以长期存在并转化为慢性胃炎。

一、护理评估

（一）健康史

评估患者既往有无胃病史，有无服用对胃有刺激的药物，如阿司匹林、保泰松、洋地黄、铁剂等，评估患者的饮食情况及睡眠。

（二）身体状况

1. **腹痛的评估**　患者主要表现为上腹痛、饱胀不适。多数患者无症状或症状被原发疾病所掩盖。

2. **恶心、呕吐的评估**　患者可有恶心、呕吐、食欲不振等症状，注意观察患者呕吐的次数及呕吐物的性质、量的情况。

3. **腹泻的评估**　食用沙门菌、嗜盐菌或葡萄球菌毒素污染食物引起的胃炎患者常伴有腹泻。评估患者的大便次数、颜色、性状及量的情况。

4. **呕血和（或）黑粪的评估**　在所有上消化道出血的病例中，急性糜烂出血性胃炎所致的消化道出血占 10% ~ 30%，仅次于消化性溃疡。

（三）辅助检查

1. **病理**　主要表现为中性粒细胞浸润。

2. **胃镜检查**　可见胃黏膜充血、水肿、糜烂、出血及炎性渗出。

3. **实验室检查**　血常规检查，糜烂性胃炎可有红细胞、血红蛋白减少；大便常规检查，大便隐血试验阳性；血电解质检查，剧烈腹泻患者可有水、电解质紊乱。

（四）心理与社会状况

1. **生活方式**　评估患者生活是否规律，包括学习或工作、活动、休息与睡眠的规律性，有无烟酒嗜好等。评估患者是否能得到亲人及朋友的关爱。

2. 饮食习惯 评估患者是否进食过冷、过热、过于粗糙的食物；是否食用刺激性食物，如辛辣、过酸或过甜的食物，以及浓茶、浓咖啡、烈酒等；是否注意饮食卫生。

3. 焦虑或恐惧 因出现呕血、黑粪或症状反复发作而产生紧张、焦虑、恐惧心理。

4. 认知程度 是否了解急性胃炎的病因及诱发因素，以及如何防护。

（五）腹部体征

上腹部压痛是常见体征，有时上腹胀气明显。

二、常见的护理诊断/问题

1. 腹痛 与胃黏膜的炎性病变有关。

2. 营养失调：低于机体需要量 与胃黏膜的炎性病变所致的食物摄入、吸收障碍有关。

3. 焦虑 与呕血、黑粪及病情反复有关。

三、护理目标

（1）患者腹痛症状减轻或消失。

（2）患者住院期间保证机体需热量，维持水电解质及酸碱平衡。

（3）患者焦虑程度减轻或消失。

四、护理措施

（一）一般护理

1. 休息 患者应注意休息，减少活动，对于因急性应激造成急性胃炎者应使其卧床休息，同时应做好心理疏导。

2. 饮食 一般可给予无渣、半流质的温热饮食。如少量出血，可给予牛奶、米汤等以中和胃酸，以利于黏膜的修复。剧烈呕吐、呕血的患者应禁食，可静脉补充营养。

3. 环境 为患者创造整洁、舒适、安静的环境，定时开窗通风，保证空气新鲜及温湿度适宜，使其心情舒畅。

（二）心理护理

1. 解释症状出现的原因 患者因出现呕血、黑粪或症状反复发作而产生紧张、焦虑、恐惧心理时，护理人员应向其耐心说明出血原因，并给予解释和安慰。应告知患者，通过有效治疗，出血会很快停止；并告知通过自我护理和保健，可减少本病的复发次数。

2. 心理疏导 耐心解答患者及家属提出的问题，向患者解释精神紧张不利于呕吐的缓解，特别是有的呕吐与精神因素有关，紧张、焦虑还会影响食欲和消化能力，而树立信心及情绪稳定则有利于症状的缓解。

3. 应用放松技术 利用深呼吸、转移注意力等放松技术来减少呕吐的发生。

（三）治疗配合

1. 腹痛 遵医嘱给予局部热敷、按摩、针灸，或给予止痛药物等缓解腹痛症状，同时应安慰、陪伴患者，以使其精神放松，消除紧张、恐惧心理，保持情绪稳定，从而增强患者对疼痛的耐受性；非药物止痛方法还可以用分散注意力法，如数数、谈话、深呼吸等；行为疗法，如放松技术、冥想、音乐疗法等。

2. 恶心、呕吐、上腹不适 评估症状是否与精神因素有关，关心和帮助患者消除紧张情绪。观察患者呕吐的次数及呕吐物的性质和量的情况。一般呕吐物为消化液和食物时有酸臭味，混有大量胆汁时呈绿色，混有血液呈鲜红色或棕色残渣。及时为患者清理呕吐物，更换衣物，协助患者采取舒适体位。

3. 呕血、黑粪 排除鼻腔出血及进食大量动物血、铁剂等所致呕吐物呈咖啡色或黑粪。观察患者呕血与黑粪的颜色、性状和量的情况，必要时遵医嘱给予输血、补液、补充血容量治疗。

（四）用药护理

（1）向患者讲解药物的作用、不良反应、服用时的注意事项，如抑制胃酸的药物多于饭前服用；抗生素类多于餐后服用；询问患者有无过敏史，严密观察用药后的反应；应用止泻药时应注意观察排便情况，观察大便的颜色、性状、次数及量，腹泻控制时应及时停药；保护胃黏膜的药物大多数是餐前服用，个别药例外；应用解痉止痛药，如山莨菪碱或阿托品时，会出现口干等不良反应，并且青光眼及前列腺肥大者禁用。

（2）保证患者每天的液体入量，根据患者情况和药物性质调节滴注速度，合理安排所用药物的前后顺序。

（五）健康指导

（1）向患者及家属讲明病因，如是药物引起，应告诫今后禁用此药；如疾病需要必须用该药，必须遵医嘱配合服用制酸剂及胃黏膜保护剂。

（2）嗜酒者劝告其戒酒。

（3）嘱患者进食要有规律，避免食用生、冷、硬及刺激性食物和饮料。

（4）让患者及家属了解本病为急性病，应及时治疗及预防复发，防止发展为慢性胃炎。

（5）嘱患者遵医嘱按时用药，如有不适，及时来院就医。

第三节　慢性胃炎

慢性胃炎指不同病因引起的慢性胃黏膜炎性病变，其发病率在各种胃病中居位首。随着年龄增长而逐渐增高，男性稍多于女性。

一、护理评估

（一）健康史

评估患者既往有无其他疾病，是否长期服用非甾体类抗炎药（NSAIDs），如阿司匹林、吲哚美辛等，有无烟酒嗜好及饮食、睡眠情况。

（二）身体状况

1. 腹痛的评估　评估腹痛发生的原因或诱因，疼痛的部位、性质和程度；与进食、活动、体位等因素的关系，有无伴随症状。慢性胃炎进展缓慢，多无明显症状，部分患者可有上腹部隐痛与饱胀的表现。腹痛无明显节律性，通常进食后较重，空腹时较轻。

2. 恶心、呕吐的评估　评估恶心、呕吐发生的时间、频率、原因或诱因，以及其与进食的关系；呕吐的特点及呕吐物的性质、量；有无伴随症状，是否与精神因素有关。慢性胃炎的患者进食硬、冷、辛辣或其他刺激性食物时可引发恶心、反酸、嗳气、上腹不适、食欲不振等症状。

3. 贫血的评估　慢性胃炎并发胃黏膜糜烂者可出现少量或大量上消化道出血，表现以黑粪为主，持续 3~4 d 停止。长期少量出血可引发缺铁性贫血，患者可出现头晕、乏力及消瘦等症状。

（三）辅助检查

1. 胃镜及黏膜活组织检查　这是最可靠的诊断方法，可直接观察黏膜病损。慢性萎缩性胃炎可见黏膜呈颗粒状、黏膜血管显露、色泽灰暗、皱襞细小；慢性浅表性胃炎可见红斑、黏膜粗糙不平、出血点（斑）。两种胃炎皆可伴有糜烂、胆汁反流。活组织检查可进行病理诊断，同时可检测幽门螺杆菌。

2. 胃酸的测定　慢性浅表性胃炎胃酸分泌可正常或轻度降低，而萎缩性胃炎胃酸明显降低，其分泌胃酸功能随胃腺体的萎缩、肠腺化生程度的加重而降低。

3. 血清学检查　慢性胃体炎患者血清抗壁细胞抗体和内因子抗体呈阳性，血清胃泌素明显升高；

慢性胃窦炎患者血清抗壁细胞抗体多呈阴性，血清胃泌素下降或正常。

4. 幽门螺杆菌检测　通过侵入性和非侵入性方法检测幽门螺杆菌。慢性胃炎患者胃黏膜中幽门螺杆菌阳性率的高低与胃炎活动与否有关，且不同部位的胃黏膜其幽门螺杆菌的检测率也不相同。幽门螺杆菌的检测对慢性胃炎患者的临床治疗有指导意义。

（四）心理与社会状况

1. 生活方式　评估患者生活是否有规律；生活或工作负担及承受能力；有无过度紧张、焦虑等负性情绪；睡眠的质量等。

2. 饮食习惯　评估患者平时饮食习惯及食欲；进食时间是否规律；有无特殊的食物喜好或禁忌；有无食物过敏；有无烟酒嗜好。

3. 心理及家庭支持状况　评估患者的性格及精神状态；患病对患者日常生活、工作的影响；患者有无焦虑、抑郁、悲观等负性情绪及其程度；评估患者的家庭成员组成，家庭经济、文化、教育背景，对患者的关怀和支持程度；医疗费用来源或支付方式。

4. 认知程度　评估患者对慢性胃炎的病因、诱因及如何预防的了解程度。

（五）腹部体征

慢性胃炎的体征多不明显，少数患者可出现上腹轻压痛。

二、常见的护理诊断/问题

1. 疼痛　与胃黏膜炎性病变有关。
2. 营养失调：低于机体需要量　与厌食、消化吸收不良有关。
3. 焦虑　与病情反复、病程迁延有关。
4. 活动无耐力　与慢性胃炎引起贫血有关。
5. 知识缺乏　缺乏对慢性胃炎病因和预防知识的了解。

三、护理目标

（1）患者疼痛减轻或消失。
（2）患者住院期间能保证机体所需热量、水分、电解质的摄入。
（3）患者焦虑程度减轻或消失。
（4）患者活动耐力恢复或有所改善。
（5）患者能自述疾病的诱因及预防保健知识。

四、护理措施

（一）一般护理

1. 休息　指导患者急性发作时应卧床休息，并可用转移注意力、做深呼吸等方法来减轻紧张情绪。

2. 活动　病情缓解时，进行适当的锻炼，以增强机体抵抗力。嘱患者生活要有规律，避免过度劳累，注意劳逸结合。

3. 饮食　急性发作时可给予少渣半流食，恢复期患者指导其食用富含营养、易消化的食物，避免食用辛辣、生冷等刺激性食物及饮用浓茶、咖啡等饮料。嗜酒患者嘱其戒酒。指导患者加强饮食卫生并养成良好的饮食习惯，定时进餐、少量多餐、细嚼慢咽。胃酸缺乏者，可酌情食用酸性食物，如山楂、食醋等。

4. 环境　为患者创造良好的休息环境，定时开窗通风，保证病室的温湿度适宜。

（二）心理护理

1. 减轻焦虑　提供安全舒适的环境，减少对患者的不良刺激。避免患者与其他有焦虑情绪的患者和亲属接触。指导其散步、听音乐等转移注意力的方法。

2. 心理疏导 首先帮助患者分析这次产生焦虑的原因,了解患者内心的期待和要求,然后共同商讨这些要求是否能够实现,以及错误的应对机制所产生的后果。指导患者采取正确的应对机制。

3. 树立信心 向患者讲解疾病的病因及防治知识,指导患者如何保持合理的生活方式和去除对疾病的不利因素。还可以请有过类似疾病的患者讲解采取正确应对机制所取得的良好效果。

(三)治疗配合

1. 腹痛 评估患者疼痛的部位、性质及程度。嘱患者卧床休息,协助患者采取有利于减轻疼痛的体位。可利用局部热敷、针灸等方法来缓解疼痛。必要时遵医嘱给予药物止痛。

2. 活动无耐力 协助患者进行日常生活活动。指导患者体位改变时动作要慢,以免发生直立性低血压。根据患者病情与患者共同制订每天的活动计划,指导患者逐渐增加活动量。

3. 恶心、呕吐 协助患者采取正确体位,头偏向一侧,防止误吸。安慰患者,消除患者紧张、焦虑的情绪。呕吐后及时为患者清理,更换床单位并协助患者采取舒适体位。观察呕吐物的性质、量及呕吐次数。必要时遵医嘱给予止吐药物治疗。

(四)用药护理

(1)向患者讲解药物的作用、不良反应及用药的注意事项,观察患者用药后的反应。

(2)根据患者的情况进行指导,避免使用对胃黏膜有刺激的药物,必须使用时应同时服用抑酸剂或胃黏膜保护剂。

(3)有幽门螺杆菌感染的患者,向其讲解清除幽门螺杆菌的重要性,嘱其连续服药2周,停药4周后再复查。

(4)静脉给药患者,根据患者的病情、年龄等情况调节滴注速度,保证入量。

(五)健康指导

(1)向患者及家属介绍本病的有关病因,指导患者避免诱发因素。

(2)教育患者保持良好的心理状态,平时生活要有规律,合理安排工作和休息时间,注意劳逸结合,积极配合治疗。

(3)强调饮食调理对防止疾病复发的重要性,指导患者加强饮食卫生和饮食营养,养成有规律的饮食习惯。

(4)避免刺激性食物及饮料,嗜酒患者应戒酒。

(5)向患者介绍所用药物的名称、作用、不良反应,以及服用的方法、剂量和疗程。

(6)嘱患者按时服药,如有不适及时就诊。

第四节 功能性消化不良

功能性消化不良(FD)是临床上最常见的一种功能性胃肠病,是指具有上腹痛、上腹胀、早饱、嗳气、食欲不振、恶心、呕吐等上腹不适症状,经检查排除了引起这些症状的胃肠、肝胆及胰腺等器质性疾病的一组临床综合征,症状可持续或反复发作,病程一般超过1个月或在1年中累计超过12周。

根据临床特点,FD分为3型:运动障碍型,以早饱、食欲不振及腹胀为主;溃疡型,以上腹痛及反酸为主;反流样型。

一、临床表现

1. 症状 FD有上腹痛、上腹胀、早饱、嗳气、食欲不振、恶心、呕吐等症状,常以某一个或某一组症状为主,每年至少持续或累积4周,在病程中症状也可发生变化。

FD起病多缓慢,病程常经年累月,呈持续性或反复发作,不少患者由饮食、精神等因素诱发。部分患者伴有失眠、焦虑、抑郁、头痛、注意力不集中等精神症状。无贫血、消瘦等消耗性疾病表现。

2. 体征 FD的体征多无特异性,多数患者中上腹有触痛或触之不适感。

二、辅助检查

（1）三大常规检查和肝、肾功能均正常，血糖及甲状腺功能正常。

（2）胃镜、B超、X线钡餐检查。

（3）胃排空试验近50%的患者出现胃排空延缓。

三、治疗

主要是对症治疗、个体化治疗和综合治疗相结合。

1. 一般治疗　避免烟酒及服用非甾体类抗炎药，建立良好的生活习惯。注意心理治疗，对失眠、焦虑患者适当予以镇静药物。

2. 药物治疗

（1）抑制胃酸分泌药：H_2受体拮抗剂和质子泵抑制剂，适用于以上腹痛为主要症状的患者。症状缓解后不需要维持治疗。

（2）促胃肠动力药：常用多潘立酮、西沙必利和莫沙必利，以后二者疗效为佳。适用于以上腹胀、早饱、嗳气为主要症状患者。

（3）胃黏膜保护剂：常用枸橼酸铋钾。

（4）抗幽门螺杆菌治疗：疗效尚不明确，对部分有幽门螺杆菌感染的FD患者可能有效，以选用铋剂为主的三联为佳。

（5）镇静剂或抗抑郁药：适用于治疗效果欠佳且伴有精神症状明显的患者，宜从小剂量开始，注意观察药物的不良反应。

四、常见的护理诊断/问题

1. 舒适的改变　与腹痛、腹胀、反酸有关。

2. 营养失调：低于机体需要量　与消化不良、营养吸收障碍有关。

3. 焦虑　与病情反复、迁延不愈有关。

五、护理措施

1. 心理护理　本病为慢性反复发作的过程，因此，护士要做好心理疏导工作，尽量避免各种刺激及不良情绪，详细讲解疾病的性质，鼓励患者，提高其认知水平，帮助患者树立战胜疾病的信心。教会患者稳定情绪，保持心情愉快，培养广泛的兴趣爱好。

2. 饮食护理　建立良好的生活习惯，避免烟、酒及服用非甾体类抗炎药。强调饮食规律性，进食时勿做其他事情，睡前不要进食，以利于胃肠道的吸收及排空。避免高脂油炸食物，忌坚硬食物及刺激性食物，注意饮食卫生。饮食适量，不宜极渴时饮水，一次饮水量不宜过多。不能因畏凉食而进食热烫食物。进食适量新鲜蔬菜水果，保持低盐饮食。少食易产气的食物及寒、酸性食物。

3. 合理活动　参加适当的活动，如打太极拳、散步或练习气功等，以促进胃肠蠕动及消化腺的分泌。

4. 用药指导　对于焦虑、失眠的患者可适当给予镇静剂，从小剂量开始使用，严密观察使用镇静剂后的不良反应。

六、健康指导

1. 一般护理　功能性消化不良患者在饮食中应避免油腻及刺激性食物，戒烟、戒酒，养成良好的生活习惯，避免暴饮暴食及睡前进食过量；可采取少食多餐的方法；加强体育锻炼；要特别注意保持愉快的心情和良好的心境。

2. 预防护理

（1）进餐时应保持轻松的心情，不要匆忙进食，也不要囫囵吞食，更不要站着吃或边走边吃。

（2）不要泡饭或和水进食，饭前饭后不要立即大量饮用液体。

（3）进餐时不要讨论问题或争吵，讨论应在饭后 1 h 以后进行。

（4）不要在进餐时饮酒，进餐后不要立即吸烟。

（5）不要穿着束紧腰部的衣裤就餐。

（6）进餐应定时。

（7）避免大吃大喝，尤其是辛辣和富含脂肪的饮食。

（8）有条件者可在两餐之间喝 1 杯牛奶，避免胃酸过多。

（9）少食过甜、过咸食品，食入过多糖果会刺激胃酸分泌。

（10）进食不要过冷或过烫。

第五节　胃癌

胃癌是指发生在胃黏膜上皮的恶性肿瘤，是最常见的恶性肿瘤之一，在各种恶性肿瘤中胃癌居首位，好发年龄 > 50 岁，男女发病率之比为 2∶1。

胃癌的发生是多因素长期作用的结果。环境因素在胃癌的发生中居支配地位，而宿主因素居从属地位。幽门螺杆菌感染、饮食、吸烟及宿主的遗传易感性是影响胃癌发生的重要因素。

一、临床表现

1. 症状

（1）早期胃癌：70% 以上毫无症状，有症状者一般不典型，上腹轻度不适是最常见的初发症状，与消化不良或胃炎相似。

（2）进展期胃癌：既往无胃病史，但近期出现原因不明的上腹不适或疼痛；或既往有胃溃疡病史，近期上腹痛频率加快、程度加重。

1）上腹部饱胀：常为老年人进展期胃癌的最早症状，有时伴有嗳气、反酸、呕吐。若癌灶位于贲门，可感到进食不通畅；若癌灶位于幽门，出现梗阻，患者可呕吐出腐败的隔夜食物。

2）食欲减退、消瘦乏力：据统计，约 50% 的老年患者有明显的食欲减退、日益消瘦、乏力，有 40%～60% 的患者因消瘦而就医。

3）消化道出血：呕血（10%）、黑粪（35%）及持续粪便隐血（60%～80%）（量少，肉眼看无血，但化验可发现）阳性。

（3）终末期胃癌死亡前的症状。

1）常有明显消瘦、贫血、乏力、食欲缺乏、精神萎靡等恶病质症状。

2）多有明显的上腹持续疼痛：癌灶溃疡、侵犯神经或骨膜引起疼痛。

3）可能大量呕血、黑粪等，常因胃穿孔、幽门梗阻致恶心、呕吐、吞咽困难或上腹饱胀加剧。

4）腹部包块或左锁骨上可触及较多、较大的质硬、不活动的融合成团的转移淋巴结。

5）有癌细胞转移的淋巴结增大融合压迫大血管致肢体水肿、心包积液；胸腹腔转移致胸腔积液、腹腔积液，难以消除的过多腹腔积液致腹部膨隆胀满。

6）肝内转移或肝入口处转移淋巴结增大融合成团或该处脉管内有癌栓堵塞，引起黄疸、肝大。

7）常因免疫力差及肠道通透性增高引起肠道微生物移位入血致频繁发热，或胸腔积液压迫肺部引起排出不畅，导致肺部感染，或严重时致感染性休克。

8）因广泛转移累及多脏器，正常组织受压丧失功能，大量癌细胞生长，抢夺营养资源，使正常组织器官面临难以逆转的恶性营养不良，最终致多脏器功能障碍而死亡。

2. 体征

（1）早期胃癌无明显体征，进展期在上腹部可扪及肿块，有压痛。肿块多位于上腹部偏右，呈坚实可移动结节状。

（2）肝脏转移可出现肝大，并可扪及坚硬结节，常伴黄疸。

（3）腹膜转移时可发生腹腔积液，移动性浊音阳性。

（4）远处淋巴结转移时可扪及 Virchow 淋巴结，质硬、不活动。

（5）直肠指诊时在直肠膀胱间凹陷可触及一板样肿块。

（6）某些胃癌患者出现伴癌综合征，包括反复发作的浅表性血栓静脉炎、黑棘皮病（皮肤皱褶处有色素沉着，尤其在两腋）和皮肌炎等，可有相应的体征，有时可在胃癌诊断前出现。

3. 并发症

（1）出血：可出现头晕、心悸、呕吐咖啡色胃内容物、排柏油样便等。

（2）贲门或幽门梗阻：取决于胃癌的位置。

（3）穿孔：可出现腹膜刺激征。

二、辅助检查

1. 体格检查　可能有左锁骨上淋巴结增大（是进入血液全身播散的最后守卫淋巴结）、上腹包块，直肠指诊发现盆腔底部有肿块（癌细胞脱落至盆腔生长）。

2. 实验室检查　早期血常规检查多正常，中、晚期可有不同程度的贫血、大便隐血试验阳性。目前尚无对于胃癌诊断特异性较强的肿瘤标志物，但 CEA、CA50、CA72-4、CA19-9、CA242 等多种标志物的连续监测对于胃癌的诊疗和预后判断有一定价值。

3. 上消化道 X 线钡餐造影检查　有助于判断病灶范围。但早期病变仍需结合胃镜证实；进展期胃癌主要 X 线征象有龛影、充盈缺损、黏膜皱襞改变、蠕动异常及梗阻性改变。

4. 增强型 CT（计算机体层扫描）检查　可以清晰显示胃癌累及胃壁的范围、与周围组织的关系、有无较大的腹腔、盆腔转移。

5. MRI（磁共振显像）检查　为判断癌灶范围提供信息，适用于 CT 造影剂过敏者或其他影像学检查怀疑转移者，有助于判断腹膜转移状态。

6. PET-CT 扫描检查　PET-CT 扫描是正电子发射体层扫描与计算机体层扫描合二为一的检查，对判断胃癌的准确性 >80%（印戒细胞癌和黏液腺癌准确性约为 50%），并可了解全身有无转移灶。该项检查无痛苦，但费用昂贵，可用于胃癌术后进行追踪有无胃癌复发。

7. 胃镜或腹腔镜超声检查

（1）可测量癌灶范围及初步评估淋巴结转移情况，有助于术前临床分期，帮助选择治疗方法及判断疗效。

（2）胃镜病理活检（取活组织进行病理检验）明确为胃癌者，可做胃镜超声检查，以确定其是否为早期或进展期，单纯胃镜检查有时难以区分胃癌的早、晚期。

（3）胃镜发现可疑胃癌但病理活检又不能确诊，可用超声内镜判断，使患者免于进行反复胃镜检查活检。

（4）术前各种影像检查怀疑淋巴结广泛增大者或怀疑侵犯重要脏器不能切除者，条件许可时可行腹腔镜超声检查，以了解是否癌灶与脏器间有界限能够切除、淋巴结是否转移融合到无法切除的程度、哪些淋巴结有可能转移。

8. 胃镜检查　可发现早期胃癌，鉴别良、恶性溃疡，确定胃癌的类型和病灶范围。发现胃溃疡或萎缩性胃炎，要病理活检评估其细胞异型增生程度，重度异型增生（不典型增生）者需要按早期癌对待。

9. 腹腔镜检查　有条件的医院可通过此检查达到类似于剖腹探查的效果，可细致了解癌灶与周围情况，尤其是可发现腹膜有无广泛粟粒状种植转移的癌灶，这是其他检查难以发现的。若存在此种情况，则手术疗效很差，若患者高龄且身体很差，应考虑放弃手术而试用其他疗法。

三、治疗

1. **手术治疗**　手术是目前唯一可能根除胃癌的手段。手术效果取决于胃癌的浸润深度和扩散范围。对早期胃癌，胃部分切除属首选。对进展期胃癌，若未发现远处转移，应尽可能手术切除，有些需做扩大根除手术。对远处已有转移者，一般不做胃切除，仅做姑息性手术，如胃造瘘术、胃空肠吻合术，以保证消化道畅通和改善营养。

2. **化学治疗**　化学治疗（简称化疗）是指运用药物治疗疾病的方法，旨在杀伤扩散到全身的癌细胞。化疗目的：治愈癌症，使癌灶消失；若不能治愈，则控制癌灶进展；若不能治愈或控制进展，则缓解症状。

多药联合化疗常比单药疗效好，且可降低人体对某种特定药物产生耐药性的可能。化疗药可口服、静脉/动脉注射、胸/腹腔注射等。

化疗药不能识别癌细胞，只可非特异地杀伤增殖迅速的细胞。因此，骨髓细胞、消化道黏膜、毛发等增殖较快的正常细胞也可被杀伤，引起骨髓抑制、呕吐、腹泻、脱发等不良反应（化疗停止后多消失）。

（1）术后辅助化疗：根治术联合术后化疗比单纯根治术更能延长生存期。

（2）术前新辅助化疗：新辅助化疗是术前给予3个疗程左右的化疗，使手术时癌细胞活力低，不易播散；也可使不能切除的胃癌降期为可切除；也可为术后化疗提供是否敏感、是否需换药的信息。

（3）腹腔内化疗：癌灶若累及浆膜，癌细胞就可能脱落到腹腔内，引起腹腔种植；也有可能术中操作时癌细胞脱落。腹腔内化疗可减少或控制癌细胞在腹腔内复发或进展，应于术中或术后尽早开始。

（4）动脉灌注化疗：局部癌灶药物浓度明显提高，全身循环药物浓度明显降低，不良反应明显减少。

3. **靶向治疗**　利用癌细胞特有的分子结构作为药物作用靶点进行治疗，称为靶向治疗。可减轻正常细胞损害，针对性损伤癌细胞。目前胃癌靶向治疗的药物种类及作用均有限，具有这些药物作用靶点的患者仅20%~30%。与化疗药联合应用可提高5年生存率5%~10%。

4. **内镜下治疗**　早期胃癌可做内镜下黏膜切除、激光、微波治疗，特别适用于不能耐受手术的患者。中、晚期胃癌患者不能手术，可经内镜做激光、微波或者局部注射抗癌药物，可暂时缓解病情。贲门癌所致的贲门狭窄可行扩张，放置内支架解除梗阻，改善患者生活质量。

5. **中药治疗**　无法切除或复发的胃癌，若放化疗无效，可行中药治疗。虽不能缩小癌灶，但有些患者可有生活质量改善，少量报道显示，生存期不比化疗差，但目前国际上并不认可中药的疗效，有学者认为晚期患者化疗或中药的疗效都很差，基本是自然生存期。故中药治疗的生存期是否比无治疗的患者自然生存期长，或不差于化疗所延长的生存期，或可加强化疗药疗效，尚需更多高级别的临床研究。

6. **支持治疗**　旨在预防、减轻患者痛苦，改善生活质量，延长生存期。包括镇痛、纠正贫血、改善食欲、改善营养状态、缓解梗阻、控制腹腔积液、心理治疗等。对晚期无法切除的胃癌梗阻患者行内镜下放置自扩性金属支架，风险和痛苦均小。专科医师通过经皮经肝胆管引流（PTCD）或在胆总管被增大淋巴结压迫而狭窄梗阻处放置支架，可缓解黄疸，避免缩短生存期。大出血时，可请专科医师进行血管栓塞止血。

四、护理评估

1. **一般情况**　患者的年龄、性别、职业、婚姻状况、健康史、既往史、心理、自理能力等。

2. **身体状况**　①疼痛情况：疼痛位置、性质、时间等情况。②全身情况：生命体征、意识、精神状态，有无衰弱、消瘦、焦虑、恐惧等表现。

3. **疾病状况**　评估疾病的临床类型、严重程度及病变范围。

五、常见的护理诊断/问题

1. **焦虑、恐惧**　与对疾病的发展缺乏了解、担忧癌症预后有关。

2. 疼痛　与胃十二指肠黏膜受损、穿孔后胃肠内容物对腹膜的刺激及手术切口有关。

3. 营养失调：低于机体需要量　与摄入不足及消耗增加有关。

4. 有体液不足的危险　与急性穿孔后禁食、腹膜大量渗出，幽门梗阻患者呕吐导致水、电解质丢失有关。

5. 潜在并发症　出血、感染、吻合口瘘、消化道梗阻、倾倒综合征和低血糖综合征等。

6. 知识缺乏　缺乏与胃癌综合治疗相关的知识。

六、护理措施

1. 心理护理　关心患者，了解患者的紧张、恐惧情绪，告知有关疾病和手术的知识，消除患者的顾虑和消极心理，增强其对治疗的信心，使患者能积极配合治疗和护理。

2. 疼痛的护理　除了给予关心、疏导外，要给患者提供一个舒适、安静、利于休息的环境。遵医嘱给予镇痛药，并观察用药后的疗效。同时鼓励患者采用转移注意力，放松疗法等非药物方法镇痛。

3. 饮食和营养护理　给予高热量、高蛋白、富含维生素、易消化、无刺激的饮食，并少量多餐。对于不能进食或禁食的患者，应从静脉补充足够能量，必要时可实施全胃肠外营养。

4. 并发症的护理　并发出血的患者应观察呕血、便血情况，定时监测生命体征、有无口渴及尿少等循环血量不足的表现，及时补充血容量；急性穿孔患者要严密观察腹膜刺激征、肠鸣音变化等，予以禁食及胃肠减压、补液以维持水电解质平衡等，必要时做好急诊手术的准备。

七、健康指导

1. 疾病预防指导　对健康人群开展卫生宣教，提倡多食富含维生素 C 的新鲜水果、蔬菜，多食肉类、鱼类、豆制品和乳制品；避免高盐饮食，少进咸菜、烟熏和腌制食品；食品贮存要科学，不食霉变食物。对胃癌高危人群，如中度或重度胃黏膜萎缩、中度或重度肠化、不典型增生或有胃癌家族史者，应遵医嘱给予根除幽门螺杆菌治疗。对癌前状态者，应定期检查，以便早期诊断及治疗。

2. 疾病知识指导　指导患者生活规律，保证充足的睡眠，根据病情和体力，适量活动，增强机体抵抗力。注意个人卫生，特别是体质衰弱者，应做好口腔、皮肤黏膜的清洁，防止继发性感染。指导患者运用适当的心理防卫机制，保持乐观态度和良好的心理状态，以积极的心态面对疾病。

3. 用药指导与病情监测　指导患者合理使用镇痛药，发挥自身积极的应对能力，以提高控制疼痛的效果。嘱患者定期复诊，以监测病情变化和及时调整治疗方案。教会患者及家属如何早期识别并发症，及时就诊。

第六章

内分泌科疾病的护理

第一节　腺垂体功能减退症

腺垂体功能减退症是由于腺垂体激素分泌减少或缺乏所致的复合症群，可以是单种激素减少，如生长激素（GH）、催乳素（PRL）缺乏或多种激素，如促性腺激素（Gn）、促甲状腺激素（TSH）、促肾上腺皮质激素（ACTH）同时缺乏。腺垂体功能减退症可原发于垂体病变，或继发于下丘脑病变，表现为甲状腺、肾上腺、性腺等功能减退和（或）蝶鞍区占位性病变。临床表现变化较大，容易造成诊断延误，但补充所缺乏的激素后症状可迅速缓解。

一、病因及发病机制

1. 垂体瘤　为成人最常见原因，大都属于良性肿瘤。腺瘤可分功能性和非功能性。腺瘤增大可压迫正常垂体组织，引起腺垂体功能减退。颅咽管瘤可压迫邻近神经血管组织，导致生长迟缓、视力减弱、视野缺损、尿崩症等。

2. 下丘脑病变　如肿瘤、炎症、浸润性病变（如淋巴瘤、白血病）、肉芽肿（如结节病）等，可直接破坏下丘脑神经分泌细胞，使释放激素分泌减少，从而减少腺垂体分泌各种促靶腺激素、生长激素和催乳素等。

3. 垂体缺血性坏死　妊娠期垂体呈生理性肥大，血供丰富，若围生期因前置胎盘、胎盘早期剥离、胎盘滞留、子宫收缩无力等引起大出血、休克、血栓形成，使腺垂体大部缺血、坏死和纤维化，以致腺垂体功能低下，临床称为希恩（Sheehan）综合征。

4. 蝶鞍区手术、放疗和创伤　垂体瘤切除、术后放疗以及乳腺癌作垂体切除治疗等，均可导致垂体损伤。颅骨骨折可损毁垂体柄和垂体门静脉血液供应。鼻咽癌放疗也可损坏下丘脑和垂体，引起垂体功能减退。

5. 感染和炎症　各种感染，如病毒、细菌、真菌等引起的脑炎、脑膜炎、流行性出血热、结核等均可引起下丘脑—垂体损伤而导致功能减退。

6. 其他　长期使用糖皮质激素、垂体卒中以及空泡蝶鞍、海绵窦处颈内动脉瘤等均可引起本病。

二、临床表现

据估计，约50%腺垂体组织破坏后才有症状，75%破坏时有明显临床表现，破坏达95%可有严重垂体功能减退。最早表现为促性腺激素、生长激素和催乳素缺乏；促甲状腺激素缺乏次之；然后可伴有ACTH缺乏。希恩综合征患者多表现为全垂体功能减退，但无占位性病变表现。垂体功能减退主要表现为各靶腺（性腺、甲状腺、肾上腺）功能减退。

1. 性腺功能减退　常最早出现。女性多有产后大出血、休克、昏迷病史，表现为产后无乳、乳房萎缩、月经不再来潮、性欲减退、不育、性交痛等；检查有阴道分泌物减少，外阴、子宫和阴道萎缩，毛发脱落，尤以阴毛、腋毛为甚。成年男子性欲减退、勃起功能障碍，检查睾丸松软缩小，胡须、腋毛和阴毛稀少，无男性气质，皮脂分泌减少，骨质疏松。

2. 甲状腺功能减退　患者怕冷、嗜睡、思维迟钝、精神淡漠，皮肤干燥、变粗糙、苍白、少汗、弹性差。严重者可呈黏液性水肿、食欲减退、便秘、抑郁、精神失常、心率缓慢等。

3. 肾上腺皮质功能减退　患者常有明显疲乏、软弱无力、食欲不振、恶心、呕吐、体重减轻、血压偏低。因黑色素细胞刺激素减少可有皮肤色素减退、面色苍白、乳晕色素浅淡，有别于慢性肾上腺功能减退症。对胰岛素敏感者可有血糖降低，生长激素缺乏可加重低血糖发作。

4. 垂体功能减退性危象（简称垂体危象）　在全垂体功能减退症基础上，各种应激，如感染、败血症、腹泻、呕吐、失水、饥饿、寒冷、急性心肌梗死、脑卒中、手术、外伤、麻醉及使用镇静剂、催眠药、降糖药等均可诱发垂体危象。临床表现为：①高热型（体温高于 40 ℃）；②低温型（体温低于 30 ℃）；③低血糖型；④低血压、循环虚脱型；⑤水中毒型；⑥混合型。各种类型可伴有相应的症状，突出表现为循环系统、消化系统和神经精神方面的症状，如高热、循环衰竭、休克、恶心、呕吐、头痛、意识不清、谵妄、抽搐、昏迷等严重垂危状态。

另外，生长激素不足成人一般无特殊症状，儿童可引起侏儒症。垂体内或其附近肿瘤压迫症群除有垂体功能减退外，还伴有占位性病变的体征，如视野缺损、眼外肌麻痹、视力减退、头痛、嗜睡、多饮、多尿、多食等下丘脑综合征。

三、辅助检查

1. 性腺功能测定　女性有血雌二醇水平降低，没有排卵及基础体温改变，阴道涂片未见雌激素作用的周期性变化，男性见血睾酮水平降低或正常低值，精子数量减少、形态改变、活动度差、精液量少。

2. 肾上腺皮质功能测定　24 h 尿 17-羟皮质类固醇及游离皮质醇排量减少，血浆皮质醇浓度降低，但节律正常，葡萄糖耐量试验示血糖呈低平曲线改变。

3. 甲状腺功能测定　血清总 T_4、游离 T_4 均降低，总 T_3 和游离 T_3 正常或降低。

4. 腺垂体激素测定　FSH、LH、TSH、ACTH、PRL 及 GH 血浆水平低于正常低限。

5. 其他检查　可进行 X 线、CT、MRI 检查，了解病变的部位、大小、性质及其对邻近组织的侵犯程度。

四、诊断

根据病史、症状、体征结合实验室检查和影像学发现，可作出诊断。需排除以下疾病：多发性内分泌腺功能减退症、神经性厌食、失母爱综合征等。

五、治疗

1. 病因治疗　垂体功能减退症可由多种病因引起，应针对病因治疗。肿瘤患者可通过手术、化疗或放疗等措施治疗。对颅内占位性病变，必须先解除压迫及破坏作用，减轻和缓解颅内高压症状，提高生活质量。对于出血、休克引起的缺血性垂体坏死，关键在于预防，加强产妇围生期的监护，及时纠正产科病理状态。国内自采用新法接生及重视围生医学、加强产前保健后，因分娩所致大出血的发生率已显著下降，产后垂体坏死已大为减少。

2. 激素替代治疗　多采用靶腺激素替代治疗，需要长期、甚至终身维持治疗。治疗过程中应先补给糖皮质激素，然后再补充甲状腺激素，以防肾上腺危象发生。所有替代治疗宜经口服给药。

（1）肾上腺糖皮质激素：多选用氢化可的松，生理剂量为 20～30 mg/d，剂量随病情变化而调节，应激状态下需适当增加用量。

（2）甲状腺激素：生理剂量为左甲状腺素 50～150 μg/d 或甲状腺干粉片 40～120 mg/d，对于老年人、冠心病、骨密度低的患者，宜从最小剂量开始，并缓慢递增剂量，以免加重肾上腺皮质负担，诱发甲状腺危象。

（3）性激素：病情较轻的育龄女性采用人工月经周期治疗，可维持第二性征和性功能，促进排卵和生育。男性患者用丙酸睾酮治疗，可促进蛋白质合成、增强体质、改善性功能与性生活，但不能生育。

3. 垂体危象处理　首先给予50%葡萄糖注射液40～60 mL迅速静脉注射以抢救低血糖，然后用5%葡萄糖盐水500～1 000 mL中加入氢化可的松50～100 mg静脉滴注，以解除急性肾上腺功能减退危象。有循环衰竭者按休克原则治疗，感染致败血症者应积极进行抗感染治疗，水中毒患者应加强利尿，可给予泼尼松或氢化可的松。低温与甲状腺功能减退有关，可给小剂量甲状腺激素，并可采取保暖措施使患者体温回升。高温者应予降温治疗。禁用或慎用麻醉剂、镇静剂、催眠药或降糖药等，以防止诱发昏迷。

六、护理措施

1. 饮食护理　指导患者进食高热量、高蛋白、高维生素、易消化的饮食，少量多餐，以增强机体抵抗力。

2. 垂体危象的护理

（1）避免诱因：避免感染、失水、饥饿、寒冷、外伤、手术、不恰当用药等诱因。

（2）病情监测：密切观察患者的意识状态、生命体征的变化，注意有无低血糖、低血压、低体温等情况。评估患者神经系统体征以及瞳孔大小、对光反射的变化。

（3）紧急处理配合：一旦发生垂体危象，立即报告医师并协助抢救。主要措施有：迅速建立静脉通路，补充适当的水分，保证激素类药及时准确使用；保持呼吸道通畅，给予氧气吸入；低温者应保暖，高热型患者给予降温处理；做好口腔护理、皮肤护理，保持排尿通畅，防止尿路感染。

七、健康教育

1. 避免诱因　指导患者保持情绪稳定，注意生活规律，避免过度劳累。冬天注意保暖，更换体位时动作应缓慢，以免发生晕厥。平时注意皮肤的清洁，预防外伤，少到公共场所或人多之处，以防发生感染。

2. 用药指导　教会患者认识所服药物的名称、剂量、用法及不良反应，如肾上腺糖皮质激素过量易致欣快感、失眠；服用甲状腺激素应注意心率、心律、体温、体重变化等。指导患者认识到随意停药的危险性，必须严格遵医嘱按时按量服用药物，不得随意增减药物剂量。

3. 观察与随访　指导患者识别垂体危象的征兆，若有感染、发热、外伤、腹泻、呕吐、头痛等情况发生时，应立即就医。外出时随身携带识别卡，以防意外发生。

八、预后

积极防治产后大出血及产褥热，在垂体瘤手术、放疗时也应预防此症的发生。本病多采用靶腺激素长期替代治疗，可适应日常生活。

第二节　生长激素缺乏

生长激素缺乏症是指自儿童期起病的垂体前叶（腺垂体）生长激素（GH）部分或完全缺乏而导致的生长发育障碍性疾病。可为单一的生长激素缺乏，也可同时伴垂体前叶其他激素，特别是促性腺激素缺乏。其患病率约为1/10 000，男童较女童更易患病。

一、护理评估

（一）健康评估

导致生长激素缺乏的病因可分为3类，即原发性垂体疾患、下丘脑疾患以及外周组织对GH不敏感。护士在评估患者健康史时，可从以下几方面进行评估。

1. 原发性垂体前叶功能低下

（1）先天性异常：包括先天性脑发育异常，如全前脑综合征、垂体前叶缺如、脑中线发育缺陷以及家族性全垂体前叶功能低下、家族性生长激素缺乏症等。

（2）颅内肿瘤：如垂体无功能性腺瘤、颅咽管瘤等鞍内或鞍上肿瘤的压迫致垂体前叶萎缩。

（3）其他损伤：如颅脑外伤、颅内感染、颅内肿瘤的放射治疗等，组织细胞增多症对垂体的浸润以及结节病等。

2. 继发于下丘脑疾病的 GH 缺乏

（1）特发性：此为生长激素缺乏症的最常见病因，多因出生时损伤所致；生长激素缺乏症儿童中的 50%～60% 有围生期损伤史，如难产、出生后窒息；也可伴有其他垂体前叶激素缺乏。

（2）颅内感染、颅内放射治疗后、肉芽肿病（如组织细胞增生症）、下丘脑肿瘤（如颅咽管瘤）、精神社会因素（情感剥夺性侏儒症）等可致下丘脑功能异常，促生长激素释放激素（GHRH）产生不足。

3. GH 不敏感综合征

（1）遗传性生长激素抵抗症（Laron-type dwarfism）：是由于遗传性生长激素受体缺乏或不足，致生长介素（IGF-1）生成减少或缺如。血 GH 水平升高，而 IGF-1 水平低。

（2）无活性 GH：患者表现为垂体性侏儒，但血 GH 正常或升高，GH 分子结构、GH 受体以及受体后反应均正常。推测病因可能与 GH 无生物活性有关。

（二）临床症状观察与评估

1. 生长激素缺乏的表现　患者出生时或出生后身材矮小，生长节律变慢，身高较正常平均值低，但体态匀称，骨龄延迟，牙齿成熟也较晚。皮肤较细腻，皮下脂肪组织丰富，成年期面容呈"小老头"。

2. 其他垂体前叶激素缺乏的表现　可只表现为单一垂体生长激素缺乏或加上一、两种或数种垂体前叶激素缺乏，一般常见为促性腺激素，其次为促肾上腺皮质激素或促甲状腺激素，如促性腺激素缺乏可出现性腺不发育，促肾上腺激素和促甲状腺激素缺乏时，临床表现常不明显，或有低血糖等症状。

3. 如继发于下丘脑—垂体疾病　以颅咽管瘤较为多见，可表现为相应疾病的症状和体征。

（三）辅助检查评估

1. 血生长激素基础值测定　生长激素分泌呈脉冲式，大部分分泌峰值在睡眠的第 3～4 期，而且不同年龄、性别，其性激素水平的差异很大，清晨空腹测定生长激素值可作为筛查。

2. 兴奋试验

（1）胰岛素低血糖兴奋试验：空腹过夜，基础状态下，快速静脉注入普通胰岛素 0.1～0.15 U/kg 体重，分别于注射前及注射后 30 min、60 min、90 min、120 min 取血测血糖及垂体生长激素水平，如血糖下降至 50 mg/dL（2.8 mL/L）以下或降至空腹血糖的 50% 以下为有效的低血糖刺激，如注射胰岛素后垂体生长激素 >5 ng/mL 为反应正常。

（2）左旋多巴兴奋试验：清晨空腹，口服左旋多巴，成人 0.5 g，儿童 15 kg 体重以下口服 0.125 g，15～30 kg 者口服 0.25 g，30 kg 以上者口服 0.5 g。服药前及服药后 30 min、60 min、90 min、120 min 取血测垂体生长激素水平，如垂体生长激素 >5 ng/mL 为反应正常。

（3）精氨酸兴奋试验：空腹过夜基础条件下，30 min 内静脉滴注精氨酸 0.5 g/kg 体重，最大量不超过 20 g，滴注前及滴注后 30 min、60 min、90 min、120 min 取血测垂体生长激素水平，如垂体生长激素 >5 ng/mL 为反应正常。

（4）生长激素释放激素（GHRH）兴奋试验：静脉注射 GHRH 1～2 μg/L，注射前及注射后 30 min、60 min、90 min、120 min 取血测 GH，如峰值≤5 μg/L，属无反应；6～10 μg/L 为轻度反应；11～50 μg/L 为有反应。如上述试验无反应，而 GHRH 试验有反应者提示为下丘脑疾病引起。

3. 定位检查　CT、磁共振检查有无下丘脑或垂体肿瘤。

（四）心理与社会评估

患者多幼年发病，在同龄人中发育较迟缓，因此，患者会产生自卑、性格孤僻、社交障碍等。护士在对患者进行评估时应态度和蔼，多与患者进行交流，了解患者心理状况。

二、常见的护理诊断/问题

1. 自我形象紊乱　与疾病所致身材矮小有关。
2. 知识缺乏　与未接受过相关疾病教育有关。
3. 焦虑　与身材矮小所致自卑情绪有关。
4. 受伤的危险　与患者行低血糖刺激试验血糖过低有关。

三、护理目标

（1）通过健康教育，患者能够复述有关疾病知识，并表示理解并接受。
（2）患者生活需求得到满足。
（3）患者能够配合完成功能试验。
（4）患者住院期间无低血糖等不良并发症发生。
（5）患者住院期间能够接受身体外形，能够进行正常社交。

四、护理措施

（一）心理护理

因患者身材矮小，有一定思想压力及负担，应多与患者沟通，加强心理护理，增强治疗疾病的信心。

（二）饮食护理

鼓励患者进食高热量、高蛋白、高维生素饮食，鼓励患者多饮牛奶以补充钙质，促进骨骼发育。

（三）活动与休息

鼓励患者加强体育锻炼，促进骨骼发育、身高生长。

（四）检查护理

（1）向患者及家属讲解兴奋试验的过程以及如何配合，指导患者试验前禁食水 8 h，试验过程中可少量进水，但仍需禁食，建立静脉通路，并遵医嘱给药。监测患者用药后有无恶心、低血糖等症状。如行胰岛素低血糖生长激素刺激试验，需监测血糖，试验过程中应保留一条静脉通路，同时备好 50% 葡萄糖注射液或升糖速度较快的饮料和食物，以防血糖过低出现危险。行左旋多巴生长激素兴奋试验时，因空腹服用左旋多巴可出现恶心、呕吐，因此应观察患者胃肠道反应，如将药物呕吐出，护士应及时通知医生，遵医嘱进行补服药物，保证试验的准确性。

（2）正确留取血标本送化验检查。

（五）生活护理

因此病患者年龄偏低，对年幼患儿应加强生活护理，注意安全，并按儿科护理常规护理。

（六）用药护理

（1）试验用药：做左旋多巴兴奋试验时需注意有无恶心、呕吐等胃肠道反应，并做好护理。做胰岛素低血糖兴奋试验时遵医嘱用药，同时应密切观察患儿心率、意识、血糖等，观察患者有无出汗等低血糖反应。

（2）如用生长激素治疗，则应让患者按时、准确用药，并注意观察用药后身高增长情况。指导患者出院后仍需遵医嘱用药，教会患者监测药效的方法，定期随诊，用药过程中如出现不良反应需及时就医。

（七）健康教育

生长激素缺乏症患者一般年龄较小，在治疗期间应指导患者及其家属规律服药，监测身高以及药物不良反应，出院后遵医嘱随诊，饮食方面适量食用含钙量高的食物，但是不可过量，如出现不良症状需及时就诊。

第三节　垂体瘤

垂体位于颅内蝶鞍内，呈卵圆形，大小约 1.2 cm×1.0 cm×0.5 cm，平均重量为 700 mg。女性妊娠时呈生理性肥大。垂体具有复杂而重要的内分泌功能，分为腺垂体（垂体前叶）和神经垂体（垂体后叶）。

垂体瘤是一组从腺垂体和神经垂体及颅咽管上残余细胞发生的肿瘤（表 6-1）。临床上有明显症状者约占颅内肿瘤的 10%。本病患者男性略多于女性，发病年龄大多在 31～40 岁。

表 6-1　垂体瘤的分类

1. 内分泌功能亢进
(1) 肢端肥大症/巨人症，生长激素浓度增高
(2) 高泌乳素血症
(3) 库欣病，促肾上腺皮质激素和皮质醇血浓度增高
(4) 甲状腺功能亢进，伴不适当促甲状腺素分泌过多
(5) 尿促卵泡激素、黄体生成素增高
2. 临床无功能
3. 功能状态不确定
4. 异位性功能状态亢进

由于垂体是一个较小的内分泌腺体，且邻近有多条血管、神经，因此，肿瘤压迫周围血管、神经的患者可有一系列症状，如头痛、视野缺损、骨质破坏等。

一、护理评估

（一）健康评估

垂体功能亢进症的发病原因不同，临床表现因分泌的激素不同而有很大区别。因此，护士在对患者进行病史评估时应包括年龄、性别、家族史等方面，另外，应询问患者有无帽子越来越大，鞋码逐渐变大，有无易疲乏、头晕、视野缺损等。对于考虑泌乳素瘤的患者，还应注意评估患者性功能，女性患者月经情况，如闭经、不孕等。

根据垂体瘤发生的部位不同，可分为生长激素瘤、泌乳素瘤、ACTH 瘤（库欣病）和 TSH 瘤、LH 瘤和 FSH 瘤，但是最为常见的主要是垂体瘤和泌乳素瘤，见表 6-2。

表 6-2　垂体瘤的发生率

种类	发病率（%）	种类	发病率（%）
生长激素瘤	17	库欣病	14
泌乳素瘤	30	促性腺激素瘤	2
生长激素瘤合并泌乳素瘤	10	其他（无功能、癌细胞未分类）	27

（二）临床表现观察

1. 压迫症状

(1) 头痛：早期肿瘤压及鞍隔、硬脑膜或附近的大血管而致眼后部、额部或颞部头痛。晚期影响脑脊液循环而致颅压升高，可有头痛，并伴有恶心、呕吐、视盘水肿。

(2) 视功能障碍：视物模糊，视野缺损，眼外肌麻痹，复视。

(3) 压迫下丘脑：食欲亢进，肥胖，睡眠障碍，体温调节异常及尿崩症。

2. 腺垂体功能减退　垂体大腺瘤压迫正常垂体组织所致。性腺：成年女性有闭经，男性性功能减

退（阳痿），青少年不发育。

3. GH 过度分泌

（1）骨骼的改变：头围增大，下颌增大，前突齿距增宽，咬合困难，手脚粗大、肥厚，手指变粗，不能做精细动作，感觉鞋、帽、手套变小，关节僵硬，脊柱后突并有桶状胸。

（2）皮肤软组织的改变：皮肤粗厚，皮脂腺分泌过多，患者大量出汗成为病情活动的重要指征。头面部突出，唇肥厚，鼻唇沟皮褶隆起，头颅皮肤明显增厚，鼻宽，舌大。女性患者表现有多毛。

（3）糖代谢紊乱：GH 分泌过多，表现为胰岛素抵抗、糖耐量降低乃至糖尿病。

（4）心血管系统病变：高血压、心脏肥大及左心室功能不全、冠心病。

（5）呼吸系统：有睡眠呼吸暂停综合征。

（6）神经肌肉系统：耐力减退，40% 有明显肌病，表现为轻度近端肌萎缩无力。

（7）并发恶性肿瘤：在肢端肥大症中，肿瘤发生危险性增加，结肠息肉以及腺癌与肢端肥大症的关系最为密切。

（8）垂体卒中：垂体 GH 分泌瘤多为大腺瘤，生长迅速，较多发生垂体瘤的出血、梗死及坏死。

（9）死亡：生存期较正常人短，其中死于心脏病、脑血管病及糖尿病并发症者各占 20%，死于垂体功能衰竭者占 12.5%。

4. PRL 过度分泌　女性表现为溢乳、闭经（血 PRL > 5.0 μg/L、特发性高催乳素血症者月经正常）、不育与性功能减退、青少年发病者发育延迟，还可有多毛和痤疮、骨质疏松、肥胖、水潴留。男性症状少，主要是阳痿、不育，少数有溢乳、乳房发育、毛发稀，多因垂体腺瘤出现压迫症状而就医。

5. ACTH 过度分泌　患者可表现为库欣病体征。

（三）辅助检查

1. 实验室检查　垂体功能亢进症的患者分泌激素过多，测定血中 PRL、ACTH、GH，如高于正常值，可做进一步功能试验。

2. 放射性诊断　X 线、CT、MRI 可做定位性诊断。

3. 内分泌功能试验　用以查明病因及进行定性诊断。

（1）小剂量地塞米松抑制试验：每 8 h 口服 0.75 mg 地塞米松，连续 2 d，于服药前和服药第 2 天分别留取 24 h 尿游离皮质醇。本试验可用以区别单纯性肥胖症及皮质醇增多症，正常人或肥胖者尿游离皮质醇排出常被明显抑制到基础值 50% 以下，但皮质醇增多症患者多不受抑制或轻度抑制。

（2）大剂量地塞米松抑制试验：大剂量抑制法为每 8 h 口服 1.5 mg 地塞米松，连续 2 d，分别留取服药前和服药第 2 天尿游离皮质醇。本试验用以鉴别肾上腺皮质增生及肿瘤。由下丘脑 – 垂体引起的增生者可抑制 50% ~70%，但肿瘤引起者不受抑制，尤以皮质癌肿或异位 ACTH 癌肿引起者则完全不受抑制，异源性 CRH 者有时有抑制；个别腺瘤（ACTH 束被完全抑制者）有时可轻度抑制。

（3）生长激素抑制试验：隔夜晚餐后禁食，试验日晨口服葡萄糖粉 110 g，于服用前，服用后 30 min、60 min、120 min、180 min 和 240 min 分别采血，测血糖与 GH。在口服葡萄糖 1 ~2 h 内血 GH 被抑制到 3 μg/L。肢端肥大症患者则不被抑制。

（四）心理与社会评估

患者由于身高超常、溢乳、库欣病体征导致身体外形改变，最多见的是由于自卑而产生的焦虑、抑郁，对未来失去信心。库欣病患者由于皮质醇分泌增多，可出现精神兴奋、失眠，甚至出现精神症状。

二、常见的护理诊断/问题

1. 疼痛　与肿瘤分泌过多激素及压迫周围组织有关。

2. 自我形象紊乱　与疾病所致身体病理性改变有关。

3. 焦虑　与健康状况改变有关。

4. 活动无耐力　与疾病所致乏力有关。

5. 有受伤的危险　与肿瘤压迫视神经导致视力下降有关。

6. 有感染的危险　与激素分泌过多导致血糖升高、易发生感染有关。

三、护理目标

（1）患者住院期间机体舒适感增加，疼痛有所缓解，患者能够主诉疼痛的原因及影响因素，并能够运用放松技巧缓解疼痛。

（2）住院期间患者能够采取有效的应对方式。患者表示能够接受身体外形的改变，保持与周围人的正常交往，能够与医护人员交流自身感受和关心的问题。

（3）住院期间患者能够认定产生焦虑的原因，愿意与医护人员和家属进行讨论，参与制订出院计划，保持积极的态度。

（4）住院期间患者能够理解产生乏力的原因，配合医护人员进行循序渐进的锻炼，参与制订合理的运动计划，活动后无不适主诉。

（5）患者住院期间不发生外伤。

（6）住院期间患者生命体征平稳，无院内感染发生。出现院内感染后应及时发现并治疗。

四、护理措施

（一）疼痛的护理

（1）评估患者疼痛的诱发因素、疼痛部位、性质、频率。评估患者对于使用过的控制疼痛方法的有效性。

（2）与患者共同讨论能够缓解疼痛的方法，如放松、深呼吸、转移注意力等。

（3）遵医嘱予患者止痛药，并向患者讲解药物的作用、不良反应以及如何尽量减少不良反应的发生，用药后评价效果。

（二）饮食护理

库欣病患者由于皮质醇分泌增多，患者可发生继发性糖尿病，因此，对于血糖异常的患者应给予糖尿病饮食，限制每天总热量，鼓励患者饥饿时可进食含糖量少的蔬菜，如黄瓜、番茄等。

（三）自我形象紊乱的护理

（1）鼓励患者说出对疾病导致的身体外形改变的感受以及患者预期希望有哪些改变，如体重、胸围、腰围等。

（2）通过健康指导，使患者理解身体外形改变的原因，并逐步让患者接受目前的外形改变。

（3）指导患者在能够耐受的条件下进行正确的运动。

（四）活动和安全护理

（1）评估患者活动能力。与患者共同讨论能够采取的活动，并共同制订合理的活动计划及目标，避免因活动出现不适。

（2）库欣病患者由于骨质疏松，可发生病理性骨折。为患者提供一个安全的活动环境，并指导患者在一个安全的环境内进行活动，以防受伤。

（五）预防感染

为患者提供清洁的病室环境，勤通风，指导患者注意个人卫生，预防感染。

（六）焦虑的护理

（1）评估患者的应对方式、压力来源和适应技巧。

（2）与患者及其家庭成员共同探讨患病过程中的心理状况，提高家庭支持。

（3）指导患者家属避免对患者使用批评性语言，多给予鼓励和称赞。

（七）健康教育

（1）护士应与患者一起讨论改善疼痛的方法，以及出院后患者如何进行有效的缓解，为患者提供缓解疼痛的方法，如如何进行放松、保证身体的舒适、合理使用止痛药物等。

（2）护士应与患者交流感受，鼓励患者说出感受，教给患者应对不良心理状况的方法，如倾诉、转移注意力、听音乐等。

（3）保证患者能够了解并说出使用的药物的作用和不良反应。

（4）对于将出院患者做好出院前指导，包括饮食、活动、用药、随诊等。

第四节 尿崩症

尿崩症是肾不能保留水分，临床上表现为排出大量低渗透、低比重的尿和烦渴、多饮。基本缺陷是：由于不同原因使抗利尿激素（antidiuretic hormone，ADH）调节机体水平衡作用发生障碍，尿液不能被浓缩。临床多数是抗利尿激素缺乏引起的中枢性尿崩症，一部分是肾小管对抗利尿激素不起反应的肾性尿崩症，也有一些是各种原因致过量饮水引起多尿。

尿崩症按发病机制主要可分为3种类型（表6-3）。第一类是ADH分泌不足，称为神经性或中枢性尿崩症；第二类是肾脏对ADH缺乏反应，通常被称作肾性尿崩症，或多种后天原因使肾小管不能浓缩尿液；第三类是水摄入过度引起的精神性多饮。

表6-3 尿崩症的分类及病因

类型	病因
中枢性尿崩症	头部手术后、脑外伤、中枢神经系统感染、脑部肿瘤等引起ADH合成和分泌减少
肾性尿崩症	肾脏对ADH反应缺陷
精神性多饮	口渴中枢受损或精神失常导致口渴、过多饮水

一、护理评估

（一）健康评估

中枢性尿崩症的发病是由于ADH分泌不足，它可以是原发的ADH分泌缺乏，常因发育和其他原因造成的产生ADH的神经元细胞缺失；也可是后天继发于涉及下丘脑—神经垂体部位的各种肿瘤、浸润性炎症、缺血性病变或手术与创伤等任何一种病变，使ADH产生减少。①下丘脑—垂体区的占位病变或浸润性病变：各种良性或恶性肿瘤病变，原发性的如颅咽管瘤、生殖细胞瘤、脑膜瘤、垂体腺瘤、胶质瘤；继发性的如源自肺或乳腺的转移癌，也可为淋巴瘤、白血病等。②头部外伤。③医源性：垂体瘤术后引起。④家族性：为常染色体显性遗传。

护士在评估尿崩症患者时，注意评估患者的典型症状，如烦渴、大量饮水程度。既往有无本病的诱发因素，如手术治疗、头部受伤以及服用过药物（如锂盐）等。另外，还要注意患者有无脱水症状，如皮肤弹性变差、口干、出入量等。

（二）临床表现观察

尿崩症的特征性临床表现是多尿、烦渴、多饮，每昼夜尿量可达16 L以上，尿色清水样，无色，日夜尿量相仿，不论白天与晚上，每30~60 min需排尿和饮水。中枢性尿崩症患者症状的出现常是突然的，许多患者可诉述烦渴、多尿始自某天，一些患者口渴、多饮起始时可能正值感冒发热或炎热夏季而"主动多饮水"。尿崩症最常见还是每天尿量5~10 L。患者喜欢凉的饮料，有疲乏、烦躁、头晕、食欲缺乏、体重下降及工作学习效率降低的表现。

一些因垂体、下丘脑区肿瘤或浸润性病变而发生尿崩症的患者，病变可能同时引起下丘脑口渴中枢的损害，由于渴感缺乏，患者不能充分饮水。这些患者都有脱水体征，软弱无力、消瘦，病情进展快，后期都有嗜睡、明显精神异常、代谢紊乱、腺垂体功能减退，或还有肿瘤引起压迫症状，颅内压力增高，病死率高。

中枢性尿崩症发生于儿童期或青春期前，如系垂体—下丘脑区肿瘤性、浸润性病变或垂体柄损伤，可出现生长发育障碍；生长激素兴奋试验表明为生长激素缺乏性侏儒，有腺垂体功能减退，青春期时将不出现第二性征发育。特发性尿崩症不发生这些临床情况，但多数成年后身材略显矮小，系多饮、多尿干扰正常生活，而非生长激素分泌缺乏。

（三）辅助检查

1. 尿比重、尿渗透压、血钠　尿比重常低于 1.006，尿渗透压常低于血浆渗透压。血钠升高。

2. 禁水—加压素联合试验　比较禁水后与使用血管升压素后的尿渗透压变化，是确定尿崩症及进行尿崩症鉴别诊断的简单可行的方法。

3. MRI 检查　可观察到 3 ~ 4 mm 的占位性病变，也可能看到垂体柄的增粗、曲折、中断或节段状改变。

（四）心理与社会评估

尿崩症患者一般会因疾病导致经常口渴、多尿、频繁饮水而产生恐惧、焦虑和无助，护士在对患者进行评估的同时，向患者进行解释说明，以缓解患者的不良心理状况。

二、常见的护理诊断/问题

1. 体液不足　与内分泌调节功能障碍、下丘脑—神经垂体部位病变有关。

2. 知识缺乏　与对本疾病缺乏了解有关。

三、护理目标

（1）准确记录出入量，保持出入量平衡，保持体重稳定。

（2）患者能够按时服药，配合治疗，进高热量、高维生素、易消化饮食。

（3）患者了解疾病有关治疗，准确记录出入量的意义。

（4）患者能够正确对待疾病，坚持长期用药。

四、护理措施

（一）一般护理

尿崩症患者由于尿量较多、烦渴明显，可提供患者喜欢的冷饮，如冷开水，以保证患者水的摄入足够。口渴时一定保证液体的供给。护士应知道患者不可过多摄入含糖量高的饮料，以防止血糖升高及血浆渗透压升高而产生利尿效果。

（二）病情观察

（1）准确记录患者尿量、尿比重、饮水量，观察液体出入量是否平衡及体重变化。如患者出现无力、烦躁、嗜睡、发热、精神异常、血压下降等现象，处于严重意识不清状态，则遵医嘱予胃肠补液，监测尿量、尿比重、体重等指标。

（2）观察饮食情况，如出现食欲不振，以及便秘、发热、皮肤干燥、倦怠、睡眠不佳、头痛、恶心、呕吐、胸闷、虚脱、昏迷等，应通知医生给予补液治疗。

（3）对各种症状严重的尿崩症患者，在治疗时给予及时纠正高钠血症，积极治疗高渗性脑病，正确补充水分，恢复正常血浆渗透压。但如果原来的高渗状态下降过快，易引起脑水肿，因此，护士在遵医嘱对患者进行补液治疗时，应控制输液速度，不可输注过快。在给患者输注含糖液体时，应观察患者意识，监测血糖，以免高血糖发生和渗透性利尿，如果患者血糖升高，主诉头晕、恶心等不适，应及时通知医生。

（三）对症护理

（1）对于多尿、多饮者应预防脱水，根据患者的需要供应水。监测尿量、饮水量、体重，从而监测液体出入量，正确记录；观察尿色、尿比重等及电解质、血渗透压情况。

（2）患者因夜间多尿而失眠、疲劳以及精神焦虑等，应给予相应的护理照料。

（3）注意患者出现的脱水症状，一旦发现要及早补液。

（4）保持皮肤、黏膜的清洁。

（四）用药护理

由于尿崩症一般为终身疾病，需长期用药，其中以去氨加压素（DDAVP，人工合成的 AVP 类似物）为最佳。其使用方法为口服或喷鼻。对于使用该药治疗的患者，护士应向患者及家属介绍药物的基本知识和治疗方法，其不良反应为头痛、腹痛、皮肤潮红，治疗时如果不限制水分的摄入，则可能导致水分滞留，而产生体重增加、血钠减少，严重时会产生头痛、恶心及低钠血症，重者可出现痉挛现象。因此，服用该药应每天严格监测体重、血电解质等，以指导治疗。对于使用氢氯噻嗪治疗的患者，应指导患者低钠饮食，由于该药有排钾作用，使用期间应定时监测血钾，以防发生低钾血症。

（五）试验护理（表6-4）

表6-4　试验护理

试验	护理措施	措施依据
禁水−加压素联合试验	评估患者基础生命体征（心率、呼吸、血压、体温），每小时监测并记录	可以了解患者在试验过程中有无直立性低血压、心率加速
	试验过程中让患者绝对禁水（包括不能洗手等方式接触水）	绝对禁水才能保证试验结果的准确性
	严密监测患者禁水期间的病情，测量患者每小时尿量、尿比重、尿渗透压和血渗透压	当患者禁水后尿渗透压连续3次不改变或体重下降3%时，需进行记录并通知医生，用药治疗
	每小时监测体重	
	遵医嘱予患者皮下注射垂体后叶素。继续每小时监测尿量、尿比重、尿渗透压	

（六）心理护理

详细评估患者及家属对疾病的心理冲突程度及对接受治疗的心理状态，通过护理活动与患者建立良好护患关系，鼓励患者及时治疗，解除顾虑和恐惧，增强信心。

（七）健康教育

（1）患者由于多尿、多饮，要嘱患者在身边备足温开水。

（2）注意预防感染，尽量休息，适当活动。

（3）指导患者记录尿量及体重的变化。

（4）准确遵医用药，用药期间出现不良反应时及时就诊，不得自行停药。

（5）门诊定期随访。

第五节　甲状腺功能亢进症

甲状腺功能亢进症（简称甲亢）可分为 Graves 甲亢、继发性甲亢和高功能腺瘤 3 大类。Graves 甲亢最常见，指甲状腺肿大的同时出现功能亢进症状。腺体肿大为弥漫性，两侧对称，常伴有突眼，故又称"突眼性甲状腺肿"。继发性甲亢较少见，由于垂体 TSH 分泌瘤分泌过多 TSH 所致。高功能腺瘤少见，多见于老年人、病史多有 10 余年，腺瘤直径多数大于 4 cm，腺体内有单个的自主性高功能结节，结节周围的甲状腺呈萎缩改变，患者无突眼。

甲亢主要累及妇女，男女发病率之比为 1∶4，一般患者较年轻，年龄多在 20～40 岁。

一、病因及发病机制

病因迄今尚未完全明了，可能与下列因素有关。

（一）自身免疫性疾病

近年来研究发现，Graves 甲亢患者血中促甲状腺激素（TSH）浓度不高甚至低于正常，应用促甲状腺释放激素（TRH）也不能刺激这类患者血中 TSH 浓度升高，故目前认为 Graves 甲亢是一种自身免疫性疾病。患者血中有刺激甲状腺的自身抗体，即甲状腺刺激免疫球蛋白，这种物质属于 G 类免疫球蛋白，来自患者的淋巴细胞，与甲状腺滤泡的 TSH 受体结合，从而加强甲状腺细胞功能，分泌大量 T_3 和 T_4。

（二）遗传因素

可见同一家族中多人患病，甚至连续几代患病，单卵双生胎患病率高达 50%，本病患者家族成员患病率明显高于普通人群。目前发现与主要组织相容性复合物（MHC）相关。

（三）精神因素

精神因素可能是本病的诱发因素，许多患者在发病前有精神刺激史，推测可能因应激刺激情况下，T 细胞的监测功能障碍，使有免疫功能遗传缺陷者发病。

二、病理

甲状腺多呈不同程度弥漫性、对称性肿大，或伴峡部肿大。质脆软，包膜表面光滑、透亮，也可不平或呈分叶状。甲状腺内血管增生、充血，腺泡细胞增生肥大，滤泡间组织中淋巴样组织呈现不同程度的增生，从弥漫性淋巴细胞浸润至形成淋巴滤泡，或出现淋巴组织生发中心扩大。有突眼者，球后组织中常有脂肪浸润，眼肌水肿增大，纤维组织增多，黏多糖沉积与透明质酸增多，淋巴细胞及浆细胞浸润。眼外肌纤维增粗，纹理模糊，球后脂肪增多，肌纤维透明变性、断裂及破坏，肌细胞内黏多糖也有增多。骨骼肌、心肌也有类似眼肌的改变。病变皮肤可有黏蛋白样透明质酸沉积，伴多数带有颗粒的肥大细胞、吞噬细胞和含有内质网的成纤维细胞浸润。

三、护理评估

（一）健康史

评估患者的年龄、性别；询问患者是否曾患结节性甲状腺肿大；了解患者家族中是否曾有甲亢患者；询问患者近期是否有精神刺激或感染史。

（二）身体评估

1. 高代谢综合征　甲状腺激素分泌增多导致交感神经兴奋性增高和代谢加速。患者怕热、多汗、体重下降、疲乏无力、皮肤温暖湿润，可有低热，体温常在 38 ℃左右，碳水化合物、蛋白质及脂肪代谢异常，出现消瘦、软弱。

2. 神经系统　患者表现为神经过敏、烦躁多虑、多言多动、失眠、多梦、思想不集中、记忆力减退，有时有幻觉，甚至表现为焦虑症。少数患者出现寡言抑郁、神情淡漠（尤其是老年人），舌平伸及手举表现为细震颤、腱反射活跃、反射时间缩短。

3. 心血管系统　患者的主要症状有心悸、气促，窦性心动过速，心率高达 100～120 次/分钟，休息与睡眠时心率仍快。收缩压增高，舒张压降低，脉压增大。严重者发生甲亢性心脏病，表现为心律失常，出现期前收缩（早搏）、阵发性心房颤动或心房扑动、房室传导阻滞等。第一心音增强，心尖区心音亢进，可闻及收缩期杂音；长期患病的患者可出现心肌肥厚或心脏扩大、心力衰竭等。

4. **消化系统** 患者出现食欲亢进，食量增加，但体重明显下降。少数患者（老人多见）表现为厌食、消瘦明显，病程长者表现为恶病质。由于肠蠕动增加，患者大便次数增多或顽固性腹泻，粪便不成形，含较多不消化的食物。由于伴有营养不良、心力衰竭等，患者可出现肝脏受损，表现为肝大和肝功能异常，重者出现黄疸。

5. **运动系统** 肌肉萎缩导致软弱无力，行动困难。严重时称为甲亢性肌病，表现为浸润性突眼伴眼肌麻痹、急性甲亢性肌病或急性延髓麻痹、慢性甲亢性肌病、甲亢性周期性四肢麻痹、甲亢伴重症肌无力和骨质疏松。

6. **生殖系统** 女性可出现月经紊乱，表现为月经量少、周期延长，久病可出现闭经、不孕，经抗甲状腺药物治疗后，月经紊乱可以恢复。男性性功能减退，常出现阳痿，偶可发生乳房发育、不育。

7. **内分泌系统** 可以影响许多内分泌腺体，其中性腺功能异常，表现为性功能和性激素异常。本病早期肾上腺皮质可增生肥大，功能偏高，久病及病情加重时，功能相对减退，甚至功能不全。患者表现为色素轻度沉着和血 ACTH 及皮质醇异常。

8. **造血系统** 因消耗增多，营养不良，维生素 B_{12} 缺乏和铁利用障碍，部分患者伴有贫血。部分患者有白细胞和血小板减少，淋巴细胞及单核细胞相对增加，其可能与自身免疫破坏有关。

9. **甲状腺肿大** 甲状腺常呈弥漫性肿大（表6-5），增大 2～10 倍不等，质较柔软、光滑，随吞咽上下移动。少数为单个或多发的结节性肿大，质地为中等硬度或坚硬不平。由于甲状腺的血管扩张，血流量和流速增加，可在腺体上下极外侧触及震颤和闻及血管杂音。

表6-5 甲状腺肿大临床分度

分度	体征
一度	甲状腺触诊可发现肿大，但视诊不明显
二度	视诊即可发现肿大
三度	甲状腺明显肿大，其外缘超过胸锁乳突肌外缘

10. **突眼** 多为双侧性，可分为非浸润性和浸润性突眼两种。

（1）非浸润性突眼（良性突眼）：主要由于交感神经兴奋性增高，使眼外肌群和上睑肌兴奋性增高，球后眶内软组织改变不大，病情控制后，突眼常可自行恢复，预后良好。患者出现眼球突出，可不对称，突眼度一般小于 18 mm，表现为下列眼征。①凝视征（Darymple 征），因上眼睑退缩，引起睑裂增宽，呈凝视或惊恐状。②瞬目减少征（Stellwag 征），瞬目减少。③上睑挛缩征（Von Graefe 征），上睑挛缩，双眼下视时，上睑不能随眼球同时下降，使角膜上方巩膜外露。④辐辏无能征（Mobius 征），双眼球内聚力减弱，视近物时，集合运动减弱。⑤向上看时，前额皮肤不能皱起（Joffroy 征）。

（2）浸润性突眼（恶性突眼）：目前认为其发生与自身免疫有关，在患者的血清中已发现眶内成纤维细胞结合抗体水平升高。患者除眼外肌张力增高外，球后脂肪和结缔组织出现水肿、淋巴细胞浸润，眼外肌显著增粗。突眼度一般在 19 mm 以上，双侧多不对称。除上述眼征外，患者常有眼内异物感、畏光、流泪、视力减退，因眼肌麻痹而出现复视、斜视、眼球活动度受限。严重突眼者，可出现眼睑闭合困难，球结膜及角膜外露，引起充血、水肿，易继发感染，形成角膜溃疡或全角膜炎而导致失明。

（三）辅助检查

1. **基础代谢率测定** 基础代谢率是指人体在清醒、空腹、无精神紧张和外界环境刺激的影响下的能量消耗。了解基础代谢率的高低有助于了解甲状腺的功能状态。基础代谢率的正常值为 ±10%，增高至 +20%～+30% 为轻度升高，+30%～+60% 为中度升高，+60% 以上为重度升高。检验公式可用脉率和脉压进行估计：基础代谢率 =（脉率 + 脉压）－111。

做此检查前数天，应指导患者停服影响甲状腺功能的药物，如甲状腺制剂、抗甲状腺药物和镇静剂等。测定前一天晚餐应较平时少进食，夜间充分睡眠（不要服催眠药）。护士应向患者讲解测定的过程，消除顾虑。检查日清晨嘱患者进食，可少量饮水，不活动，不多讲话，测定前排空大小便，用轮椅将患者送至检查室，患者卧床 0.5～1 h 后再进行测定。由于基础代谢率测定方法烦琐，影响因素较多，临床已较少应用。

2. 血清甲状腺激素测定　血清游离甲状腺素（FT₄）与游离三碘甲腺原氨酸（FT₃）是循环血中甲状腺激素的活性部分，直接反映甲状腺功能状态，其敏感性和特异性高，正常值 FT_4 为 9~25 pmol/L，FT_3 为 3~9 pmol/L。血清中总甲状腺素（TT₄）是判断甲状腺功能最基本的筛选指标，与血清总三碘甲腺原氨酸（TT₃）均能反映甲状腺功能状态，正常值为 TT_4 65~156 nmol/L，TT_3 1.7~2.3 nmol/L。甲亢时血清甲状腺激素升高比较明显，测定血清甲状腺激素对甲状腺功能的诊断具有较高的敏感性和特异性。

3. TSH 免疫放射测定分析　血清 TSH 浓度的变化是反映甲状腺功能最敏感的指标。TSH 正常值为 0.3~4.8 mU/L，甲亢患者因 TSH 受抑制而减少，其血清高敏感 TSH 值往往 <0.1 mU/L。

4. 甲状腺摄 ^{131}I 率测定　给受试者一定量的 ^{131}I，再探测甲状腺摄取 ^{131}I 的程度，可以判断甲状腺的功能状态。正常人甲状腺摄取 ^{131}I 的高峰在 24 h 后，3 h 为 5%~25%，24 h 为 20%~45%。24 h 内甲状腺摄 ^{131}I 率超过人体总量的 50%，表示有甲亢。如果患者近期内食用含碘较多的食物，如海带、紫菜、鱼虾，或某些药物，如抗甲状腺药物、溴剂、甲状腺素片、复方碘溶液等，需停服 2 个月后再做此试验，以免影响检查效果。

5. TSH 受体抗体（TRAb）　甲亢患者血中 TRAb 抗体阳性检出率可达 80% 以上，可作为疾病早期诊断、病情活动判断、是否复发以及能否停药的重要指标。

6. TSH 受体刺激抗体（TSAb）　是诊断 Graves 病的重要指标之一。与 TRAb 相比，TSAb 反映了这种抗体不仅与 TSH 受体结合，而且这种抗体产生了对甲状腺细胞的刺激功能。

（四）心理与社会评估

患者的情绪因内分泌紊乱而受到不良影响，心情可有周期性变化，从轻微的欣快状态到活动过盛，甚至到谵妄的地步。过度的活动导致极度的疲倦和抑郁，接着又是极度的活动，如此循环往复。因患者纷乱的情绪状态，使其人际关系恶化，于是更加重了患者的情绪障碍。患者外形的改变，如突眼、颈部粗大，可造成患者自我形象紊乱。

四、常见护理问题

1. 营养失调：低于机体需要量　与基础代谢率升高有关。

2. 活动无耐力　与基础代谢过高而致机体疲乏、负氮平衡、肌肉萎缩有关。

3. 腹泻　与肠蠕动增加有关。

4. 有受伤的危险　与突眼造成的眼睑不能闭合、有潜在的角膜溃烂、角膜感染而致失明的可能有关。

5. 体温过高　与基础代谢率升高、甲状腺危象有关。

6. 睡眠型态紊乱　与基础代谢率升高有关。

7. 有体液不足的危险　与腹泻及大量出汗有关。

8. 自我形象紊乱　与甲状腺肿大及突眼有关。

9. 知识缺乏　缺乏甲亢治疗、突眼护理及并发症预防的知识。

10. 潜在并发症　甲亢性肌病，心排血量减少，甲状腺危象，手术中并发症，包括出血，喉上、喉返神经损伤，手足抽搐等。

五、护理计划与措施

患者能够得到所需热量，营养需求得到满足，体重维持在标准体重的 90%~110%；眼结膜无溃烂、感染的发生；能够进行正常的活动，保证足够的睡眠；体温 37 ℃；无腹泻，出入量平衡，无脱水征象；能够复述出甲亢治疗、突眼护理及并发症预防的知识；正确对待自我形象，社交能力改善，与他人正常交往；护士能够及时发现并发症，通知医师及时处理。

（一）病情观察

护士每天监测患者的体温、脉搏、心率（律）、呼吸改变、出汗、皮肤状况、排便次数、有无腹泻、脱水症状、体重变化、突眼症状改变、甲状腺肿大情况以及有无精神、神经、肌肉症状，如失眠、情绪不安、神经质、指震颤、肌无力、肌力消失等改变。准确记录每天饮水量、食欲与进食量、尿量及液体出入量平衡情况。

（二）提供安静轻松的环境

患者常有乏力、易疲劳等症状，且因休息可使机体代谢率降低，故需让患者充分休息，避免疲劳。重症甲亢及甲亢合并心功能不全、心律失常、低钾血症等必须卧床休息。因而提供一个能够使患者身心均获得休息的环境，帮助患者放松和休息，对于患者疾病的恢复非常重要。病室要保持安静，室温稍低，色调和谐，避免患者受到精神刺激或过度兴奋，使患者得到充分休息和睡眠。必要时可提供单间，以防止患者间的相互打扰。被子不宜太厚，衣服应轻便宽松，定期沐浴，勤更换内衣。为患者提供一些活动，以分散其注意力，如拼图，听轻松、舒缓的音乐，看电视等。

（三）饮食护理

为满足机体代谢亢进的需要，应为患者提供高热量、高蛋白、高维生素的均衡饮食。患者因代谢率高，经常会感到饥饿，每天需 5～6 餐才能满足患者的需要，护士应鼓励患者进食高蛋白质、高热量、高维生素的食物，如瘦肉、鸡蛋、牛奶、水果等。不要让患者进食增加肠蠕动和易导致腹泻的食物，如味重刺激性食物、粗纤维多的食物。每天测体重，当患者体重降低 2 kg 以上时需通知医师。在患者持续出现营养不良时，要补充维生素，尤其是复合维生素 B。由于患者出汗较多，应给予饮料以补充出汗等所丢失的水分，忌饮浓茶、咖啡等对中枢神经有兴奋作用的饮料。

（四）心理护理

甲亢是与精神、神经因素有关的内分泌系统心身疾病，对躯体治疗的同时必须进行心理、精神治疗。

甲亢患者常有神经过敏、多虑、易激动、失眠、思想不集中、烦躁易怒，严重时可抑郁或躁狂等，任何不良的外界刺激均可使症状加重，故医护人员应耐心、温和、体贴，建立良好的护患关系，解除患者焦虑和紧张心理，增强治愈疾病的信心。指导患者自我调节，采取自我催眠、放松训练、自我暗示等方法来恢复已丧失平衡的心身调节能力，必要时辅以镇静催眠药。同时医护人员给予精神疏导、心理支持等综合措施。向患者介绍甲亢的治疗方法，以减少其因知识缺乏所造成的不安，常用治疗方法有抗甲状腺药物治疗、放射性碘治疗和手术治疗 3 种方法。同时护士应向患者家属、亲友说明患者任何怪异的、难懂的行为都是暂时性的，可随着治疗而获得稳定的改善。在照顾患者时，应保持一种安静和理解的态度，接受患者的烦躁不安及情绪的暴发，将之视为疾病的自然表现，通过家庭支持促进甲亢患者早日康复。

（五）突眼的护理

对严重突眼者应加强心理护理，多给予关心、体贴，帮助其树立治疗的信心，避免烦躁、焦虑。

加强眼部护理，对于眼睑不能闭合者必须注意保护角膜和结膜，经常用滴眼液，防止干燥、外伤及感染，外出戴墨镜或使用眼罩以避免强光、风沙及灰尘的刺激。睡眠时头部抬高，以减轻眼部肿胀。当患者不易或根本无法闭眼时，应涂抗生素眼膏，并覆盖纱布或眼罩，预防结膜炎和角膜炎。结膜发生充血水肿时，用 0.5% 醋酸可的松滴眼，并加用冷敷。眼睑闭合严重障碍者可行眼睑缝合术。

配合全身治疗，给予低盐饮食，限制进水量，可减轻球后水肿。

突眼异常严重者，应配合医师做好手术前准备，做眶内减压术，球后注射透明质酸酶，以溶解眶内组织的黏多糖类，减轻眶内压力。

（六）用药护理

药物治疗较方便和安全，为甲亢的基础治疗方法，常用抗甲状腺药物分为硫脲类和咪唑类。硫脲类包括丙硫氧嘧啶和甲硫氧嘧啶。咪唑类包括甲巯咪唑和卡比马唑等。主要作用是阻碍甲状腺激素的合成，但对已合成的甲状腺激素不起作用，故须待体内储存的过多甲状腺激素消耗到一定程度时才能显效。近年来发现此类药物可轻度抑制免疫球蛋白生成，使甲状腺中淋巴细胞减少，血液循环中的 TRAb 抗体下降。此类药物适用于病情较轻、甲状腺肿大不明显、甲状腺无结节的患者。用药剂量区别对待，护士应告知患者整个药物治疗需要较长时间，一般需要 1.5~2 年，分为初治期、减量期及维持期。按病情轻重决定药物剂量，疗程中除非有较严重的反应，一般不宜中断，并应定期随访疗效。

该类药物存在一些不良反应，如粒细胞减少和粒细胞缺乏，过敏反应如皮疹、发热、肝损害，部分患者出现转氨酶升高，甚至出现黄疸。护士应督促患者按时按量服药，告知患者用药期间监测血象及肝功能变化，密切观察有无发热、咽痛、乏力、黄疸等症状，发现异常及时告知医师。告知患者进餐后服药，以减少胃肠道反应。

（七）放射性碘治疗患者的护理

口服放射性[131]I 后，碘浓集在甲状腺中。[131]I 产生的 β 射线可以损伤甲状腺，使腺泡上皮细胞破坏而减少甲状腺激素的分泌，但很少损伤其他组织，可起到药物性切除作用。同时，也可使甲状腺内淋巴细胞产生的抗体减少，从而起到治疗甲亢的作用。

2007 年中华医学会内分泌学会和核医学分科学会制定的《中国甲状腺疾病诊治指南》达成共识。适应证：成人 Graves 甲亢伴甲状腺肿大二度以上；对药物治疗有严重反应，长期治疗失效或停药后复发者；甲状腺次全切除后复发者；甲状腺毒症心脏病或甲亢伴其他病因的心脏病；甲亢合并白细胞和（或）血小板减少或全血细胞减少；老年甲亢；甲亢合并糖尿病；毒性多结节性甲状腺肿；自主功能性甲状腺结节合并甲亢。相对适应证：青少年和儿童甲亢，使用抗甲状腺药物治疗失败，拒绝手术或有手术禁忌证；甲亢合并肝、肾器官功能损害；Craves 眼病，对轻度和稳定期的中、重度病例可单用[131]I 治疗，对病情处于进展期患者，可在[131]I 治疗前后加用泼尼松。

禁忌证：妊娠或哺乳妇女；有严重肝、肾功能不全；甲状腺危象；重症浸润性突眼；以往使用大量碘，使甲状腺不能摄碘者。

凡采用放射性碘治疗者，治疗前和治疗后 1 个月内避免使用碘剂及其他含碘食物及药物。[131]I 治疗本病的疗效较满意，缓解率达 90% 以上。一般空腹口服一次，口服[131]I 后 2~4 周症状减轻，甲状腺缩小，体重增加，于 3~4 个月后大多数患者的甲状腺功能恢复正常。

[131]I 治疗甲亢后的主要并发症是甲状腺功能减退。国内报告，早期甲减发生率为 10%，晚期达 59.8%。[131]I 治疗的近期反应较轻微，由于放射性甲状腺炎，可在治疗后第 1 周有甲亢症状的轻微加重，护士应严密观察病情变化，注意预防感染和避免精神刺激。

（八）手术治疗患者的护理

甲状腺大部分切除是一种有效的治疗方法，其优点是疗效较药物治疗迅速，不易复发，并发甲状腺功能减退的机会较放射性碘治疗低，其缺点是有一定的手术并发症。

适应证：甲状腺中度肿大以上的甲亢；高功能腺瘤；腺体大，伴有压迫症状的甲亢或有胸骨后甲状腺肿；抗甲状腺药物或放射性碘治疗后复发者；妊娠中期（即妊娠前 4~6 个月）具有上述适应证者，妊娠晚期的甲亢可待分娩后再行手术。

禁忌证：妊娠早期（1~3 个月）和晚期（7~9 个月）的甲亢患者；老年患者或有严重的器质性疾病，不能耐受手术者。

1. 术前护理

（1）术前评估：对于接受甲状腺手术治疗的患者，护士要在术前对患者进行仔细评估，包括甲状腺功能是否处于正常状态，甲状腺激素的各项检验是否处于正常范围内，营养状况是否正常。心脏问题是否得到控制，脉搏是否正常，心电图有无心律不齐，患者是否安静、放松，患者是否具有与手术有关的知识，如手术方式、适应证、禁忌证、手术前的准备和手术后的护理，以及有哪些生理、心理等方面的需求。

（2）心理护理：甲亢患者性情急躁、容易激动，极易受环境因素的影响，对手术顾虑较重，存在紧张情绪，术前应多与患者交谈，给予必要的安慰，解释手术的有关问题。必要时可安排甲亢术后恢复良好的患者现身说法，以消除患者的顾虑。避免各种不良刺激，保持室内安静和舒适。对精神过度紧张或失眠者给予口服镇静催眠药，使患者消除恐惧，配合治疗。

（3）用药护理：术前给药以降低基础代谢率，减轻甲状腺肿大及充血是术前准备的重要环节。主要方法如下。①通常先用硫氧嘧啶类药物，待甲亢症状基本控制后减量继续服药，加服1~2周的碘剂，再进行手术。大剂量碘剂可使腺体充血减轻，缩小变硬，有利于手术。常用的碘剂是复方碘化钾溶液，每天3次。每次10滴，2~3周可以进行手术。由于碘剂可刺激口腔和胃黏膜，引发恶心、呕吐、食欲不振等不良反应，因此护士可指导患者于饭后用冷开水稀释后服用，或在用餐时将碘剂滴在馒头或饼干上一同服用。值得注意的是，大剂量碘剂只能抑制甲状腺素的释放，而不能抑制其合成，因此一旦停药，贮存于甲状腺滤泡内的甲状腺球蛋白分解，大量甲状腺素释放到血液，使甲亢症状加重。因此，碘剂不能单独治疗甲亢，仅用于手术前准备。②开始即用碘剂，2~3周后甲亢症状得到基本控制（患者情绪稳定，睡眠好转，体重增加，脉率稳定在每分钟90次以下，基础代谢率+20%以下），便可进行手术。少数患者服用碘剂2周后，症状减轻不明显者，可在继续服用碘剂的同时，加用硫氧嘧啶类药物，直至症状基本控制后，再停用硫氧嘧啶类药物，但仍需继续单独服用碘剂1~2周，再进行手术。③对用上述药物准备不能耐受或不起作用的病例，主张单用普萘洛尔（心得安）或与碘剂合用作术前准备，普萘洛尔剂量为每6 h给药1次，每次20~60 mg，一般在4~7 d后脉率即降至正常水平，可以施行手术。要注意的是，普萘洛尔在体内的有效半衰期不到8 h，所以最末一次口服普萘洛尔要在术前1~2 h，术后继续口服4~7 d。此外，术前不宜使用阿托品，以免引起心动过速。

（4）床单位准备：患者离开病房后，护士应做好床单位的准备，床旁备气管切开包、消毒手套、吸引器、照明灯、氧气和抢救物品。

（5）体位练习：术前指导患者练习手术时的头、颈过伸体位和术后用于帮助头部转动的方法，以防止瘢痕挛缩，可指导患者点头、仰头，尽量伸展颈部，以及向左、向右转动头部。

2. 术后护理

（1）术后评估：患者返回病室后，护士应仔细评估患者的生命体征，查看伤口敷料，观察患者有无出血、喉返神经及甲状旁腺损伤等并发症，观察有无呼吸困难、窒息、手足抽搐等症状。

（2）体位：术后患者清醒和生命体征平稳后，取半卧位，有利于渗出液的引流和保持呼吸道通畅。

（3）饮食护理：术后1~2 d，进流质饮食，随病情的恢复逐渐过渡到正常饮食，但不可过热，以免引起颈部血管扩张，加重创口渗血。患者如有呛咳，可给静脉补液或进半固体食物，协助患者坐起进食。

（4）指导颈部活动：术前护士已经教会患者颈部活动的方法，术后护士应提醒并协助患者做点头、仰头，以及向左、向右转动头部，尽量伸展颈部。

（5）并发症的观察与护理。

1）术后呼吸困难和窒息：是术后最危急的并发症，多发生在术后48 h内，常见原因如下。①切口内出血压迫气管，主要是手术时止血不彻底、不完善，或因术后咳嗽、呕吐、过频活动或谈话导致血管结扎滑脱所引起。②喉头水肿，因手术创伤或气管插管引起。③气管塌陷，因气管壁长期受肿大的甲状腺压迫，发生软化，切除大部分甲状腺体后，软化的气管壁失去支撑所引起。④痰液阻塞。⑤双侧喉返神经损伤。患者发生此并发症时，务必及时采取抢救措施。

患者临床表现为进行性呼吸困难、烦躁、发绀，甚至发生窒息。如因切口内出血所引起者，还可出现颈部肿胀、切口渗出鲜血等。护士在巡回时应严密观察呼吸、脉搏、血压及伤口渗血情况，有时血液自颈侧面流出至颈后，易被忽视，护士应仔细检查。如发现患者有颈部紧压感、呼吸费力、气急、烦躁、心率加速、发绀等，应及时处理，包括立即检查伤口，必要时剪开缝线，敞开伤口，迅速排除出血或血肿压迫。如血肿清除后，患者呼吸仍无改善，应果断施行气管切开，同时吸氧。术后痰多而不易咳出者，应帮助和鼓励患者咳痰，进行雾化吸入以保持呼吸道通畅。护士应告知患者术后48 h内避免过于频繁的活动、谈话，若患者有咳嗽、呕吐等症状时，应告知医务人员采取对症措施，并在咳嗽、呕吐时保护好伤口。

2）喉返神经损伤：患者清醒后，应诱导患者说话，以了解有无喉返神经损伤。暂时性损伤可由术中钳夹、牵拉或血肿压迫神经引起，永久性损伤多因切断、结扎神经引起。喉返神经损伤的患者术后可出现不同程度的声嘶或失音，喉镜检查可见患侧声带外展麻痹。对已有喉返神经损伤的患者，护士应认真做好安慰、解释工作，告知患者暂时性损伤经针刺、理疗可于 3 ~ 6 个月内逐渐恢复；一侧的永久性损伤也可由对侧代偿，6 个月内发音好转。双侧喉返神经损伤会导致两侧声带麻痹，引起失音或严重呼吸困难，需行气管切开，护士应做好气管切开的护理。

3）喉上神经损伤：手术时损伤喉上神经外支会使环甲肌瘫痪，引起声带松弛，音调降低。如损伤其内支，则喉部黏膜感觉丧失，表现为进食时，特别是饮水时发生呛咳，误咽。护士应注意观察患者进食情况，如进水及流质时发生呛咳，要协助患者坐起进食或进半流质饮食，并向患者解释该症状一般在治疗后可自行恢复。

4）手足抽搐：手术时甲状旁腺被误切、挫伤或其血液供应受累，均可引起甲状旁腺功能低下，出现低血钙，从而使神经肌肉的应激性显著增高。症状多发生于术后 1 ~ 3 d，轻者只有面部、口唇周围和手、足针刺感和麻木感或强直感，2 ~ 3 周后由于未损伤的甲状旁腺代偿增生而使症状消失，重症可出现面肌和手足阵发性痛性痉挛，甚至可发生喉及膈肌痉挛，引起窒息死亡。

护士应指导患者合理饮食，限制含磷较高的食物，如牛奶、瘦肉、蛋黄、鱼类等。症状轻者，可口服碳酸钙 1 ~ 2 g，每天 3 次；症状较重或长期不能恢复者，可加服维生素 D_3，每天 5 万 ~ 10 万 U，以促进钙在肠道内的吸收。最有效的治疗是口服二氢速固醇（ATIO）油剂，有迅速提高血中钙含量的特殊作用，从而降低神经肌肉的应激性。抽搐发作时，立即用压舌板或匙柄垫于上下磨牙间，以防咬伤舌头，并静脉注射 10% 葡萄糖酸钙或氯化钙 10 ~ 20 mL，注意保证患者安全，避免受伤。

5）甲状腺危象：是由于甲亢长期控制不佳，涉及心脏、感染、营养障碍、危及患者生命的严重并发症，而手术、感染、电解质紊乱等的应激会诱发危象。危象先兆症状表现为甲亢症状加重，患者严重乏力、烦躁、发热（体温 39 ℃ 以下）、多汗、心悸、心率每分钟在 120 ~ 160 次，伴有食欲不振、恶心、腹泻等。甲状腺危象临床表现为高热（体温 39 ℃ 以上）、脉快而弱、大汗、呕吐、水泻、谵妄，甚至昏迷，心率每分钟常在 160 次以上。如处理不及时或不当，患者常很快死亡。因此，护士应严密观察病情变化，一旦发现上述症状，应立即通知医师，积极采取措施。

甲状腺危象处理包括以下几方面。①吸氧，以减轻组织的缺氧。②降温，使用物理降温、退热药物、冬眠药物等综合措施，使患者的体温保持在 37 ℃ 左右。③静脉输入大量葡萄糖溶液。④碘剂，口服复方碘化钾溶液 3 ~ 5 mL，紧急时用 10% 碘化钠 5 ~ 10 mL 加入 10% 葡萄糖注射液 500 mL 中做静脉滴注，以降低循环血液中甲状腺素水平，或抑制外周 T_4 转化为 T_3。⑤氢化可的松，每天 200 ~ 400 mg，分次做静脉滴注，以拮抗应激。⑥利舍平 1 ~ 2 mg 肌内注射，或普萘洛尔 5 mg 加入葡萄糖注射液 100 mL 中做静脉滴注，以降低周围组织对儿茶酚胺的反应。⑦镇静剂，常用苯巴比妥 100 mg，或冬眠合剂 II 号半量肌内注射，6 ~ 8 h 1 次。⑧有心力衰竭者，加用洋地黄制剂。护士应密切观察用药后的病情变化，病情一般于 36 ~ 72 h 逐渐好转。

六、预期结果与评价

（1）患者能够得到所需热量，营养需求得到满足，体重维持在标准体重的 100% ±10%。

（2）患者基础代谢率维持正常水平，体温 37 ℃，无腹泻，出入量平衡，无脱水征象。

（3）患者眼结膜无溃烂、感染的发生。

（4）患者能够进行正常的活动，保证足够的睡眠。

（5）患者能够复述出甲亢治疗、突眼护理及并发症预防的知识。

（6）患者能够正确对待自我形象，社交能力改善，与他人正常交往。

（7）护士能够及时发现并发症，通知医师及时处理。

第六节 甲状腺功能减退症

甲状腺功能减退症（简称甲减），是由各种原因导致的低甲状腺激素血症或甲状腺激素抵抗而引起的全身性低代谢综合征。按起病年龄分为三型，起病于胎儿或新生儿，称为呆小病；起病于儿童者，称为幼年性甲减；起病于成年，称为成年性甲减。前两者常伴有智力障碍。

一、病因

1. 原发性甲状腺功能减退 甲状腺腺体本身病变引起的甲减，占全部甲减的95%以上，且90%以上原发性甲减是由自身免疫、甲状腺手术和甲亢^{131}I治疗所致。

2. 继发性甲状腺功能减退症 由下丘脑和垂体病变引起的促甲状腺激素释放激素（TRH）或者促甲状腺激素（TSH）产生和分泌减少所致的甲减，垂体外照射、垂体大腺瘤、颅咽管瘤及产后大出血是其较常见的原因；其中由于下丘脑病变引起的甲减称为三发性甲减。

3. 甲状腺激素抵抗综合征 由于甲状腺激素在外周组织实现生物效应障碍引起的综合征。

二、临床表现

1. 一般表现 易疲劳、怕冷、体重增加、记忆力减退、反应迟钝、嗜睡、精神抑郁、便秘、月经不调、肌肉痉挛等。体检可见表情淡漠，面色苍白，皮肤干燥发凉、粗糙脱屑，颜面、眼睑和手部皮肤水肿，声音嘶哑，毛发稀疏，眉毛外1/3脱落。由于高胡萝卜素血症，手脚皮肤呈姜黄色。

2. 肌肉与关节 肌肉乏力，暂时性肌强直、痉挛、疼痛，嚼肌、胸锁乳突肌、股四头肌和手部肌肉可有进行性肌萎缩。腱反射的弛缓期特征性延长，超过350 ms（正常为240～320 ms），跟腱反射的半弛缓时间明显延长。

3. 心血管系统 心肌黏液性水肿导致心肌收缩力损伤、心动过缓、心排血量下降。ECG显示低电压。由于心肌间质水肿、非特异性心肌纤维肿胀，左心室扩张和心包积液导致心脏增大，有学者称之为甲减性心脏病。冠心病在本病中高发。10%患者伴发高血压。

4. 血液系统 由于下述四种原因发生贫血。①甲状腺激素缺乏，引起血红蛋白合成障碍。②肠道吸收铁障碍，引起铁缺乏。③肠道吸收叶酸障碍，引起叶酸缺乏。④恶性贫血是与自身免疫性甲状腺炎伴发的器官特异性自身免疫病。

5. 消化系统 厌食、腹胀、便秘，严重者出现麻痹性肠梗阻或黏液水肿性巨结肠。

6. 内分泌系统 女性常有月经过多或闭经。长期严重的病例可导致垂体增生、蝶鞍增大。部分患者血清催乳素（PRI）水平增高，发生溢乳。原发性甲减伴特发性肾上腺皮质功能减退和1型糖尿病者，属自身免疫性多内分泌腺体综合征的一种。

7. 黏液性水肿昏迷 为本病的严重并发症，多在冬季寒冷时发病。诱因为严重的全身性疾病、甲状腺激素替代治疗中断、寒冷、手术、麻醉和使用镇静药等。临床表现为嗜睡、低体温（<35 ℃）、呼吸徐缓、心动过缓、血压下降、四肢肌肉松弛、反射减弱或消失，甚至昏迷、休克、肾功能不全危及生命。

三、辅助检查

1. 血常规检查 多为轻、中度正细胞正色素性贫血。

2. 生化检查 血清三酰甘油、总胆固醇、LDLC增高，HDL-C降低，同型半胱氨酸增高，血清CK、LDH增高。

3. 甲状腺功能检查 血清TSH增高、T_4、FL降低是诊断本病的必备指标。在严重病例中，血清T_3和FT_3减低。亚临床甲减仅有血清TSH增高，但是血清T_4或FT_4正常。

4. TRH刺激试验 主要用于原发性甲减与中枢性甲减的鉴别。静脉注射TRH后，血清TSH不增高者提示为垂体性甲减；延迟增高者为下丘脑性甲减；血清 TSH 在增高的基值上进一步增高，提示原发性甲减。

5. X 线检查　可见心脏向两侧增大，可伴心包积液和胸腔积液，部分患者有蝶鞍增大。

四、治疗

1. 替代治疗　左甲状腺素（L-T₄）治疗，治疗的目标是将血清 TSH 和甲状腺激素水平恢复到正常范围内，需要终身服药。治疗的剂量取决于患者的病情、年龄、体重和个体差异。补充甲状腺激素，重新建立下丘脑—垂体—甲状腺轴的平衡一般需要 4~6 周，所以治疗初期，每 4~6 周测定激素指标。然后根据检查结果调整 L-T₄ 剂量，直到达到治疗的目标。治疗达标后，需要每 6~12 个月复查 1 次激素指标。

2. 对症治疗　有贫血者补充铁剂、维生素 B_{12}、叶酸等，胃酸低者补充稀盐酸，并与 TH 合用疗效好。

3. 黏液水肿性昏迷的治疗

（1）补充甲状腺激素：首选 TH 静脉注射，直至患者症状改善，患者清醒后改为口服。

（2）保温、供氧、保持呼吸道通畅，必要时行气管切开、机械通气等。

（3）氢化可的松 200~300 mg/d 持续静脉滴注，患者清醒后逐渐减量。

（4）根据需要补液，但入水量不宜过多。

（5）控制感染，治疗原发病。

五、护理措施

（一）基础护理

1. 加强保暖　调节室温在 22~23 ℃，避免病床靠近门窗，以免患者受凉。适当地使体温升高，冬天外出时戴手套、穿棉鞋，以免四肢暴露在冷空气中。

2. 活动与休息　鼓励患者进行适当的运动，如散步、慢跑等。

3. 饮食护理　饮食以高维生素、高蛋白、高热量为主。多进食水果、新鲜蔬菜和含碘丰富的食物，如海带等。桥本甲状腺炎所致甲状腺功能减退者应避免摄取含碘食物，以免诱发严重黏液性水肿。不宜食生冷食物，注意食物与药物之间的配伍禁忌，如服中药忌饮茶。

4. 心理护理　加强与患者沟通，语速适中，并观察患者反应，告知患者本病可以用替代疗法达到较好的效果，使患者树立配合治疗的信心。

5. 其他　建立正常的排便形态，养成规律排便的习惯。

（二）专科护理

1. 观察病情　监测生命体征变化，观察精神、意识、语言状态、体重、乏力、动作、皮肤情况，注意胃肠道症状，如大便的次数、性状、量的改变，腹胀、腹痛等麻痹性肠梗阻的表现有无缓解等。

2. 用药护理　甲状腺制剂从小剂量开始，逐渐增加，注意用药的准确性。用药前后分别测脉搏、体重及水肿情况，以便观察药物疗效；用药后若有心悸、心律失常、胸痛、出汗、情绪不安等药物过量的症状时，要立即通知医师处理。

3. 对症护理　对于便秘患者，遵医嘱给予轻泻剂，指导患者每天定时排便，适当增加运动量，以促进排便。注意皮肤防护，及时清洗并用保护霜，防止皮肤干裂。适量运动，注意保护，防止外伤的发生。

4. 黏液性水肿昏迷的护理

（1）保持呼吸道通畅，吸氧，备好气管插管或气管切开设备。

（2）建立静脉通道，遵医嘱给予急救药物，如 L-T₃，氢化可的松静脉滴注。

（3）监测生命体征和动脉血气分析的变化，观察意识情况，记录出入量。

（4）注意保暖，主要采用升高室温的方法，尽量不给予局部热敷，以防烫伤。

（三）健康教育

1. 用药指导　告知患者终身坚持服药的重要性和必要性以及随意停药或变更药物剂量的危害；告知患者服用甲状腺激素过量的表现，提醒患者发现异常及时就诊；长期用甲状腺激素替代者每6～12个月到医院检测1次。

2. 日常生活指导　指导患者注意个人卫生，注意保暖，注意行动安全。防止便秘、感染和创伤。慎用催眠、镇静、止痛、麻醉等药物。

3. 自我观察　指导患者学会自我观察，一旦有黏液性水肿的表现，如低血压、体温低于35 ℃、心动过缓，应及时就诊。

第七章

神经外科疾病的护理

第一节　神经外科常用护理技术操作

一、心肺复苏术

1. 物品准备　胸外按压板、脚踏凳、纱布2块、手电筒、记录单、医疗垃圾桶、手消液、自备手表。

2. 操作步骤

（1）双手轻拍患者双肩，于两耳边呼叫患者，判断意识，无反应。

（2）通知医师，记录时间（计时开始），将患者置于复苏体位。

（3）清除口鼻分泌物或异物，有义齿取下，开放气道。

（4）判断颈动脉搏动，颈动脉无搏动，胸外按压30次。

（5）口对口人工呼吸：开放气道，送气时捏住患者鼻翼两侧，呼气时松开，送气时间为1 s，并观察送气时胸廓有无起伏。

（6）胸外按压与人工通气比例为30∶2。

（7）5个循环后判断患者呼吸及颈动脉搏动。

（8）开放气道（仰头举颌法），同时触摸颈动脉搏动10 s。

（9）复苏指征：颈动脉有搏动，自主呼吸恢复，胸廓有起伏，口唇及颜面、甲床发绀减轻，皮肤色泽转为红润，观察瞳孔缩小、对光反射恢复。

（10）报告：复苏成功（计时结束）。

（11）记录与报告时间。

（12）恢复舒适体位。

（13）按六步洗手法洗手。

（14）记录。

二、鼻饲术

1. 物品准备　治疗碗、压舌板、镊子、胃管、注射器、纱布、治疗巾、液体石蜡、棉签、胶布、别针、弯盘、听诊器、手电筒、温开水、水杯、鼻饲饮食、手消液。

2. 操作步骤

（1）洗手，戴口罩，查对，告知。

（2）协助患者取舒适体位，颌下放治疗巾，备胶布，治疗碗内放温水。

（3）清洁鼻腔，检查胃管是否通畅，胃管放入弯盘置于患者颌下。

（4）测量长度，做标记（鼻尖到耳垂到剑突长度），液体石蜡纱布润滑胃管前端。

（5）右手纱布托住胃管前端，沿一侧鼻孔缓缓插入，插至14～16 cm时嘱患者吞咽。

（6）插入 45～55 cm 时用注射器抽吸胃液，确定胃管位置。

（7）固定胃管。

（8）一手反折胃管，一手用注射器抽吸少量温开水注入胃内。

（9）缓慢注入药液或营养液。

（10）再注入少量温开水（20～50 mL）。

（11）反折胃管末端，用纱布包好。

（12）协助患者取舒适体位。

（13）整理用物，洗手，摘口罩。

三、氧气吸入术

1. 物品准备　氧气装置（氧气表、湿化瓶、导管）、治疗盘、弯盘、纱布、鼻塞吸氧管、湿化瓶用水、小药杯 1 个（装湿化水）、棉签、胶布、记录单、别针、手消液。

2. 操作步骤

（1）洗手，戴口罩。

（2）备齐物品端至床旁，查对，解释，移凳，取湿化瓶，用水倾倒于湿化瓶内。

（3）检查有无胶圈并装湿化瓶，安装流量表，检查装置是否良好并报告。

（4）检查鼻腔通气情况，清洁湿润鼻腔，备胶布。

（5）连接鼻塞吸氧管于湿化瓶导管上，开流量表，检查氧气装置。

（6）调至所需流量（常用 2～4 L/min），湿润鼻塞吸氧管前端，插鼻塞吸氧管于一侧鼻腔，胶布固定鼻塞或吸氧管。

（7）别针固定导管，记录吸氧时间及流量，并将记录单挂于氧气表上。

（8）向患者交代注意事项，洗手。

（9）停止吸氧：手托弯盘（内有纱布）至床旁，查对解释。

（10）取下别针，拔出鼻塞吸氧管，分离鼻塞吸氧管，并放于弯盘中。

（11）关流量表，记录停止吸氧时间，移回小凳。

（12）撤离氧气装置并放于弯盘内。

（13）整理用物，洗手。

（14）口述：分离吸氧装置，湿化瓶初消后，清水冲洗干净，待干备用，流量表乙醇擦拭，待干备用。

四、雾化吸入术

1. 物品准备　治疗车、治疗本、一次性简易喷雾器、中心供氧装置（氧气流量表）、基础治疗盘（治疗巾、10 mL 注射器、雾化液、纱布、一次性压舌板）、手电筒、弯盘 2 个、一次性垫巾、漱口杯、生理盐水、初消桶、手消液、污物桶。

2. 操作步骤

（1）洗手，戴口罩，检查物品有效期。

（2）生理盐水倒于漱口杯内，备齐物品，推车至患者床旁。

（3）查对，向患者解释，移凳。

（4）检查口腔（无红肿、无破溃），垫垫巾，协助患者漱口。

（5）教会患者深吸气、换气（用口深吸气，停留 2 s，用鼻腔均匀呼气）。

（6）安装、检查氧气装置，打开一次性简易喷雾器并取出连接，取雾化吸入液，启开瓶盖，消毒瓶口，打开注射器，抽吸雾化吸入液 10 mL，将 7～10 mL 雾化吸入液加入一次性简易喷雾器内。

（7）与氧气装置相连接，打开氧气开关，调试氧气流量 6～10 L/min。

（8）嘱患者将口含嘴含于口中，观察吸入情况。

（9）查对并向患者交代注意事项，将凳移回原处。

（10）整理用物，洗手，记录（雾化吸入的时间及吸入药物的名称）。

五、经口鼻吸痰术

1. 物品准备　中心负压吸引装置（负压表、导管、负压瓶，瓶内置有 100 mL 初消液）或电动吸引器、生理盐水 2 瓶（无菌生理盐水与清洁生理盐水各 1 瓶）、注射器针头帽、治疗盘、弯盘、纱布、一次性吸痰管、启瓶器、初消桶、压舌板、开口器及舌钳、手消液。

2. 操作步骤

（1）洗手，戴口罩。

（2）取密闭无菌生理盐水瓶并检查瓶口有无松动，除尘，检查液体质量。

（3）标明用途与开瓶日期（无菌生理盐水润滑用，开瓶后 24 h 内有效），启开并去除铝盖，去除清洁生理盐水瓶塞。

（4）备齐物品，推车至患者床旁，呼叫患者，查对解释。

（5）安装负压吸引装置，检查负压吸引装置（范围 0.04～0.06），用注射器针头帽封闭负压吸引管前端。

（6）两瓶生理盐水置于床头桌上，无菌生理盐水放置远离患者端并取下瓶塞。

（7）打开一次性吸痰管外包装，右手戴手套，取出吸痰管，吸痰管与负压导管相连接。

（8）吸痰管浸入无菌生理盐水瓶内，润滑前端，并试吸 100 mL 生理盐水。

（9）阻断吸力，缓缓将吸痰管插入患者鼻腔 10～15 cm，放开阻断，将吸痰管自下而上左右旋转、缓慢上提（时间小于 15 s）吸净痰液。

（10）在清洁生理盐水瓶内冲洗吸痰管，如病情需要，更换吸痰管，按上述方法重复吸痰。

（11）分离吸痰管，脱手套（使手套反折将吸痰管包于手套内），手套和吸痰管放入黄色垃圾袋内，用注射器针头帽封闭负压吸引管前端。

（12）擦拭患者鼻、面部，交代注意事项，推车回治疗室，整理用物，洗手，记录吸出痰液的性质及量，操作完毕。

六、经气管切开处吸痰术

1. 物品准备　一次性垫巾、一次性吸痰管（粗细、长度适中，直径不超过气管套管内径的 1/2，一般选择 12 号吸痰管）、无菌生理盐水和清洁生理盐水、无菌生理盐水或 5% 的碳酸氢钠注射液（气管点药用）、一次性注射器、负压吸引器和痰桶、垃圾桶（内套黄色垃圾袋）。

2. 操作步骤

（1）洗手，戴口罩，检查吸痰管。

（2）取密闭无菌生理盐水，除尘，检查液体质量。

（3）标明液体用途与开瓶日期（24 h 有效），启开并除去铝盖，去除清洁盐水瓶塞。

（4）备齐用物至患者床前，呼叫患者并解释。

（5）安装负压吸引装置，检查负压吸引装置，用注射器针头帽封闭负压吸引管前端。

（6）将两瓶生理盐水放置床头桌上，打开一次性吸痰管外包装。

（7）洗手，右手戴手套并取出吸痰管，吸痰管与负压吸引器相连接。

（8）吸痰管浸入无菌生理盐水瓶内，润滑前端，并试吸 100 mL 生理盐水。

（9）阻断吸力，缓慢将吸痰管插入气管切开内套管 5～7 cm（插入鼻腔 10～15 cm），放开阻断，将吸痰管自下而上左右旋转、缓慢上提吸净痰液，清洁盐水瓶内冲洗吸痰管（如有需要，更换吸痰管，按上述方法吸痰）。

（10）分离吸痰管，脱手套（使手套反折，将吸痰管包于手套内）。

（11）手套和吸痰管放入黄色垃圾袋内，用注射器针头帽封闭负压吸引管前端。

（12）擦拭患者气管切口处皮肤，交代注意事项，推车回治疗室，整理用物，洗手。

七、胃肠减压术

1. 物品准备　治疗盘、治疗碗内盛生理盐水、治疗巾、一次性胃管、20 mL 注射器、液体石蜡、纱布、棉签、胶布、镊子、止血钳、弯盘、压舌板、听诊器、胃肠减压器、手消液。

2. 操作步骤

（1）洗手，戴口罩，备齐用物，推治疗车至患者床旁，查对，告知，移凳。

（2）检查一次性负压吸引器性能，保持负压状态，患者取坐位或仰卧位。

（3）颌下垫治疗巾，检查鼻腔，检查胃管，胃管放入弯盘，置于患者颌下。

（4）测量长度做标记（鼻尖到耳垂到剑突长度），液体石蜡纱布润滑胃管前端。

（5）右手用纱布托住胃管前端，沿一侧鼻孔缓缓插入，插至 14～16 cm 时嘱患者吞咽，插入 55 cm 时用注射器抽吸胃液，确定胃管位置。

（6）固定胃管，胃管末端与一次性负压吸引器连接，固定导管。

（7）交代注意事项，协助患者取舒适卧位，移凳，整理用物，洗手，摘口罩。

（8）停止胃肠减压，洗手，戴口罩。

（9）端治疗盘（弯盘、纱布、治疗本）至患者床旁，查对，解释，移凳。

（10）弯盘置于患者颌下，分离胃管与一次性负压吸引器。

（11）堵塞胃管末端及负压吸引器接头，去除胶布。

（12）纱布包裹鼻孔处胃管，边拔边擦胃管。

（13）胃管拔出到达咽部时，嘱患者屏气并快速拔出，放入弯盘，清洁面部，去除胶布痕迹，协助患者取舒适卧位，移凳，整理用物，洗手，摘口罩。

八、女患者导尿术

1. 物品准备　治疗车、导尿包、手消液、垃圾桶（内套黄色垃圾袋）、一次性垫巾。

2. 操作步骤

（1）评估患者，告知，检查手消液的有效期，洗手，戴口罩。

（2）检查导尿包外包装与有效期，备齐物品，推车至患者床旁，遮挡患者。

（3）取仰卧位，站在患者右侧，协助患者脱去对侧裤腿，盖在近侧腿部。

（4）暴露会阴部，双腿自然分开，垫一次性垫巾，打开导尿包外包装。

（5）左手戴手套，用 9 个棉球自上而下、由外向内分别消毒阴阜及左右大腿内侧，大、小阴唇及前庭，尿道口至肛门。

（6）将消毒所用物品放于黄色垃圾袋内，脱手套。

（7）打开导尿包内层，戴无菌手套，铺洞巾，将导尿物品置于洞巾上。

（8）尿袋与尿管连接，润滑导尿管前端，用 4 个棉球由内向外再次消毒。

（9）轻插导尿管 6～8 cm，直到尿液流出后再插入 1～2 cm。

（10）确定导尿管插入后，向气囊内注入 10 mL 生理盐水。

（11）向外轻拉导尿管，确定气囊顶住膀胱出口，导尿管不会脱出。

（12）撤洞巾，脱手套，撤垫巾，将尿袋固定在患者床旁。

（13）协助患者穿好裤子。

（14）整理床单位，交代注意事项，整理用物，洗手，记录。

（15）口述记录尿液的性质、量及导尿时间、尿袋的到期时间。

第二节 头皮疾病

一、头皮感染

头皮感染多为伤后初期处理不当所致，常在皮下组织层发生感染。若处理不善，患者头皮可发生坏死，或向深部侵袭，引起颅骨骨髓炎、硬脑膜外积脓，甚至导致硬脑膜下积液和脑脓肿。

（一）临床表现

头皮感染表现为局部红、肿、热、痛，耳前、耳后或枕下淋巴结肿大及压痛，由于头皮有纤维隔与帽状腱膜相连，故炎症区张力较高，患者常伴有全身畏寒、发热等中毒症状，严重感染可通过血管侵入颅骨和（或）颅内。

（二）辅助检查

1. 血常规检查 检查结果可见白细胞增多，局部积液及脓液细菌培养结果呈阳性。化脓菌多为葡萄球菌、链球菌及厌氧菌。

2. 影像学检查 可明确有无颅内受损及有无颅内脓肿形成，有无颅骨骨折。

（三）治疗

1. 非手术治疗 早期予以抗生素及局部热敷，选择对常见感染细菌敏感的抗生素进行静脉滴注，局部伤口用含有抗生素的生理盐水冲洗。以后根据药敏试验结果选择敏感抗生素。

2. 手术治疗 患者一旦有脓肿形成，应及时切开排脓。

（四）护理评估

1. 健康史 了解患者一般情况，包括患者年龄、职业、民族、嗜好、有无呕吐，饮食是否符合营养要求，有无食物过敏，睡眠是否正常，有无尿便异常，日常生活是否能自理。了解患者起病情况，患者的起病方式或首发症状，头部是否受过外伤，局部伤口有无经过清创处理，是否接受破伤风抗毒素注射。患者是否曾患结核、肝炎等传染病，是否到过或生活在疫区，有无高血压、心脏病、糖尿病，是否曾进行或正在进行治疗，用药情况如何，有无手术禁忌，家庭成员的健康状况。

2. 身体状况

（1）观察患者的意识、瞳孔、生命体征：头皮浅层感染时，患者意识、瞳孔正常；患者出现意识障碍、瞳孔改变时，提示颅内感染。单纯头皮感染对患者的体温、脉搏、呼吸、血压无明显影响；有脓肿形成时，患者体温升高，脉搏、呼吸加快，血压升高。患者如体温不升、脉搏加快、呼吸浅快、血压偏低，常提示感染性休克。

（2）评估患者局部情况：观察患者局部伤口，评估创面大小，局部有无脓肿形成，有无红、肿、热、痛，耳前、耳后淋巴结有无肿大及压痛。患者出现眼睑水肿时，可提示帽状腱膜下脓肿形成。

3. 心理与社会状况 了解患者文化程度、居家环境、宗教信仰、住址、家庭成员，患者在家中的地位和作用，了解患者的经济情况及费用支付方式，患者家庭成员及患者对疾病的认识，以及他们对康复的期望值，以便进行心理疏导和鼓励。

（五）常见的护理诊断/问题

1. 恐惧 与担心疾病的预后有关。

2. 舒适的改变 与头部外伤带来的局部不适有关。

3. 体温异常 与感染有关。

4. 知识缺乏 缺乏头皮感染相关的自我保健知识。

（六）护理措施

1. 术前护理

（1）饮食护理：患者因发热，机体代谢加快，消耗增加，应给予高热量、高蛋白饮食，如禽、蛋、鱼、肉类，以补充热量、加快伤口愈合。注意保证食物新鲜、清洁、易消化。

（2）体位护理：①术前应保证充足的睡眠，以利于增进食欲，恢复体力，增强机体抵抗力，患者睡眠休息时应尽量减少探视；②颅内压增高患者需绝对卧床休息，卧床时抬高床头15°～30°，以利于颅内静脉回流，降低颅压。避免导致颅压增高的因素，如咳嗽、用力排便、情绪激动等，无颅内压增高患者可取自由卧位；③有癫痫发作史的患者服药不可中断，发作时四肢关节处加以保护，以防脱臼、骨折，拉好床档，以防坠床；④训练床上排便，避免术后因不习惯在床上排便而引起便秘、尿潴留。

（3）心理护理：头部外伤史、局部红肿热痛、对预后的担心等因素导致患者产生恐惧的心理反应。应通过与患者及其家属的交流，观察了解其心理反应，针对不同的原因给予相应的心理指导。①同情、关心并细心照顾患者。②耐心倾听患者的主观感受，头痛不能忍受者遵医嘱予以镇痛药。③宣教本病相关知识，如感染发热的原因、抗生素的治疗作用等。④提供本病治愈病例的相关信息，激发患者配合治疗的信心。

（4）症状护理。

1）头痛：头痛是头皮纤维隔与帽状腱膜相连，使炎症区张力较高所致。①予以局部冷敷或镇痛药减轻疼痛。②剧烈头痛伴有恶心呕吐等表现时，应及时报告医师，进一步了解是否有颅内感染。

2）发热：患者体温升高是病原菌毒性产物作用于机体所致，可伴有全身畏寒等中毒症状。应做好以下护理。①及时采用冰敷、温水擦浴等物理降温措施，并指导患者不可自行移动冰敷位置，以免影响降温效果。及时更换冰袋，定期测量体温，以观察降温效果。降温期间患者如有畏寒或寒战，应及时报告医师做好对应处理。②高热使患者食欲差、抵抗力低，应做好口腔护理，维持口腔正常功能，防止口腔感染。③做好皮肤护理，以维持皮肤完整性，防止压疮形成。④正确采集标本送检，观察药物效果及药物对患者有无不良反应，为医师选择药物提供准确的临床资料。

（5）术前准备：常规术前准备如下所述，头部皮肤准备时保护创面。

1）皮肤准备：剃光头后用肥皂水和热水洗净并用络合碘消毒，以免术后伤口或颅内感染；天冷时，备皮后戴帽子，以防感冒。

2）下列情况暂不宜手术：术前半月内服用阿司匹林类药物、女性患者月经来潮，以免导致术中出血不止，术后伤口或颅内继发性出血；感冒发热、咳嗽，使机体抵抗力降低，呼吸道分泌物增加，易导致术后肺部感染。

3）术晨准备：取下活动义齿和贵重物品并妥善保管；指导患者排空尿、便；术前30 min予以手术前用药；备好术中用药、病历等物；有脑室引流者进手术室前要关闭引流管，并包以无菌纱布，进手术室途中不要随意松动调节夹，以免体位改变造成引流过量、逆行感染或颅内出血。

2. 术后护理

（1）饮食护理：头皮感染手术多在局部麻醉下进行，对胃肠道功能影响很小，故术后2 h即可进食，应给予高热量、高蛋白饮食，以补充热量，促进伤口愈合。

（2）体位护理：麻醉未清醒前去枕平卧，头偏向健侧，以防呕吐物吸入呼吸道。清醒后，血压平稳者抬高床头15°～30°，以利颅内静脉回流。

（3）心理护理：患者术后会因手术创伤、伤口疼痛、伤口引流等被限制活动，从而产生孤独、无助感。①指导患者正确配合，向患者解释各种管道的作用，保持管道的通畅。②安排亲友探视，指导其安慰、鼓励患者，使患者消除孤独感。③告知患者头痛是伤口疼痛，不要紧张，必要时给予镇痛药。

（4）管道护理：向患者做好健康宣教，保持引流管通畅，防止引流管在患者翻身时扭曲、脱出；同时应注意引流袋悬挂的位置与高度，以防止逆行感染；观察引流情况，及时发现管腔堵塞，并报告医师遵医嘱进行相应处理。冲洗引流时注意无菌操作，保持冲入量与引流量一致；4～6 d拔管，拔管后观察局部有无渗液、渗血。

（5）症状护理：见本节"术前护理"内容。

（七）健康教育

（1）指导患者进食高蛋白、高热量、易消化的食物，以增强其机体抵抗力，促进康复。

（2）宣教患者保护局部皮肤，新愈创面不可抓挠，防止感染。

（3）出现原有症状或原有症状加重时，应及时就诊。

（4）出院后3个月复查。

二、头皮良性肿瘤

头皮良性肿瘤是指发生于头皮各层结构的良性肿瘤，包括血管瘤、神经纤维瘤等。血管瘤起源于血管，常在出生后出现或被发现，随小儿成长而增大，压之褪色，松手后恢复原状，蔓状血管瘤宜尽早手术；神经纤维瘤可发生在头皮各部分，或发自神经干或起源于其末梢，但均依附于神经，男性发病率略高于女性。除神经纤维瘤病外，肿瘤多为单个，生长缓慢，凡局部有疼痛或位于枕、额部影响功能和容貌者，宜早日施行切除术。头皮神经纤维瘤切除时因无顾及功能障碍之忧，一般能彻底切除，对巨大肿瘤则应尽量减少术中失血，并需行植皮手术。

（一）临床表现

1. 头皮血管瘤

（1）毛细血管瘤：又称草莓状痣，多见于女婴。表现为大小及形状各异的红斑，高出皮肤，呈草莓状分叶，边界清楚，质软，为葡萄酒色或鲜红色，压之褪色。部分在出生后1年内自动消失。

（2）海绵状血管瘤：常在出生时或出生后不久发生，成人少见。血管瘤多位于头皮深部，呈球状，隆起于头皮表面，大小与形状各异，头皮颜色可正常或呈紫蓝色。肿瘤边界不清，触之柔软，有弹性，头低位时较易充盈、隆起，抬头后消失。

（3）蔓状血管瘤：青壮年多见，常有外伤史。肿瘤为局限性色块，由较粗大的迂曲血管构成，外观呈蚯蚓状或条索状，多属静脉血管。病变多位于皮下或肌肉内，也可侵及颅骨，范围广，可触到连珠状迂曲而粗大的血管及搏动。

2. 头皮神经纤维瘤

（1）神经纤维瘤：常为单发，瘤体较小，边界清楚，肿瘤质韧、光滑，可在皮下活动。肿瘤为实质性，圆形或梭状，多见于上颈段神经的分布区。有自发性疼痛或触压引起相应神经分布区的麻木感及传导性疼痛。

（2）神经纤维瘤病：为散布全身各处、大小不一的皮下、沿神经干分布的无痛性结节，肿瘤多呈梭形，有传导性疼痛。神经纤维瘤病在头皮常见于三叉神经和枕大神经的分布区。常有家族史。

（3）神经鞘瘤：沿周围神经或脑神经分布，多为单发，常见于头皮和四肢皮下，偶见于躯干和内脏。

（二）辅助检查

了解辅助检查情况，以评估患者心、肺、肾功能及是否有手术禁忌证；明确肿瘤的部位，较大血管瘤宜先做血管造影，自供血动脉内或局部注入造影剂，以了解其确切范围，利于术中控制出血和彻底清除病灶。

（三）治疗

1. 手术治疗　巨大血管瘤或头皮血管瘤影响容貌者宜手术治疗，神经纤维瘤局部有疼痛或影响功能和美容者宜早日手术。蔓状血管瘤必要时先行一侧颈外动脉结扎或在瘤周围行头皮全层缝扎。

2. 非手术治疗　血管瘤术后若留有残余，可辅以放疗和局部注射硬化剂。

（四）护理评估

1. 健康史　了解患者的文化程度、居家环境、宗教信仰、住址、家庭成员及以往病史。

2. 身体状况

（1）询问患者起病情况、起病方式或首发症状：毛细血管瘤多见于女婴，一般出现在出生后数天，逐渐增大，1 年内可长到极限，之后常停止生长。损害多为 1 个到数个，直径 2~4 cm，高出皮肤，呈草莓状分叶，边界清楚，质软，呈葡萄酒色或鲜红色，压之褪色，生长在发际内者可因密集的毛囊影响呈暗色。海绵状血管瘤多发生在出生时或出生后不久，成人较少见，损害多见于睑裂附近，随小儿成长而增大，局部呈隆起肿块，边界不清楚，质软有弹性，呈紫红色，手压后可缩小，放手后恢复原状，瘤体较大时可有沉重感或隐痛。神经纤维瘤常为单发，瘤体较小，边界清楚，可在皮下活动，实质性，有弹性，呈圆形或梭状，长轴与神经干方向一致，表面皮肤一般正常。

（2）观察患者的意识、瞳孔、生命体征：头皮血管瘤和单纯神经纤维瘤未侵犯颅内组织不会引起意识和瞳孔的改变。但当患者出现面色苍白、脉搏快、血压低等出血征象或硬物刺伤肿块引起出血时，应及时报告医师并遵医嘱进行相应处理。

3. 心理与社会状况 了解患者的经济情况及费用支付方式，患者家庭成员及患者对疾病的认识，以及他们对康复的期望值，以便有针对性地进行心理疏导和鼓励。

（五）常见的护理诊断/问题

1. 恐惧 与担心疾病的预后有关。
2. 知识缺乏 缺乏头皮肿瘤的相关知识。
3. 潜在并发症 感染。

（六）护理措施

1. 术前护理

（1）饮食护理：进食鱼、蛋、肉等高蛋白、高热量、富营养、易消化的清淡饮食，以提高机体抵抗力和术后组织修复能力。术前 2 周戒烟酒，以避免烟酒刺激呼吸道黏膜，引起上呼吸道感染，使呼吸道分泌物增加而影响手术和麻醉。术前禁食 10~12 h，禁饮 6~8 h，以免麻醉后呕吐造成误吸，引起窒息。

（2）体位护理：见"头皮疾病"中"头皮感染"的相关内容。

（3）心理护理：患者可因头皮肿块影响容貌而产生自卑心理，同时因知识的缺乏及对术后情况的未知等因素而产生焦虑、恐惧的心理反应，应通过与患者及家属的多方面交流，观察了解其心理状况，并针对不同的原因进行相应的心理护理，应做到：同情并关心患者，耐心倾听患者的主诉；宣教手术切除肿瘤有关知识；为患者提供本病治愈病例的信息，激发其信心，消除负面心理反应对患者的影响。

2. 术后护理

（1）心理护理：患者可因术后手术创伤、伤口疼痛、导尿管、静脉输液等各种管道而被限制活动，会产生孤独、恐惧的心理反应，在护理工作中应做到以下几点。①指导患者正确配合，并及时了解患者的心理状况，安排亲友探视，必要时陪护患者，指导其亲友鼓励安慰患者，分担患者的痛苦，使患者消除孤独感。②保持各种管道的通畅，防止折叠、脱出，以减少插管、穿刺等物理刺激给患者造成的恐惧，并宣教各种管道的自我护理方法。③患者伤口疼痛时应关心体贴患者，消除紧张、恐惧感，并指导患者通过与亲友交谈、听音乐、保证充足睡眠等方式分散注意力，减轻疼痛。必要时遵医嘱给予镇痛药减轻疼痛。

（2）饮食护理：局部麻醉患者 4 h 后可进食流质，并逐渐过渡到普通饮食。全身麻醉患者麻醉清醒后 4~6 h 内禁食，以免引起呕吐。患者口渴时应做好解释，并用棉签蘸水湿润嘴唇，以缓解口渴感。麻醉清醒 4~6 h 后无呕吐者可进食少量不产气流质，如米汤、菜汤，不宜进食牛奶，以免引起肠胀气，如无不适，次日可进食少油汤类、牛奶，并逐渐过渡到半流食、软食、普食。

（3）体位护理。

（4）潜在并发症——感染的护理：注意患者的体温变化，患者出现发热，伤口红、肿、热、痛等炎症反应时，提示伤口感染。伤口感染未及时控制，患者出现意识、瞳孔改变，提示并发颅内感染，应报告医师并协助其及时处理。

（七）健康教育

1. 心理指导 巨大头皮血管瘤切除术后有可能遗留瘢痕，影响美容，少数神经纤维瘤病和神经鞘瘤有恶变的可能，这些因素都会给患者带来负面的心理反应。

（1）通过和患者及家属的交流了解患者的心理状况，以针对不同情况进行心理指导。

（2）指导患者留长发或戴假发，修饰自身形象，必要时指导患者去美容科或美容医院行头皮移植术。

（3）开导患者正视所患疾病恶变的可能性存在，但较少见，积极乐观的情绪有利于康复，而消极情绪是恶变的诱因之一。

2. 饮食指导 进食高蛋白、富含营养、易消化的饮食，以增强机体抵抗力，促进康复。

3. 就诊及复查 出现原有症状或手术部位红、肿、热、痛、积液、积脓时，应及时就诊。术后 3 ~ 6 个月门诊复查。

三、头皮恶性肿瘤

头皮恶性肿瘤有黑色素瘤、基底细胞癌、鳞状细胞癌、肉瘤。黑色素瘤多发生于皮肤或接近于皮肤的黏膜，好发于成年人，并随年龄增长而发病率提高。基底细胞癌又称基底细胞上皮瘤、侵蚀溃疡，是皮肤癌肿最常见类型之一，好发于头面部外露部位，多见于户外工作者和老年人，其特点是发展缓慢，呈浸润性生长，但很少有血行或淋巴转移。鳞状细胞癌简称鳞癌，起源于表皮或其附件，如皮脂腺导管、毛囊，多见于老年男性。头皮肉瘤起源于皮下软组织，包括纤维肉瘤、横纹肌肉瘤、脂肪肉瘤。纤维肉瘤一般来自皮下纤维组织或筋膜，枕颈部和眼眶部多见，患者多为成年人，开始为局部出现硬而无痛的结节，生长迅速，隆起明显并压迫头皮，使其萎缩，发生溃疡。横纹肌肉瘤仅见于颞部和枕部。脂肪肉瘤较少见。头皮恶性肿瘤以手术治疗为主，预后欠佳。

（一）临床表现

1. 黑色素瘤 按其形态分为两型。

（1）结节型黑色素瘤：病变呈结节状，高出皮肤表面，颜色多为黑色，也可以为褐色、蓝黑色、灰白色或淡红色。周围绕以红晕，表面光滑，呈息肉状或菜花样，发展迅速，可自行溃破而渗血。此型很早便可发生转移，5 年生存率仅为 50% ~60% 。

（2）浅表型黑色素瘤：或称湿疹样癌，生长较慢，转移较迟，5 年生存率为 70% 。

2. 基底细胞癌 肿瘤初发时为有光泽或花纹状结节，表面逐渐破溃成边缘不整齐的溃疡，易出血，创面不易愈合。肿瘤生长缓慢，可向深部浸润发展，常破坏颅骨。肿瘤极少发生远处转移。

3. 鳞状细胞癌 肿瘤发展缓慢，病程较长，早期为一疣状突起，逐渐形成硬结，并发展成乳头状。癌肿表面易出血，常感染化脓。肿瘤常浸润至周围正常组织，深部可达肌层和颅骨。

4. 肉瘤 起源于皮下软组织，分为 3 类。

（1）纤维肉瘤：一般来自皮下纤维组织或筋膜，多见于四肢和躯干。枕颈部和眼眶部多见，开始为局部出现硬而无痛的结节，生长迅速，隆起明显并压迫头皮，使其萎缩发生溃疡。触之瘤质较硬，不活动，无痛，有胀感。

（2）横纹肌肉瘤：肿瘤质硬，不活动，发展迅速，常侵袭颅骨，肿瘤血液供应丰富。

（3）脂肪肉瘤：常无明显症状，或偶有压痛。肿瘤呈浸润性生长，瘤质较软，不活动，可累及头皮和颅骨。

（二）辅助检查

影像学检查以明确肿瘤的部位、性质、大小。

（三）治疗

1. 手术治疗 手术是治疗头皮恶性肿瘤的主要方法。黑色素瘤与头皮鳞癌采用一次性手术切除。肉瘤多采用根治术。

2. 非手术治疗

（1）放射治疗：基底细胞癌一般采用放射治疗。黑色素瘤浅表型和早期病变术后辅以放射治疗。不适宜手术或有手术禁忌的鳞癌也用放射治疗。可用 X 线治疗，根据病灶大小、深浅决定剂量与疗程。

（2）化学药物治疗：黑色素瘤已转移者，化疗可延缓病情恶化。无淋巴转移的头面部基底细胞癌多应用局部涂敷抗癌药。

（3）冷冻、激光治疗：适用于富于纤维成分、病灶不大的基底细胞癌。

（4）免疫治疗：应用自身肿瘤制成的疫苗行皮内注射，选用白介素-2、卡介苗接种、转移因子、淋巴因子激活的细胞（LAK cell）等，以提高患者机体抵抗力。

（四）护理评估

1. 健康史　了解患者文化程度、居家环境、宗教信仰、住址、家庭成员及以往病史，了解患者在家中的地位和作用。

2. 身体状况

（1）询问患者起病方式和首发症状：黑色素瘤患者病变部位如有黑色素斑或黑痣，可因理发、洗发、瘙痒的反复刺激或长期戴帽压迫、摩擦，表皮糜烂，依附的毛发脱落，并逐渐增大，发生瘤变。基底细胞癌早期表现为局部皮肤略呈隆起，淡黄色或粉红色小结节，仅有针头或绿豆大小，有蜡涂光泽，质较硬，伴有毛细血管扩张，无压痛或疼痛。病变位于深层者，表皮皮肤略凹陷，失去正常皮肤的光泽和纹理。鳞癌多为继发，常在原有头皮的慢性溃疡、瘢痕等损害基础上癌变。

（2）了解有无神经功能受损：一般头皮恶性肿瘤未侵犯颅内组织时，无神经功能受损表现。

（3）了解有无肿瘤转移表现：结节型黑色素瘤很早发生转移，出现区域性淋巴结肿大，并常转移到肺、脑、肝等器官，浅表型黑色素瘤则转移较迟。深在型鳞癌病变发展较快，并向深层浸润，可达颅骨，可有早期区域性淋巴结转移，也有经血行转移者，但罕见。收集这些资料，可为制订和选择治疗护理方案提供重要依据。

3. 心理与社会状况　了解患者的经济情况及费用支付方式，患者家庭成员以及患者对疾病的认识和对康复的期望值，以便进行心理疏导和鼓励。

（五）常见的护理诊断/问题

1. 恐惧　与担心疾病的预后有关。

2. 知识缺乏　缺乏头皮恶性肿瘤的相关知识。

3. 潜在并发症　感染、营养不良。

（六）护理措施

1. 术前护理

（1）体位护理：取自由卧位，晚期患者应协助改变卧位，每 2 h 翻身 1 次，防止压疮形成。

（2）症状护理：患者肿瘤局部出现糜烂、溃疡、感染，或局部淋巴结肿大，提示病情加重，应及时报告医师处理。保持皮肤清洁，必要时局部换药，每天 1～2 次，防止感染。

（3）心理护理：局部肿块、疼痛、肿块性质未定、高额的医疗费用和手术的威胁及术后情况的未知，可使患者产生恐惧、焦虑的心理反应，应通过与患者及家属多方面的交流了解其心理特点，对不同原因进行心理指导。

（4）饮食护理：患者可因焦虑、恐惧及肿瘤对机体的影响，出现食欲下降，或肿瘤后期、肿瘤转移患者呈恶病质。鼓励患者进食高营养、富含蛋白质、易消化的食物，以保证机体需要量的供给及提高机体对手术和放疗、化疗的耐受力。根据患者的饮食习惯，制作色、香、味俱佳的菜肴。消化吸收差的患者，宜采用少食多餐的方法进食。严重恶病质不能经口进食者，遵医嘱静脉补充营养，并做好口腔护理。

2. 术后护理

（1）饮食护理。

（2）体位护理。

（3）心理护理。

1）患者可因麻醉后反应、手术创伤、伤口疼痛等原因出现呕吐、头痛等表现，同时因各种管道限制了躯体活动，这些因素使患者产生恐惧、孤独的心理反应，应加强头痛、呕吐的护理，指导患者采取半坐卧位，防止管道脱出，主动关心患者，以缓解其恐惧的不良心理反应。

2）患者常因对肿瘤性质的猜疑而感到焦虑不安，应根据患者的文化程度、心理耐受能力等各方面因素确定是否如实告知，认为术后暂不宜告知者，应告知患者信赖的亲友，以取得亲友的理解和配合。

3）安排亲友陪伴或探视，指导其鼓励安慰患者，消除患者孤独无助感，增强其战胜疾病的信心。

4）耐心倾听患者的主诉，遵医嘱给予镇痛药。

（4）症状护理。

1）密切观察头痛的性质、部位，伤口疼痛时，常不伴有呕吐，可遵医嘱适当镇痛。

2）观察伤口敷料情况，伤口敷料渗血，提示活动性出血，伴意识、瞳孔、生命体征异常，常见于侵及颅骨的头皮肿瘤切除术后，提示脑水肿或硬膜外血肿，应立即报告医师处理。

3）呕吐时将头偏向一侧，以防止误吸，及时处理呕吐污物，更换污染被服，减少感官刺激，呕吐后用温开水漱口。呕吐频繁者可肌内注射甲氧氯普胺 10 mg。

（5）放疗化疗护理。

1）鼓励患者正视现实，为患者提供本病治疗效果较好的病例信息，帮助其树立战胜疾病的信心。

2）静脉注射化疗药物时，应确保针头在血管内方可注入，防止皮肤损伤，同时应从小静脉开始，以保护血管。

3）定期抽血进行血常规、肝功能、肾功能检查，并做好化疗、放疗的必要性及有关不良反应的相关知识宣教。

（七）健康教育

1. 心理指导　与患者积极沟通交流，了解其心理状态，鼓励其树立战胜疾病的信心，增强生活的勇气。

2. 饮食指导　进食高蛋白、富含营养、易消化的饮食，以增强机体抵抗力，促进康复。

3. 就诊及复查　出现原有症状或手术部位红、肿、热、痛、积液、积脓时，应及时就诊。术后 3 ~ 6 个月门诊复查。

第三节　颅骨疾病

一、颅骨骨髓炎

颅骨骨髓炎是指颅骨因细菌感染而产生的一种化脓性炎症，常因葡萄球菌等化脓性细菌由伤口或邻近组织的感染蔓延侵入颅骨，引起炎症导致，其感染范围可以局限在一块颅骨上，也可超过骨缝，侵及多个颅骨。常见于儿童和青壮年，虽然抗生素广泛应用，但头部软组织感染引起者仍不少见。颅骨骨髓炎的炎症极易向周围扩散，使病情加重，如诊断治疗不及时，可导致不良后果，但早期诊断，积极治疗，尤其是在发生颅内并发症之前采取有效措施则预后良好。

颅骨骨髓炎的病因包括：在开放性损伤过程中颅骨直接被污染，而伤后清创又不够及时或在处理中不够恰当；头皮损伤合并伤口感染，经血管蔓延至颅骨，或头皮缺损使颅骨长期外露坏死而感染；开放性颅骨骨折，累及鼻窦、中耳腔和乳突。

（一）临床表现

1. 急性期　局部头皮出现炎性反应，如红、肿、热、痛等，远处头皮可有水肿，邻近淋巴结肿大，且伴有全身感染症状，如发热、倦怠、乏力、食欲不振、寒战等。在外周血中白细胞可增多，如治疗不及时或炎症没有得到控制，感染可向颅内或颅外扩展，在颅外可形成骨膜下脓肿，在颅内可形成硬脑膜外脓肿、脑膜炎或脑脓肿、感染性静脉窦栓塞等。

2. 慢性期　颅骨感染迁延未愈可转成慢性骨髓炎，局部表现为头皮下积脓或反复破溃而形成窦道。窦道有时闭合，有时破溃流脓，脓液中可伴有坏死的小骨块，当排脓不畅时，局部及全身感染症状也随之加剧。

（二）辅助检查

1. 脓液培养　结果多为阳性。

2. 脑脊液常规检查　色浑浊，白细胞、蛋白明显增多，糖及氯化物降低。

3. 颅骨 X 线平片检查　一般在颅骨感染后 2～3 周才能在 X 线平片上呈现改变，可见单发或多发边缘不整的低密度骨缺损，或椭圆形地图状，或虫蚀，或低密度区，颅骨边缘有明显的反应性骨质增生的高密度骨硬化带。

4. 颅脑 CT 扫描　有助于颅内脓肿的诊断，合并硬脑膜外或硬脑膜下脓肿时，表现为颅骨内板下方脑外出现菱形低密度区，增强检查内缘有均一、明显带状强化，同时伴有邻近脑组织水肿。

（三）治疗

1. 急性期　应用大剂量广谱抗生素治疗。已形成头皮下或骨膜脓肿则应早期拆除伤口缝线或切开引流，并注意伤口深处有无污物，同时将已失去活力和血供的游离感染的骨片取出。

2. 慢性期　已发展有慢性窦道及颅骨缺损的患者应尽早采取手术治疗。一般做直线或 S 形切口，全部切除病灶颅骨、异物、死骨和肉芽组织，直至正常颅骨为止，术中以抗生素溶液冲洗。缝合头皮伤口或大部缝合，皮下引流，术后抗生素治疗，直至伤口愈合。若合并硬脑膜下脓肿，应同时引流处理。

（四）护理评估

1. 健康史

（1）个人史：了解患者的文化程度和家庭背景，如患者的居家环境、家庭住址、家庭成员，患者在家庭中的地位、经济情况以及以往病史等。

（2）询问患者起病方式或首发症状：了解患者头部是否有伤口或头面部疖肿、鼻窦炎、口腔咽喉炎及身体其他部位化脓性感染。

2. 身体状况

（1）观察患者有无意识障碍：观察患者瞳孔大小与对光反射是否异常。颅骨骨髓炎如控制不及时，则可穿破硬脑膜，向颅内蔓延，引起颅内并发症，据文献报道约占30%，其中主要并发症为脑脓肿，可因其侵犯的部位、范围及严重程度而引起不同的神经系统症状与体征，如头痛、呕吐、高热、谵妄、抽搐、昏迷等。

（2）评估患者有无神经功能受损：当颅骨骨髓炎并发脑脓肿时，可因其部位不同，引起不同的神经系统症状和体征，如肢体瘫痪、失语等。

3. 心理与社会状况　了解患者及其家庭成员对疾病的认知和对康复的期望值，以便有针对性地进行心理疏导和鼓励。

（五）常见的护理诊断/问题

1. 体位异常　与疾病引起的全身感染有关。

2. 自理能力缺陷　与疾病引起的自理能力下降有关。

3. 知识缺乏　缺乏颅骨骨髓炎相关的自我保健知识。

4. 潜在并发症　颅内感染。

（六）护理措施

1. 术前护理

（1）心理护理：体温异常、自理能力下降、对手术的恐惧、术后情况的未知等因素导致患者产生焦虑、恐惧的心理，应通过与患者及其家属的交流、及时观察了解其心理反应，针对不同的原因进行心理护理，同情、关心患者，激发患者对治疗的信心。

（2）饮食护理：见"头皮疾病"中"头皮良性肿瘤"的相关内容。

（3）体位护理：见"头皮疾病"中"头皮感染"的相关内容。

（4）症状护理：高热多由致病力强的细菌感染引起，起病急，全身中毒症状重，体温可高达 38 ~ 40 ℃，需及时降温。

1）体温监护：一般每天测体温 4 次，如持续高热，尤其伴有中枢神经系统或心、肝、肾疾病的高热或超高热，需 24 h 连续体温监测，为防止加重主要脏器功能损害，高热应及时采取相应的降温措施。

2）卧床休息：高热时，机体代谢增加而进食少，尤其是体质虚弱者，需绝对卧床休息，以减少机体消耗。

3）营养及水、电解质平衡的维持：高热时，各种代谢功能的变化使机体热量消耗大，液体丢失多而消化吸收功能下降。应给予高热量、高蛋白、高维生素、低脂肪等易消化、富营养的流质或半流质饮食，鼓励患者多饮水，保持每天热量在 1.25×10^4 J 以上，液体摄入量 3 000 mL 左右。必要时给予静脉输液并补充电解质，以促进致病微生物及其毒素的排出。输液治疗时应严密观察，尤其对于心、脑疾病患者，应严格控制输液速度，以防止输液过快导致急性肺水肿、脑水肿。

4）生活护理：高热患者唾液分泌减少，抵抗力下降，口腔内食物残渣是细菌的良好培养基，广谱抗生素的应用导致菌群失调，易引起口腔炎或口腔黏膜溃疡。因此，做好口腔护理，每天 2 ~ 3 次。高热及退热过程中大量出汗易刺激患者皮肤，需加强皮肤护理，随时更换汗湿的床单、被服，擦干汗液并擦洗局部，以保持皮肤清洁，同时鼓励并协助患者翻身、按摩受压部位，尤其对于昏迷、惊厥等意识障碍患者，加强保护措施，防止压疮、坠床等意外。

5）降温处理：持续高热可增加心、脑、肾等重要器官代谢，加重原有疾病，威胁患者生命，故应积极采取降温措施。①物理降温：控制室温，夏季可用空调、电扇降低环境温度，必要时撤减被褥。冰敷，头部置冰帽或冰枕的同时，于腋下、腹股沟等大血管处置冰袋；冰敷时注意冰袋装入冰块量不超过 1/2，以使之与局部接触良好，并用双层棉布套包裹冰袋后使用，需每 30min 左右更换 1 次部位，防止局部冻伤，同时注意观察有无皮肤变色、感觉麻木等；持续冰敷者应及时更换溶化的冰块。擦浴，用 32 ~ 34 ℃温水或 30% ~ 50% 乙醇擦浴以加快蒸发散热；乙醇擦浴禁用于乙醇过敏、体弱等患者；擦浴时应密切观察患者的反应，同时禁擦胸前、腹部、后项、足心等处，若患者出现寒战、面色苍白、脉搏及呼吸快时应立即停止擦浴并保暖；降温毯持续降温，此法为利用循环冷却水经过毯面直接接触，使热由机体传导至水流而降低体温，降温效果较好，每小时可降温 1 ~ 2 ℃，同时可据病情调节降低体温，尤其适用于持续高热的昏迷患者；当患者降温过程中出现寒战时，应加用冬眠药物，防止因肌肉收缩而影响降温效果；清醒患者使用降温毯时，难以耐受寒战反应，故不宜调温过低。冰盐水灌肠或灌胃，以 4 ℃左右等渗盐水 200 mL 加复方乙酰水杨酸（APC）0.42 g 灌肠或灌胃，必要时采用 4 ℃左右低温液体静脉输入，也可达到降温效果。②药物降温：对于明确诊断患者、婴幼儿及高热伴头痛、失眠、兴奋症状者，可适当使用药物降温，但注意用量适宜，防止因出汗过多、体温骤降、血压降低而引起虚脱，且不可用于年老体弱者。用药过程中应加强观察，防止变态反应、造血系统损害及虚脱发生。③冬眠低温疗法：首先使用适量的冬眠合剂，使自主神经受到充分阻滞，肌肉松弛，消除机体御寒反应，使患者进入睡眠状态。物理降温，根据具体条件使用半导体或制冷循环水式降温毯，或大冰袋、冰帽、乙醇擦浴。降温以肛温维持在 32 ~ 35 ℃、腋温维持在 31 ~ 33 ℃为宜，肌肉放松时，可适当减少用量和减慢速度。当患者颅压降至正常范围，维持 24 h 即可停止亚低温治疗。1 个疗程通常不超过 7 d。缓慢复温，终止亚低温治疗时，应先停止降温措施。多采用自然复温法使患者体温恢复至正常。若室温低，可采用空调辅助复温，一般复温速度 24 h 回升 2 ℃为宜，不可复温过快，防止复温休克。

6）密切观察病情，遵医嘱合理使用抗生素，高热伴有抽搐、昏迷者使用护栏，必要时约束患者肢体，防止坠床。

2. 术后护理

（1）饮食护理：麻醉清醒后 6 h，如无吞咽障碍，即可进食少量流质饮食。术后早期胃肠功能未完全恢复，尽量少进牛奶、糖类等易产气食物，防止其消化时产气过多，引起肠胀气。以后逐渐过渡到高热量、高蛋白、富营养、易消化饮食。

（2）体位护理：麻醉未清醒前去枕平卧，头偏向健侧，以防呕吐物吸入呼吸道。清醒后，血压平稳者，抬高床头 15°～30°，以利颅内静脉回流。

（3）心理护理：患者可因麻醉后反应、手术创伤、伤口疼痛、头痛、呕吐，加之伤口引流管、导尿管、静脉输液等管道限制了躯体活动，从而产生孤独、恐惧的心理反应，应指导患者正确配合，解释相关知识，以缓解患者的孤独、恐惧心理。加强巡视，及时询问患者，早期即根据病情安排亲人探视或陪伴，指导其鼓励、安慰患者，分担患者的痛苦，使患者消除孤独感。同时告知手术和麻醉顺利，术后如能积极配合，能很快愈合，以增强其信心。

（4）症状护理：密切观察意识、瞳孔、生命体征，必要时 24 h 连续监测并及时记录。①呕吐时头偏向一侧，同时协助患者排出呕吐物，不可咽下，以避免呕吐物误入气管或反流入胃内加重呕吐，需及时清理呕吐物，更换污染衣物、被单，避免感官刺激；呕吐频繁时，可遵医嘱肌内注射甲氧氯普胺 10 mg。②头痛者应注意观察头痛的性质、部位，同时伴呕吐者，观察呕吐是否为喷射性，并加强意识、瞳孔的观察，以及时发现颅内血肿；抬高床头，以利静脉回流，减轻脑水肿，必要时快速静脉滴注 20% 甘露醇，如有不能耐受的伤口疼痛，可遵医嘱予以镇痛药。

（5）管道护理：妥善固定好各种管道，保持管道通畅，以防止折叠、压迫、弯曲、脱落或非计划性拔管而造成意外，更换引流袋时应注意无菌操作，防止逆行感染的发生。

（6）潜在并发症。

1）脑脓肿：炎症扩散，引起头皮下脓肿破溃后形成慢性窦道，可向下扩散形成硬脑膜外脓肿，硬脑膜被侵蚀穿破即引起脑脓肿，多为单发，也有多发。①密切观察患者意识、瞳孔、肢体活动情况，及早发现异常。②先行 CT 或 MRI 检查，可了解脓肿的位置及大小。③穿刺抽脓，如经多次抽脓无效，应行开颅脓肿切除术。

2）化脓性脑膜炎：由炎症扩散、硬脑膜被穿破引起，患者可有头痛、颈部抵抗感等脑膜刺激征并高热等症状，除积极降温、全身应用大剂量抗生素外，应每 2～3 d 行腰椎穿刺，了解脑脊液压力及细胞计数，并于鞘内注射抗生素，同时指导患者注意腰椎穿刺后平卧 4～6 h。

（七）健康教育

（1）多进食高蛋白、高营养、易消化饮食，以促进愈合，增强机体抵抗力。

（2）颅骨缺损者指导其如何保护骨缺损区域，以防止硬物刺伤。告知患者颅骨缺损对生活起居没有太大影响，影响美容者可戴帽子或假发适当掩盖。

（3）如出现原有症状或伤口部位红、肿、热、痛等异常，应及时就诊。

（4）术后 3 个月复查，颅骨缺损者可于 1 年后行修补术。

二、颅骨良性肿瘤

颅骨良性肿瘤较少见，常见的颅骨良性肿瘤生长在颅盖部。多数起源于外板，向外生长，也有少数起源于板障与内板，出现颅压增高与脑的局灶症状。常见的颅骨良性肿瘤有骨瘤、血管瘤和淋巴管瘤、胚胎性颅骨肿瘤、软骨瘤、巨细胞瘤、动脉瘤性骨囊肿、脂肪瘤等。本病好发于 20～40 岁成年男女，也有少数见于儿童和老人。一般予手术切除，较少复发，反复复发者预后不良，其中巨细胞瘤易恶变。

（一）临床表现

1. 骨瘤　最常见，瘤体多不大，局部隆起，患者多无自觉症状，为生长缓慢的无痛肿块，多单发，常见的额窦骨瘤多表现为反复发作的鼻窦炎。

2. 血管瘤和淋巴管瘤　部分患者会有头痛的症状，肿物增大且有搏动感，但杂音和震颤少见。大部分为单发。

3. 胚胎性颅骨肿瘤　临床表现取决于肿瘤的部位，病变位于板障者主要表现为皮下肿物，偶尔有头痛症状；病变位于眼眶部的患者通常表现为无痛性眼球突出，或因眼外肌功能改变而有所表现；板障内上皮样囊肿极少数会侵蚀鼻窦，表现为张力性气颅。

4. 软骨瘤　较少见，肿瘤发生在软骨连接处，肿瘤生长缓慢，较大的软骨瘤可引起颅内压及相应部位的神经系统症状，常受侵及的部位为颅中窝和脑桥小脑三角。

5. 巨细胞瘤　偶见，肿瘤生长缓慢，常位于蝶骨及额、颞、顶部，早期无症状，较大肿瘤可引起相应的症状，如神经功能障碍和颅压增高等。

6. 动脉瘤性骨囊肿　好发于 20 岁以下。可能表现为疼痛的肿块或颅内病变，也可能表现为脑出血，症状持续时间一般不到 6 个月，内板的肿物有可能导致颅内压增高和局部神经损害。

（二）辅助检查

1. X 线摄片检查　显示骨瘤呈现为圆形或椭圆形，局限性高密度影。巨细胞瘤在 X 线平片上有 3 种表现：单囊型、多囊型、单纯骨破坏型。

2. CT 检查　软骨瘤提示颅底高密度肿块，呈分叶状，边界清，有钙化，肿块；基底宽且与颅骨相接。巨细胞瘤在 CT 扫描呈无明显强化的均匀一致高密度影。

3. MRI 检查　可见 T_1 加权像为低信号，T_2 加权像为高信号。

（三）治疗

1. 骨瘤　小骨瘤用骨凿切除，累及颅内的骨瘤需行骨瓣切除，再行颅骨修补，鼻窦内的骨瘤经颅或鼻切除。

2. 血管瘤和淋巴管瘤　手术是最有效的治疗方法。

3. 胚胎性颅骨肿瘤　对于胚胎来源的肿瘤的治疗是采用手术切除。肿瘤切除后很少有复发，除非无法鞍区切除。

4. 软骨瘤　软骨瘤位于颅底，基底宽，部分切除以达到减压的目的，岩骨和颅中窝底的行颞下入路，必要时切除部分颞叶。

5. 巨细胞瘤　巨细胞瘤由于肿瘤多位于颅底，血运较丰富，很难全部切除，易恶变。治疗上采用根治性切除术，但因为颅骨的巨细胞瘤所在的位置及浸润周围骨质，常很难根治。这种情况下很容易复发，最好的治疗就是反复的手术切除。对于残余的巨细胞瘤可以行放射治疗。

6. 动脉瘤性骨囊肿　采取手术的方法切除病变可以治愈，但有出血的危险，次全切或刮除有高达 50% 的复发率。如果只做部分切除，冷冻手术能降低复发率。

（四）护理评估

1. 健康史

（1）个人史：了解患者的文化程度和家庭背景，如患者的居家环境、家庭住址、家庭成员，患者在家庭中的地位、经济情况以及既往病史等。

（2）询问患者起病方式或首发症状：颅骨骨瘤一般都较小，无明显症状者易被忽视，个别与外伤有关；板障型骨瘤多膨胀性生长，范围较广时可出现相应部位的局部疼痛；颅骨软骨瘤多见于颅中窝底、蝶鞍旁或岩骨尖端的软骨联合部，可出现眼球运动障碍、面部感觉减退等第Ⅲ～第Ⅵ对脑神经受压症状；巨细胞瘤早期，局部可有胀感和疼痛感，如发生在鞍区附近或蝶骨，可出现视力、视野障碍，或有动眼神经、展神经及三叉神经症状，侵入颅内及生长较大时，可出现相应部位的神经系统体征及颅内压增高症状。

2. 身体状况

（1）观察患者意识、瞳孔及生命体征：观察患者有无意识障碍及其程度，瞳孔是否等大等圆，对光反射是否灵敏。颅骨良性肿瘤多生长缓慢，如不向颅内发展，患者多意识清楚，瞳孔大小及对光反射正常；如巨细胞瘤位于鞍区附近，影响动眼神经，可出现瞳孔不等大，对光反射迟钝或消失；大的软骨瘤可引起颅压增高，从而导致意识障碍。

（2）评估患者有无神经功能受损：观察患者是否视力视野障碍。发生于蝶骨的巨细胞瘤影响视交叉,致视力减退、视野缺损。观察患者有无眼球运动障碍、面部感觉减退,软骨瘤位于颅中窝底、岩骨尖、蝶枕骨的软骨结合部,可出现该部位神经功能障碍,导致上述症状。

3. 心理与社会状况　了解患者家庭背景,如文化程度、家庭成员、患者及家属对疾病的认知程度及对疾病治疗的期望值,以便有针对性地进行心理疏导及护理。

(五) 常见的护理诊断/问题

1. 恐惧　与担心肿瘤恶化有关。
2. 脑组织灌注不足　与肿瘤引起的局部压迫有关。
3. 知识缺乏　缺乏颅骨肿瘤的相关自我保健知识。
4. 潜在并发症　颅内出血、感染。

(六) 护理措施

1. 术前护理

(1) 心理护理:患者可因局部疼痛、舒适的改变、肿瘤对其生命的威胁、脑神经受损所引起的功能障碍等因素而产生恐惧、焦虑的心理反应,应多与患者交流,针对不同原因进行心理疏导,同时讲解手术相关知识,提供本病治愈信息,增强患者信心。

(2) 饮食护理:见"头皮疾病"中"头皮良性肿瘤"的相关内容。

(3) 体位护理:见"头皮疾病"中"头皮感染"的相关内容。

(4) 视力、视野障碍的护理:视力、视野障碍可影响患者的日常生活自理能力,患者常因此而产生自卑心理和封闭情绪,在护理上应注意以下5点。①开导患者,并加强巡视,及时提供帮助,热情、耐心地照顾患者,以消除其无助感。②协助患者的日常生活,去除房间、通道上的障碍物,同时避免地面湿滑,防止患者摔倒。③日常用物放在患者视力好或视野健侧,热水瓶应妥善放置,防止患者发生烫伤。④指导患者不单独外出。⑤及时接应红灯。

(5) 头痛、呕吐的护理:头痛、呕吐常为手术创伤及麻醉反应。患者出现剧烈头痛、呕吐,甚至伴随意识、瞳孔、生命体征的改变,提示脑水肿或继发性颅内出血。①密切观察意识、瞳孔、生命体征及头痛的性质、部位,呕吐是否喷射性,以及时发现脑危象。②抬高床头15°~30°,以利颅内静脉回流。③不能耐受的头痛,遵医嘱予以罗通定60 mg口服,呕吐频繁者予以甲氧氯普胺10 mg肌内注射;必要时予以20%甘露醇100 mL静脉滴注,脱水降低颅压,密切观察用药后头痛、呕吐是否缓解,必要时配合CT检查,以排除颅内血肿形成。

(6) 咳嗽、吞咽功能受损的护理:由于颅后窝巨大软骨瘤对邻近组织的压迫,术后患者可能出现后组脑神经受损,表现为咳嗽、吞咽障碍,护理上应注意以下3点。①做好心理指导,消除患者紧张情绪。②鼓励患者咳嗽排痰,排痰不畅时可辅以叩背、体位引流、雾化吸入等方法,必要时行负压吸痰,及时清除呕吐物及呼吸道分泌物,防止窒息。③有吞咽功能障碍的患者,术后暂缓经口进食,予以留置胃管,同时应注意保持口腔清洁,口腔护理每天2~3次,防止口腔感染。

2. 术后护理

(1) 心理护理:患者可因麻醉后反应、手术创伤、各种管道等导致的躯体活动限制,从而产生孤独无助心理,护士应指导患者正确配合,及时清理呕吐物及污染被服,多倾听患者主诉,加强巡视,关心体贴患者,适时安排患者家属及亲友探视,必要时予以陪护,指导其安慰、鼓励患者,以分担患者的痛苦,消除其孤独的心理反应。

(2) 饮食护理:可按常规由流质过渡到普通饮食,应多进食高蛋白、高热量、易消化的食物,以增强机体的修复能力,颅后窝巨大软骨瘤侵犯后组脑神经致吞咽困难者,应予胃管鼻饲流质,防止其发生呛咳、窒息及营养不良。

(3) 体位护理:麻醉未清醒前去枕平卧位,头偏向健侧,以利呕吐物及呼吸道分泌物排出;麻醉清醒后血压平稳者,抬高床头15°~30°,以利静脉回流和消除脑水肿及颜面部水肿;同时注意给予翻身,每2 h 1次,防止压疮形成,翻身时保护好各种管道,防止脱出和折叠;拔除创口引流后,患者应尽早离床活动，先在床上坐起，如无不适再双腿下床，然后在床边适度活动，逐渐扩大活动范围，并有专人陪护，防止因久未下床活动及术后体虚引起虚脱、晕厥。

（4）视力、视野障碍的护理，头痛、呕吐的护理，咳嗽、吞咽功能受损的护理：见本节"术前护理"内容。

（七）健康教育

1. **心理指导** 护士应加强与患者交流，鼓励患者树立战胜疾病的信心。
2. **饮食指导** 多进食高蛋白饮食，以利机体康复。
3. **活动指导** 劳逸结合，加强体育锻炼，增强体质。
4. **安全指导** 有视力障碍者应防止烫伤及摔伤。
5. **就诊指导** 如出现原有症状或症状加重，应及时就诊。局部伤口如出现红、肿、热、痛、流液、流脓，应及时就诊。
6. **复查** 术后3个月门诊复查。

三、颅骨恶性肿瘤

颅骨恶性肿瘤预后差，临床多见于多发性骨髓瘤、成骨细胞瘤、网织细胞肉瘤、纤维肉瘤和转移瘤。除多发性骨髓瘤外，均好发于青壮年，其中成骨细胞瘤较常见，网织细胞肉瘤和纤维肉瘤较少见。

（一）临床表现

1. **颅骨多发性骨髓瘤** 肿瘤为多发性，好发部位除颅骨外，尚有肋骨、胸骨、锁骨、椎体、骨盆和长骨两端。多见于40岁以上成年人，肿瘤为实质性，呈暗红色或灰色，质脆，富含血管。头部出现扁平或半球形肿物，生长快，有间歇性或持续性自发性疼痛。高球蛋白血症是本病的主要表现，患者可有血钙增高。

2. **颅骨成骨细胞瘤** 好发于青少年，肿瘤多发于颅盖部，生长迅速，血运丰富，局部可有搏动及血管杂音。颅盖部可见肿块，局部有压痛，头皮紧张发亮，呈青紫色。

3. **颅骨网织细胞肉瘤** 肿瘤来源于骨髓造血组织，较少发生在颅骨，见于青少年。颅骨局部肿块，生长缓慢，可有自发性疼痛，一般多向颅外生长。

4. **颅骨纤维肉瘤** 肿瘤起源于骨膜或颅骨板障，好发于青壮年，位于颅盖或颅底部，病程发展迅速。早期表现为疼痛性肿块，生长迅速，侵入颅内时常引起颅压增高及其他神经症状。

5. **颅骨转移瘤** 颅骨转移瘤以癌为主，常见原发灶为肺癌、乳腺癌、膀胱癌、肾癌、前列腺癌、子宫癌等。多数经血行转移，以顶骨发生率高。颅盖骨发生单一或多发性肿块，质稍硬，不活动，早期症状不明显。中期和晚期常有局部疼痛。肿瘤增大并向颅内发展者，可有颅压增高症状。

（二）辅助检查

1. **血液检查** 多发性骨髓瘤呈进行性贫血，血红蛋白低，血小板减少（一般在 $100 \times 10^9/L$ 以下）白细胞数变化不明显，但淋巴细胞比例相对增高，并出现高球蛋白血症，清蛋白与球蛋白比例倒置。

2. **骨髓检查** 表现为细胞生长活跃，少数患者有大量未成熟的浆细胞。成骨细胞瘤患者也常有贫血，血清碱性磷酸酶常增高。

3. **影像学检查** 多发性骨髓瘤X线平片检查可见较多散在、大小不一的低密度区，多数患者同时侵犯肋骨、脊柱椎体。成骨细胞瘤患者颅骨平片可见大小不等、边缘不清的骨质破坏，局部有软组织影。纤维肉瘤患者X线平片早期仅有外板的破坏，晚期可见骨质大量破坏，内无放射状骨针，CT扫描可见颅底骨质破坏及肿瘤影像，增强不明显。

（三）治疗

1. **手术治疗** 手术切除病变组织并适当扩大范围，较大的骨髓瘤单发病灶和未转移的颅盖部恶性肿瘤应尽早行手术切除，多发性骨髓瘤或已转移的恶性肿瘤及恶病质患者不宜手术。成骨细胞瘤因血运丰富，为防止术中大出血，术前需行动脉造影，以了解肿瘤的血运情况，必要时先行颈外动脉结扎，以减少术中失血。

2. 非手术治疗 化学药物治疗以烷化剂治疗为主，如洛莫司汀口服，环磷酰胺静脉滴注，博来霉素静脉滴注，化疗的同时予适量激素短期应用，可缓解病情。

（四）护理评估

1. 健康史

（1）个人史：了解患者的文化程度和家庭背景，如患者的居家环境、家庭住址、家庭成员，患者在家庭中的地位、经济情况以及既往病史等。

（2）询问患者起病方式及首发症状：不同类型肿瘤各有其特点，多发性骨髓瘤可同时发生在颅骨、肋骨、椎体、胸骨、骨盆等处，从发病到就诊一般3个月到1年，疼痛为主要症状，头部可出现扁平形稍隆起的肿物，压痛明显；成骨细胞瘤在颅盖骨发现肿块，因肿瘤生长迅速，头皮多紧张发亮，并与肿瘤粘连，肿瘤及周围皮下有静脉曲张，有时可摸到搏动或听到血管杂音；纤维肉瘤进展较快，易向肺部转移，颅盖部的肿瘤早期局部可出现肿块及疼痛，位于眶顶的可出现突眼，位于颅底的则出现相应的脑神经症状；颅骨转移瘤多来源于肺癌、乳腺癌等，常伴有原发部位的症状和体征。

2. 身体状况 评估患者有无神经功能受损：颅骨纤维肉瘤如发生在颅底，可引起相应的脑神经症状和神经系统体征。

3. 心理与社会状况 了解患者家庭背景，如文化程度、家庭成员、患者及家属对疾病的认知程度及对疾病治疗的期望值，以便有针对性地进行心理疏导及护理。

（五）常见的护理诊断/问题

1. 恐惧 与担心肿瘤恶化有关。
2. 舒适的改变 与头部外伤带来的局部不适有关。
3. 自理能力缺陷 与疾病引起的自理能力下降有关。
4. 知识缺乏 缺乏颅骨肿瘤的相关自我保健知识。
5. 营养失调：低于机体需要量 与脑损伤后头痛、呕吐、贫血等有关。

（六）护理措施

1. 术前护理

（1）饮食护理：多进食优质蛋白，提供高热量、易消化食物，增强患者体质，提高手术耐受力。

（2）体位护理：采取自主卧位。

（3）心理护理：局部疼痛、肿瘤性质对生命的威胁、昂贵的医疗费用、手术对生命的威胁等因素导致患者产生恐惧、焦虑的心理反应。应通过与患者及家属的交流，及时发现患者不良心理反应，针对各种原因进行心理疏导。同情并细心照顾患者，加强巡视，认真倾听患者主诉，讲解手术相关知识，提供本病治愈信息，增强患者信心。

（4）症状护理。

1）头痛、呕吐：见"颅骨疾病"中"颅骨良性肿瘤"的相关内容。

2）贫血：多发性骨髓瘤和成骨细胞瘤患者常伴有贫血。①应注意防止感冒与出血。②观察皮肤、黏膜是否有出血点。③加强饮食指导。④必要时遵医嘱输血治疗。

2. 术后护理

（1）心理护理：麻醉后反应、手术创伤、各种管道限制患者的躯体活动，使患者产生孤独无助心理，应指导患者正确配合，及时清理呕吐物及污染被服，倾听患者主诉，加强巡视，关心体贴患者，适时安排患者家属及亲友探视，必要时陪护，指导其安慰、鼓励患者，分担患者的痛苦，消除其孤独的心理反应。

（2）饮食护理：补充高热量、优质蛋白饮食，以利组织修复。贫血者指导进食动物肝、菠菜等含铁丰富的食物。

（3）体位护理：见"颅骨疾病"中"颅骨良性肿瘤"的相关内容。

（4）症状护理：同术前护理的症状护理。

（七）健康教育

1. 心理护理　提供本病治疗效果好的病例信息，鼓励患者继续治疗，树立生活信心。

2. 饮食护理　进食高热量、高蛋白食物，加强营养，增强机体抵抗力，促进组织修复。

3. 体育锻炼　加强体育锻炼，劳逸结合，增强体质。

4. 治疗护理　遵医嘱继续行放疗、化疗。

5. 复查随诊　术后 3 个月复查，如发现原有症状再发或加重、手术部位异常，应及时就诊。

四、颅骨海绵状血管瘤

颅骨海绵状血管瘤是常见的颅骨良性肿瘤，占颅骨良性肿瘤的 10%，好发于顶骨，其次为额骨及枕骨，肿瘤多为单发，生长缓慢，没有明显的年龄差异，多见于青少年，男女之比为 1：3，为颅骨内多数扩张的血窦及窦间疏密不等的纤维组织。本病以手术治疗为主，不能全切者加用小剂量的放射治疗，多数预后良好。

（一）临床表现

大多数患者无症状，少数患者轻微头痛可能是其唯一主诉，常因此或体检做影像学检查而发现本病。本病病程较长，多表现为头痛和局部包块，依据部位不同而出现相应神经功能缺失，可合并病理性骨折、出血或癫痫发作。

1. 癫痫　占 40%～100%，见于大多数幕上脑内海绵状血管瘤，表现为各种形式的癫痫。其中约 40% 为难治性癫痫。海绵状血管瘤比发生于相同部位的其他病灶更易于发生癫痫，原因可能是海绵状血管瘤对邻近脑组织的机械作用（缺血、压迫）及继发于血液漏出等营养障碍，病灶周边脑组织常因含铁血黄素沉着、胶质增生或钙化成为致痫灶。

2. 出血　与颅内动静脉畸形（AVM）出血不同，海绵状血管瘤的出血一般发生在病灶周围脑组织内，较少进入蛛网膜下腔或脑室，出血预后较 AVM 好，但首次出血后再次出血的可能性增加。女性患者，尤其是妊娠期女性海绵状血管瘤患者的出血率较高。反复出血可引起病灶增大并加重局部神经功能缺失。

3. 局部神经功能缺失　占 15.4%～46.6%。急性及进行性局部神经功能缺失常继发于病灶出血，症状取决于病灶部位与体积，可表现为静止性、进行性或混合性。大量出血引起严重急性神经功能症状加重较少见。

（二）辅助检查

1. X 线检查　X 线切线位片上可见放射状骨针，血管压迹加深则表明有恶变。

2. CT 检查　CT 扫描可见明显增强的肿块。

3. MRI 检查　具体诊断海绵状血管瘤最敏感的方法。T_1 加权像呈低信号肿瘤影，T_2 加权像肿瘤周围是含铁血黄素的低信号"黑环"。

4. 血管造影检查　有时可看到肿瘤染色。

（三）治疗

本疾病首选手术治疗。早期病变局限，手术难度小，预后好，大的肿瘤因出血多不能全切，可加用小剂量放疗。较大的肿瘤术前行脑血管造影，了解肿瘤供血情况，必要时阻断供血动脉，以减少术中失血。手术方法包括肿瘤全切术、部分切除或活检术和颅骨成形术。

1. 肿瘤全切术　适应较小的肿瘤，尽量全切肿瘤组织。

2. 部分切除或活检术　适应较大的肿瘤，以免强行全切肿瘤而使术中失血过多。

3. 颅骨成形术　适应颅骨缺损较大者。

（四）护理评估

1. 健康史 了解患者的文化程度和家庭背景，如患者的居家环境、家庭住址、家庭成员，患者在家庭中的地位、经济情况以及既往病史等。

2. 身体状况

（1）询问患者起病方式或首发症状：本病发展较慢，除局部肿胀感和可能触及肿块外，多无其他症状。如在局部触及非骨性肿块，压之变小或有压缩性，头低位时肿大，张力增高，头高位时反之，说明外板已破坏。

（2）了解意识、瞳孔、生命体征：尽管本病很少累及颅内，但合并严重感染时可引起意识、瞳孔、生命体征的改变。

3. 心理与社会状况 了解患者家庭背景，如文化程度、家庭成员、患者及家属对疾病的认知程度及对疾病治疗的期望值，以便有针对性地进行心理疏导及护理。

（五）常见的护理诊断/问题

1. 恐惧 与担心肿瘤恶化有关。

2. 脑组织灌注不足 与肿瘤引起的局部压迫有关。

3. 知识缺乏 缺乏颅骨肿瘤的相关自我保健知识。

4. 潜在并发症 颅内出血、感染。

（六）护理措施

见"颅骨疾病"中"颅骨良性肿瘤"的相关内容。

（七）健康教育

1. 心理指导 护士应加强与患者交流，鼓励患者建立健康的人格，使其树立起战胜疾病的信心。

2. 饮食指导 多进食高蛋白饮食，以利机体康复。

3. 活动指导 劳逸结合，加强体育锻炼，增强体质。

4. 安全指导 有视力障碍者应防止烫伤及摔伤。

5. 就诊及复查 如出现原有症状或症状加重，应及时就诊。局部伤口如出现红、肿、热、痛、流液、流脓，应及时就诊。术后 3 个月门诊复查。

第四节 垂体瘤

垂体瘤（pituitary adenoma）是一组从腺垂体和神经垂体及颅咽管上皮残余细胞发生的肿瘤。此组肿瘤以腺垂体的腺瘤占大多数，来自神经垂体者少见。垂体瘤约占颅内肿瘤的 10%，大部分为良性腺瘤，极少数为恶性。

一、病因及分类

（一）病因

垂体瘤的发病机制是一个多种因素共同参与的复杂的多步骤过程，至今尚未明确。主要包括两种假说：一是下丘脑调控异常机制，二是垂体细胞自身缺陷机制。人们对下丘脑—垂体轴生理功能的不断研究，发现腺垂体可分泌如下激素：生长激素（growth hormone，GH）、泌乳素（prolactin，PRL）、促肾上腺皮质激素（adrenocorticotropic hormone，ACTH）、促甲状腺素（thyroid stimulating hormone，TSH）、促卵泡激素（follicle stimulating hormone，FSH）、黄体生成素（luteinizing hormone，LH）。

（二）分类

1. 根据肿瘤细胞染色的特性 分为嫌色性、嗜酸性、嗜碱性细胞腺瘤。

2. 根据肿瘤内分泌功能 分为泌乳素瘤（PRL 腺瘤）、生长激素瘤（GH 腺瘤）、促肾上腺皮质激素瘤（ACTH 腺瘤）、促甲状腺素瘤（TSH 腺瘤）、促性腺素瘤（FSH 和 LH 腺瘤）、混合性激素分泌瘤、无功能垂体腺瘤。

3. 按肿瘤大小　分为微腺瘤（直径≤1 cm）、大腺瘤（1 cm＜直径≤3 cm）、巨腺瘤（直径＞3 cm）。

二、临床表现

垂体瘤可有一种或几种垂体激素分泌亢进的临床表现。除此之外，还可因肿瘤周围的正常垂体组织受压和破坏引起不同程度的腺垂体功能减退的表现，以及肿瘤向鞍外扩展压迫邻近组织结构的表现。

（一）激素分泌过多综合征

1. PRL 腺瘤　女性多见，典型表现为闭经、溢乳、不育。男性则表现为性欲减退、阳痿、乳腺发育、不育等。

2. GH 腺瘤　未成年人可表现为生长过速、巨人症。成人表现为肢端肥大。

3. ACTH 腺瘤　临床表现为向心性肥胖、满月脸、水牛背、多血质、皮肤紫纹、毳毛增多等。重者闭经、性欲减退、全身乏力，有的患者伴有高血压、糖尿病、低血钾、骨质疏松等。

4. TSH 腺瘤　少见，由于垂体促甲状腺激素分泌过盛，多引起甲状腺功能亢进症状。

5. FSH 和 LH 瘤　非常少见，有性功能减退、闭经、不育、精子数目减少等。

（二）激素分泌减少

某种激素分泌过多干扰了其他激素的分泌，或肿瘤压迫正常垂体组织而使激素分泌减少，表现为继发性性腺功能减退（最为常见）、甲状腺功能减退（次之）、肾上腺皮质功能减退。

（三）垂体周围组织压迫症候群

1. 头痛　因为肿瘤造成鞍内压升高，垂体硬膜囊及鞍膈受压，多数患者出现头痛，主要位于前额、眶后和双颞部，程度轻重不同，间歇性发作。

2. 视力减退、视野缺损　肿瘤向前上方发展压迫视交叉，多数为颞侧偏盲或双颞侧上方偏盲。

3. 海绵窦综合征　肿瘤向侧方发展，压迫第Ⅲ、Ⅳ、Ⅵ对脑神经，引起上眼睑下垂、眼外肌麻痹和复视。

4. 下丘脑综合征　肿瘤向上方发展，影响下丘脑，可导致尿崩症、睡眠异常、体温调节障碍、饮食异常、性格改变。

5. 脑脊液鼻漏　如肿瘤破坏鞍底，可导致脑脊液鼻漏。

6. 垂体卒中　由瘤体内出血、坏死导致。起病急骤，剧烈头痛、恶心、呕吐，并迅速出现不同程度的视力减退，严重者可在数小时内双目失明，常伴眼外肌麻痹，可出现意识模糊、定向力障碍、颈项强直甚至突然昏迷。

三、辅助检查

1. 激素测定　包括 PRL、GH、ACTH、TSH、FSH、LH、MSH、T_3、T_4 等。

2. 影像学检查　包括 MRI、CT、X 线平片和放射性核素检查。

（1）MRI：垂体瘤的影像学检查首选 MRI，因其敏感，能更好地显示肿瘤及其与周围组织的解剖关系，可以区分视交叉和蝶鞍隔膜，清楚显示脑血管及垂体肿瘤是否侵犯海绵窦和蝶窦、垂体柄是否受压等情况，MRI 比 CT 检查更容易发现小的病变。MRI 检查的不足是它不能像 CT 一样显示鞍底骨质破坏征象以及软组织钙化影。

（2）CT：常规 5 mm 分层的 CT 扫描仅能发现较大的垂体占位病变。高分辨率多薄层（1.5 mm）冠状位重建 CT 在增强扫描检查时可发现较小的垂体瘤。

（3）X 线平片：瘤体较大时，平片可见蝶鞍扩大、鞍底呈双边，后床突及鞍背骨质吸收、变薄及向后竖起。

（4）放射性核素：应用于鞍区疾病的放射性核素成像技术也发展迅速，如正电子断层扫描（PET）

已开始用于临床垂体瘤的诊断。

3. 其他检查 垂体瘤的特殊检查主要指眼科检查，包括视野检查、视力检查和眼球活动度检查。肿瘤压迫视交叉或视束、视神经时，可引起视野缺损或伴有视力下降。

四、治疗要点

垂体瘤的治疗方法有手术治疗、放射治疗、药物治疗及激素替代治疗。

1. 手术治疗 瘤体微小，限于鞍内者，可经鼻蝶入路显微手术切除。有鼻部感染、鼻窦炎、鼻中隔手术史（相对），巨大垂体瘤明显向侧方、额叶底、鞍背后方发展者（相对），有凝血机制障碍或其他严重疾病的患者禁忌经鼻蝶手术方式，需经颅垂体瘤切除术。手术方法如下。

（1）经颅垂体瘤切除术：包括经额叶、经颞叶和经蝶骨嵴外侧入路。

（2）经蝶垂体瘤切除术：包括经口鼻蝶入路、经鼻（单侧或双侧）蝶窦入路、经筛窦蝶窦入路和上颌窦蝶窦入路。

（3）立体定向手术（经颅或经蝶）：垂体内植入同位素 180，90Ir，放射外科（γ 刀和 X 刀）。

2. 放射治疗 放射治疗对无功能性垂体瘤有一定效果。适应证：①肿瘤体积较小，视力、视野未受影响；②患者全身情况差，年老体弱，有其他疾病，不能耐受手术者；③手术未能切除全部肿瘤，有残余肿瘤组织者，术后加放射治疗。

3. 药物治疗 常用药物为溴隐亭，可减少分泌性肿瘤过高的激素水平，改善临床症状及缩小肿瘤体积。

4. 激素替代治疗 有腺垂体功能减退者，应补充外源性激素，纠正内分泌紊乱。

五、护理措施

（一）术前护理

1. 心理护理 垂体瘤由于病程长，常伴有头晕、头痛、视力减退、肢端肥大、性功能障碍、闭经、泌乳等症状，使患者思想负担重，精神压力大，常有恐惧、焦虑、自卑、抑郁等心理障碍。入院后护士应准确评估患者心理，加强沟通和交流，做好心理疏导。

2. 术前准备 经蝶垂体瘤切除术：①经口呼吸训练，术后患者由于鼻腔填塞碘仿纱条及手术创伤切口疼痛，需经口呼吸，因此术前应训练患者经口呼吸，让患者或他人将双鼻腔捏紧；②鼻腔准备，因手术经鼻腔蝶窦暴露鞍底，经过鼻腔黏膜，因此需保持口、鼻腔清洁，用生理盐水棉签清洗鼻腔或滴眼液滴鼻，注意保暖，防止感冒，术前剃鼻毛。

3. 垂体卒中 避免一切诱使颅内压升高的因素，防止感冒、咳嗽及保持排便通畅。如发生垂体卒中，应遵医嘱应用肾上腺皮质激素，并做好急诊手术的准备工作。

4. 垂体功能低下 晚期由于肿瘤压迫，垂体萎缩，腺体组织内分泌功能障碍，致垂体功能下降。表现为面色苍白、嗜睡、低体温、低血压、食欲缺乏。如出现上诉症状，应立即通知医生，遵医嘱应用激素替代治疗。

（二）术后护理

1. 体位 麻醉完全清醒后取半卧位，床头抬高 30°～60°，除有利于呼吸和颅内静脉回流，减轻脑水肿外，对经蝶垂体瘤切除的患者，还可减少创腔渗液，利于切口愈合。

2. 气道管理 经鼻蝶垂体手术术后早期易发生气道梗阻，危险因素与手术入路和患者的基础疾病有关。鼻腔、口腔积血和鼻腔填塞物均可造成堵塞。护理上需注意：及时清除口腔及呼吸道内分泌物；由于鼻腔用凡士林纱布条或膨胀海绵填塞，吸氧管应放于口腔或行面罩吸氧，指导患者用口呼吸；对经蝶入路患者，禁忌经鼻腔安置气管插管、鼻胃管及经面罩无创正压通气。

3. 视力、视野观察 密切观察患者视力、视野改变，若患者术后视力、视野同术前或较术前明显改善，但数小时后又出现视力、视野损害，甚至失明，应高度警惕继发鞍区血肿或水肿。

4. 鼻部护理　鼻内镜下术后鼻腔伤口一般经过肿胀期、结痂期、恢复期。术后肿胀最为明显，患者术后鼻腔用高分子膨胀海绵填塞止血，由于手术和海绵的刺激，鼻腔常有少量液体渗出，术后应注意观察渗出液的颜色、性质及量，保持鼻前庭周围及敷料清洁，避免打喷嚏、擤鼻等动作，当咽部有异物感或窒息感时，立即通知医生处理，直至 48 h 后取出纱条。

5. 并发症的观察和护理

（1）出血：密切观察患者生命体征、意识状态，评估视力及视野变化以及有无剧烈头痛，如有异常，立即通知医生。

（2）水钠平衡失调：尿崩症是垂体瘤术后最常见的并发症之一，由于垂体柄和神经垂体受损，引起抗利尿激素分泌减少所致。多发生在术后 48 h 内，可出现烦渴、多饮、多尿，每小时尿量大于 250 mL，或 24 h 尿量在 4 000 ~ 10 000 mL。尿比重 <1.005。护理：及时发现尿崩症状，根据医嘱应用垂体后叶素；排除引起多尿的因素，如脱水剂的应用、大量饮水、大量及过快补液等，准确记录尿量、尿比重，严格记录 24 h 出入液体量；遵医嘱术后 3 d 内每天 2 ~ 3 次检测血电解质，及时纠正电解质紊乱；评估患者脱水情况，指导患者饮水；部分患者表现为低钠血症，需缓慢纠正，避免中枢脱髓鞘。

（3）脑脊液鼻漏：可出现取出引流条后鼻腔有水样液体流出，患者坐起、低头时加重。护理上详见本书"重症颅脑损伤"。

（4）消化道出血：由于下丘脑损伤使自主神经功能障碍所致。可出现呕吐或由胃管内抽出大量的咖啡色胃内容物，伴有呃逆、腹胀等症状。护理：密切观察生命体征的变化；保持静脉输液通畅；出血期遵医嘱禁食，出血停止后给予温凉流质、半流质和易消化软食；可遵医嘱给予预防消化道出血的药物；出血后 3 d 未排便者慎用泻药。

（5）高热：是由于下丘脑体温调节中枢受损所致。体温可高达 39 ~ 40 ℃，持续不降，肢体发凉。护理措施包括：监测体温变化及观察周身情况；给予物理降温，必要时应用药物降温；及时更换潮湿的衣服、被褥、保持床单清洁干燥；给予口腔护理，每天 2 次，鼓励患者多饮水；给予清淡、易消化的高热量、高蛋白流质或半流质饮食。

（6）垂体功能低下：护理同术前。

（7）激素替代治疗的护理：用药时间，选择早晨静脉滴注或口服激素治疗，使激素水平的波动符合生理周期，减少不良反应；预防应激性溃疡，应用抑酸剂预防应激性溃疡，增加优质蛋白的摄入，以减少因激素的蛋白分解作用所致的营养不良；监测生命体征，大剂量应用激素者需严格监测生命体征，激素在减量时注意观察患者的意识状态，若意识由清醒转为嗜睡、淡漠甚至昏迷，需及时通知医生，同时监测血糖。

六、健康指导

1. 用药指导　指导患者用药方法和注意事项，自觉遵医嘱服用药物，若服用激素类药物，不可擅自减量，需经门诊检查后遵医嘱调整用量。

2. 活动指导　出院后注意休息，在体力允许的情况下逐渐增加活动量，避免劳累，少去公共场所，注意自我保护，防止感冒。视力、视野障碍未恢复时，尽量不外出，如需外出，应有家人陪伴。

3. 饮食　进食清淡、易消化饮食，勿食辛辣食物，戒烟酒；术后有尿崩者，需及时补充水分，以保证出入液量的平衡；口渴时喝水要慢，以延长水分在体内停留的时间；血钠过低者，可在水中加少许盐，饮食宜偏咸，以补充丢失的盐分。

4. 复诊　出院后 3 个月到门诊复查。出现以下症状，应立即就诊：①鼻腔流出无色透明液体；②头痛逐渐加重；③视力、视野障碍加重；④精神萎靡不振、食欲差、面色苍白、无力等。

第八章

普外科疾病的护理

第一节　胃十二指肠溃疡

胃、十二指肠局限性圆形或椭圆形的全层黏膜缺损，称为胃十二指肠溃疡。因溃疡的形成与胃酸—蛋白酶的消化作用有关，也称为消化性溃疡。纤维内镜技术的不断完善、新型制酸剂和抗幽门螺杆菌（helicobacter pylori，Hp）药物的应用使溃疡病诊断和治疗发生了很大改变。外科治疗主要用于急性穿孔、出血、幽门梗阻或药物治疗无效的溃疡患者以及胃溃疡恶性变等情况。

一、胃及十二指肠解剖生理概要

（一）胃的解剖

1. **胃的位置和分区**　胃位于食管和十二指肠之间，上端与食管相连的入口部位为贲门，距离门齿约40 cm，下端与十二指肠相连接的出口为幽门。腹段食管与胃大弯的交角称为贲门切迹，该切迹的黏膜面形成贲门皱襞，有防止胃内容物向食管逆流的作用。幽门部环状肌增厚，浆膜面可见一环形浅沟，幽门前静脉沿此沟的腹侧面下行，是术中区分胃幽门与十二指肠的解剖标志。将胃小弯和胃大弯各作3等份，再连接各对应点，可将胃分为3个区域，上1/3为贲门胃底部U（upper）区；中1/3是胃体部M（middle）区，下1/3即幽门部L（lower）区。

2. **胃的韧带**　胃与周围器官有韧带相连接，包括胃膈韧带、肝胃韧带、脾胃韧带、胃结肠韧带和胃胰韧带，胃凭借韧带固定于上腹部。

3. **胃的血管**　胃的动脉血供丰富，来源于腹腔动脉。胃小弯动脉弓供血胃小弯。胃大弯动脉弓供血胃大弯。胃短动脉供应胃底。胃后动脉分布于胃体上部与胃底的后壁。胃有丰富的黏膜下血管丛，静脉回流汇集到门静脉系统。胃的静脉与同名动脉伴行，胃短静脉、胃网膜左静脉均回流入脾静脉；胃网膜右静脉则回流入肠系膜上静脉；胃左静脉（即冠状静脉）的血液可直接注入门静脉或汇入脾静脉；胃右静脉直接注入门静脉。

4. **胃的淋巴引流**　胃黏膜下淋巴管网丰富，并经贲门与食管、经幽门与十二指肠交通。胃周淋巴结沿胃的主要动脉及其分支分布，淋巴管回流逆动脉血流方向走行，经多个淋巴结逐步向动脉根部聚集。胃周共有16组淋巴结。按淋巴的主要引流方向可分为以下四群：腹腔淋巴结群，引流胃小弯上部淋巴液；幽门上淋巴结群，引流胃小弯下部淋巴液；幽门下淋巴结群，引流胃大弯右侧淋巴液；胰脾淋巴结群，引流胃大弯上部淋巴液。

5. **胃的神经**　胃受自主神经支配，支配胃的运动神经包括交感神经与副交感神经。胃的交感神经主要抑制胃的分泌和运动并传出痛觉；胃的副交感神经主要促进胃的分泌和运动。交感神经与副交感神经纤维共同在肌层间和黏膜下层组成神经网，以协调胃的分泌和运动功能。

6. **胃壁的结构**　胃壁从外向内分为浆膜层、肌层、黏膜下层和黏膜层。胃壁肌层外层是沿长轴分布的纵行肌层，内层由环状走向的肌层构成。胃壁肌层由平滑肌构成，环行肌纤维在贲门和幽门处增厚，形成贲门和幽门括约肌。黏膜下层为疏松结缔组织，血管、淋巴管及神经丛丰富。由于黏膜下层的存在，使黏膜层与肌层之间有一定的活动度，因而在手术时黏膜层可以自肌层剥离开。

（二）胃的生理

胃具有运动和分泌两大功能，通过其接纳、储藏食物，将食物与胃液研磨、搅拌、混匀，初步消化，形成食糜，并逐步分次排入十二指肠，此为胃的主要生理功能。此外，胃黏膜还有吸收某些物质的功能。

（三）十二指肠的解剖和生理

十二指肠是幽门和十二指肠悬韧带（Treitz 韧带）之间的小肠，长约 25 cm，呈 C 形，是小肠最粗和最固定的部分。十二指肠分为四部分。①球部，长为 4 ~ 5 cm，属腹膜间位，活动度大，黏膜平整光滑，球部是十二指肠溃疡好发部位。胆总管、胃十二指肠动脉和门静脉在球部后方通过。②降部，与球部呈锐角下行，固定于后腹壁，腹膜外位，仅前外侧有腹膜遮盖，内侧与胰头紧密相连，胆总管和胰管开口于此部中下 1/3 交界处内侧肠壁的十二指肠乳头，距幽门 8 ~ 10 cm，距门齿约 75 cm。从降部起，十二指肠黏膜呈环形皱襞。③水平部，自降部向左走行，长约 10 cm，完全固定于腹后壁，属腹膜外位，横部末端的前方有肠系膜上动、静脉跨越下行。④升部，先向上行，然后急转向下、向前，与空肠相接，形成十二指肠空肠曲，由十二指肠悬韧带（Treitz 韧带）固定于后腹壁，此韧带是十二指肠空肠分界的解剖标志。整个十二指肠环抱在胰头周围。十二指肠的血供来自胰十二指肠上动脉和胰十二指肠下动脉，两者分别起源于胃十二指肠动脉与肠系膜上动脉。胰十二指肠上、下动脉的分支在胰腺前后吻合成动脉弓。

十二指肠接受胃内食糜及胆汁、胰液。十二指肠黏膜内有 Brunner 腺，分泌的十二指肠液含有多种消化酶如蛋白酶、脂肪酶、蔗糖酶、麦芽糖酶等。十二指肠黏膜内的内分泌细胞能够分泌胃泌素、抑胃肽、胆囊收缩素、促胰液素等肠道激素。

二、胃十二指肠溃疡急性穿孔

急性穿孔是胃十二指肠溃疡严重并发症，为常见的外科急腹症。起病急、病情重、变化快，需要紧急处理，若诊治不当，可危及生命。近来溃疡穿孔的发生率呈上升趋势，发病年龄渐趋高龄化。十二指肠溃疡穿孔男性患者较多，胃溃疡穿孔则多见于老年妇女。

（一）病因及病理

约 90% 的十二指肠溃疡穿孔发生在球部前壁，而胃溃疡穿孔 60% 发生在胃小弯，40% 分布于胃窦及其他各部。急性穿孔后，有强烈刺激性的胃酸、胆汁、胰液等消化液和食物溢入腹腔，引起化学性腹膜炎，导致剧烈的腹痛和大量腹腔渗出液，6 ~ 8 h 后细菌开始繁殖并逐渐转变为化脓性腹膜炎。病原菌以大肠埃希菌、链球菌为多见。由于强烈的化学刺激、细胞外液的丢失以及细菌毒素吸收等因素，患者可出现休克。胃十二指肠后壁溃疡，可穿透全层并与周围组织包裹，形成慢性穿透性溃疡。

（二）临床表现

多数患者既往有溃疡病史，穿孔前数天溃疡病症状加剧。情绪波动、过度疲劳、刺激性饮食或服用皮质激素药物等常为诱发因素。

1. 症状　穿孔多在夜间空腹或饱食后突然发生，表现为骤起上腹部刀割样剧痛，迅速波及全腹，患者疼痛难忍，可有面色苍白、出冷汗、脉搏细速、血压下降等表现。常伴恶心、呕吐。胃内容物沿右结肠旁沟向下流注时，可出现右下腹痛，疼痛也可放射至肩部。当腹腔有大量渗出液稀释漏出的消化液时，腹痛可略有减轻。由于继发细菌感染，出现化脓性腹膜炎，腹痛可再次加重。偶尔可见溃疡穿孔和溃疡出血同时发生。溃疡穿孔后病情的严重程度与患者的年龄、全身情况、穿孔部位、穿孔大小、时间及是否空腹穿孔密切有关。

2. 体征　体检时患者表情痛苦，仰卧微屈膝，不愿移动，腹式呼吸减弱或消失；全腹压痛、反跳痛，腹肌紧张呈"板样"强直，尤以右上腹最明显。叩诊肝浊音界缩小或消失，可有移动性浊音；听诊肠鸣音消失或明显减弱。患者有发热,实验室检查示白细胞计数增加,血清淀粉酶轻度升高。在站立位 X 线检查时,约 80% 的患者可见膈下新月状游离气体影。

(三)治疗

1. 非手术治疗 适用于一般情况好,症状体征较轻的空腹穿孔;穿孔超过 24 h,腹膜炎已局限者;经水溶性造影剂行胃十二指肠造影检查证实穿孔已封闭的患者。非手术治疗不适用于伴有出血、幽门梗阻、疑有癌变等情况的穿孔患者。治疗措施主要包括:持续胃肠减压,减少胃肠内容物继续外漏;输液以维持水、电解质平衡,并给予营养支持;全身应用抗生素控制感染;经静脉给予 H_2 受体拮抗剂或质子泵抑制剂等制酸药物。非手术治疗 6~8 h 后病情仍继续加重,应立即转手术治疗。非手术治疗少数患者可出现膈下或腹腔脓肿。痊愈的患者应胃镜检查排除胃癌,根治幽门螺杆菌感染并采用制酸剂治疗。

2. 手术治疗

(1)单纯穿孔缝合术:单纯穿孔修补缝合术的优点是操作简便,手术时间短,安全性高。一般认为,穿孔时间超出 8 h,腹腔内感染及炎症水肿严重,有大量脓性渗出液;以往无溃疡病史或有溃疡病史未经正规内科治疗,无出血、梗阻并发症,特别是十二指肠溃疡患者;有其他系统器质性疾病不能耐受急诊彻底性溃疡手术,为单纯穿孔缝合术的适应证。穿孔修补通常采用经腹手术,穿孔以丝线间断横向缝合,再用大网膜覆盖,或以网膜补片修补;也可经腹腔镜行穿孔缝合大网膜覆盖修补。所有胃溃疡穿孔患者,均需做活检或术中快速病理检查除外胃癌,若为恶性病变,应行根治性手术。单纯穿孔缝合术术后溃疡病仍需内科治疗,Hp 感染阳性者需要抗 Hp 治疗,部分患者因溃疡未愈,仍需行彻底性溃疡手术。

(2)彻底性溃疡手术:优点是一次手术同时解决了穿孔和溃疡两个问题,如果患者一般情况良好,穿孔在 8 h 内或超过 8 h,腹腔污染不严重;慢性溃疡病特别是胃溃疡患者,曾行内科治疗,或治疗期间穿孔;十二指肠溃疡穿孔修补术后再穿孔,有幽门梗阻或出血史者可行彻底性溃疡手术。手术方法包括胃大部切除术外,对十二指肠溃疡穿孔可选用穿孔缝合术加高选择性迷走神经切断术或选择性迷走神经切断术加胃窦切除术。

胃溃疡常用的手术方式是远端胃大部切除术(图 8-1),胃肠道重建以胃十二指肠吻合的 Billroth Ⅰ式(图 8-2)为宜。Ⅰ型胃溃疡通常采用远端胃大部切除术,胃的切除范围在 50% 左右,行胃十二指肠吻合;Ⅱ、Ⅲ型胃溃疡宜采用远端胃大部切除加迷走神经干切断术,Billroth Ⅰ式吻合,如十二指肠炎症明显或是有严重瘢痕形成,则可行 Billroth Ⅱ式胃空肠吻合;Ⅳ型,即高位小弯溃疡处理困难。根据溃疡所在部位的不同,可采用切除溃疡的远端胃大部切除术,可行 Billroth Ⅱ式(图 8-3)胃空肠吻合,为防止反流性食管炎,也可行 Roux-en-Y 胃空肠吻合。溃疡位置过高,可以采用旷置溃疡的远端胃大部切除术或近端胃大部切除术治疗。术前或术中应对溃疡做多处活检以排除恶性溃疡的可能。对溃疡恶变病例,应行胃癌根治术。

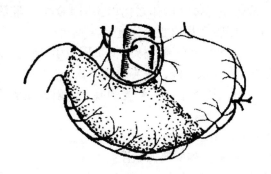

图 8-1 胃大部切除范围

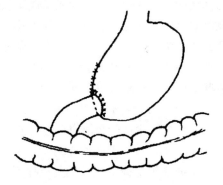

图 8-2 Billroth Ⅰ式胃切除示意图

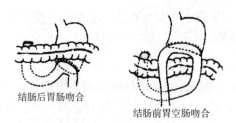

结肠后胃肠吻合　　　结肠前胃空肠吻合

图 8-3　Billroth Ⅱ 式胃切除术

三、胃十二指肠溃疡大出血

胃十二指肠溃疡患者有大量呕血、柏油样黑粪，引起红细胞、血红蛋白和血细胞比容明显下降，脉率加快，血压下降，表现为休克前期症状或休克状态，称为溃疡大出血。胃十二指肠溃疡出血，是上消化道大出血中最常见的原因，约占 50%。

（一）病因及病理

溃疡基底部的血管壁被侵蚀并导致破裂出血。胃溃疡大出血好发于胃小弯，出血源自胃左、右动脉及其分支。十二指肠溃疡大出血好发于球部后壁，出血源自胰十二指肠上动脉或胃十二指肠动脉及其分支。大出血后血容量减少、血压降低、血流缓慢，可在血管破裂处形成凝血块而暂时止血。由于胃肠道蠕动和胃十二指肠内容物与溃疡病灶的接触，暂时停止的出血可能再次出血。

（二）临床表现

胃十二指肠溃疡大出血的临床表现取决于出血量和出血速度。患者的主要症状是呕血和解柏油样黑粪，多数患者只有黑粪而无呕血，迅猛的出血则为大量呕血与紫黑血便。呕血前常有恶心，便血前后可有心悸、眼前发黑、乏力、全身疲软，甚至出现晕厥。患者过去多有典型溃疡病史，近期可有服用阿司匹林等情况。如出血速度缓慢，则血压、脉搏改变不明显。短期内失血量超过 800 mL，可出现休克症状。患者焦虑不安、四肢湿冷、脉搏细速、呼吸急促、血压下降。如血细胞比容在 30% 以下，出血量已超过 1 000 mL。大出血通常指的是每分钟出血量超过 1 mL 且速度较快的出血。患者可呈贫血貌、面色苍白、脉搏增快；腹部体征不明显，腹部稍胀，上腹部可有轻度压痛，肠鸣音亢进。腹痛严重的患者应注意有无伴发溃疡穿孔。大量出血早期，由于血液浓缩，血常规变化不大，以后红细胞计数、血红蛋白值、血细胞比容均呈进行性下降。

（三）治疗

治疗原则是补充血容量，防治失血性休克，尽快明确出血部位并采取有效止血措施。

1. **补充血容量**　建立可靠畅通的静脉通道，快速滴注平衡盐液，做输血配型试验。同时严密观察血压、脉搏、尿量和周围循环状况，并判断失血量，指导补液。失血量达全身总血量的 20% 时，应输注羟乙基淀粉、右旋糖酐或其他血浆代用品，用量在 1 000 mL 左右。出血量较大时，可输注浓缩红细胞，也可输全血，并维持血细胞比容不低于 30%。输入液体中晶体与胶体之比以 3∶1 为宜。监测生命体征，测定中心静脉压、尿量，维持循环功能稳定和良好呼吸、肾功能十分重要。

2. **留置鼻胃管**　用生理盐水冲洗胃腔，清除血凝块，直至胃液变清，持续低负压吸引，动态观察出血情况。可经胃管注入 200 mL 含 8 mg 去甲肾上腺素的生理盐水溶液，每 4 ~ 6 h 1 次。

3. **急诊纤维胃镜检查**　可明确出血病灶，还可同时施行内镜下电凝、激光灼凝、注射或喷洒药物等局部止血措施。检查前必须纠正患者的低血容量状态。

4. **止血、制酸、生长抑素等药物的应用**　经静脉或肌内注射巴曲酶；静脉给予 H_2 受体拮抗剂（西咪替丁等）或质子泵抑制剂（奥美拉唑等）；静脉应用生长抑素（醋酸奥曲肽注射液等）。

5. **急症手术止血**　多数胃十二指肠溃疡大出血，可经非手术治疗止血，约 10% 的患者需急症手术止血。手术指征如下。①出血速度快，短期内发生休克，或较短时间内（6 ~ 8 h）需要输入较大量血液（＞800 mL）方能维持血压和血细胞比容者。②年龄在 60 岁以上伴动脉硬化症者，自行止血机会较小，对再出血耐受性差，应及早手术。③近期发生过类似的大出血或并发穿孔或幽门梗阻。④正在进行药物治疗的胃十二指肠溃疡患者发生大出血，表明溃疡侵蚀性大，非手术治疗难以止血。⑤纤维胃镜检查发现动脉搏动性出血，或溃疡底部血管显露再出血危险很大。急诊手术应争取在出血 48 h 内进行，反复止血无效，拖延时间越长则危险性越大。胃溃疡较十二指肠溃疡再出血概率高 3 倍，应争取及早手术。

四、胃十二指肠溃疡瘢痕性幽门梗阻

胃十二指肠溃疡患者因幽门管、幽门溃疡或十二指肠球部溃疡反复发作形成瘢痕狭窄，并发幽门痉挛水肿，可以造成幽门梗阻。

（一）病因及病理

溃疡引起幽门梗阻的机制有痉挛、炎症水肿和瘢痕 3 种，前两种情况是暂时的、可逆的，在炎症消退、痉挛缓解后幽门恢复通畅。瘢痕造成的梗阻是永久性的，需要手术方能解除。瘢痕性幽门梗阻是由于溃疡愈合过程中瘢痕收缩所致，最初是部分性梗阻，由于同时存在痉挛或是水肿使部分性梗阻渐趋完全性。初期，为克服幽门狭窄，胃蠕动增强，胃壁肌层肥厚，胃轻度扩大。后期，胃代偿功能减退，失去张力，胃高度扩大，蠕动消失。胃内容物滞留，使胃泌素分泌增加，使胃酸分泌亢进，胃黏膜呈糜烂、充血、水肿和溃疡。由于胃内容物不能进入十二指肠，因吸收不良患者可有贫血、营养障碍；呕吐引起的水电解质丢失，可导致脱水、低钾低氯性碱中毒。

（二）临床表现

腹痛与反复呕吐是幽门梗阻的主要表现。早期，患者有上腹部膨胀不适、阵发性胃收缩痛，伴有嗳气、恶心与呕吐。呕吐多在下午或夜间发生，量大者 1 次可达 1 000 ~ 2 000 mL，呕吐物含大量宿食，有腐败酸臭味，但不含胆汁。呕吐后自觉胃部饱胀改善，故患者常自行诱发呕吐以减轻症状。患者常有少尿、便秘、贫血等慢性消耗表现。体检时，患者营养不良性消瘦、皮肤干燥、弹性消失、上腹部隆起，可见胃型和蠕动波，上腹部可闻及振水声。

（三）治疗

怀疑幽门梗阻者可先行盐水负荷试验，空腹情况下置胃管，注入生理盐水 700 mL，30 min 后经胃管回吸，回收液体超过 350 mL 提示幽门梗阻。经过 1 周包括胃肠减压、全肠外营养以及静脉给予制酸药物治疗后，重复盐水负荷试验。如幽门痉挛水肿明显改善，可以继续保守治疗；如无改善，则应考虑手术。瘢痕性梗阻是外科手术治疗的绝对适应证。术前需要充分准备，包括禁食，留置鼻胃管并以温生理盐水洗胃，直至洗出液澄清；纠正贫血与低蛋白血症，改善营养状况；维持水、电解质平衡，纠正脱水、低钾低氯性碱中毒。手术目的在于解除梗阻，消除病因。术式以胃大部切除为主，也可行迷走神经干切断术加胃窦部切除术。如老年患者、全身情况极差或并发其他严重内科疾病者，可行胃空肠吻合加迷走神经切断术治疗。

五、护理措施

（一）护理评估

1. 术前评估

（1）健康史：了解患者的年龄、性别、职业及饮食习惯等；了解患者发病过程、治疗及用药情况，特别是非甾体类抗炎药如阿司匹林、吲哚美辛，以及肾上腺皮质激素、胆汁酸盐等。了解患者既往是否有溃疡病史及胃手术病史等。

（2）身体状况：了解患者是否有上消化道症状；评估患者腹痛的性质、程度、是否周期性发作；是否有呕血、黑粪等症状；是否有腹部刺激征、程度及范围；患者的生命体征是否平稳、有无感染或休克的表现；便血前后是否有心悸、头晕、目眩甚至晕厥；患者是否有恶心、呕吐及发生的时间，了解呕吐物的性质；患者是否有水、电解质失衡及营养不良。

（3）心理与社会状况：了解患者对疾病的态度；情绪是否稳定；对疾病、检查、治疗及护理是否配合；对医院环境是否适应；对手术是否接受及程度；是否了解康复知识及掌握程度；家属及亲友的心理状态，家庭经济承受能力等。

2. 术后评估

（1）了解患者麻醉方式，手术方法，术中出血量、补液量及性质，放置引流管位置、数量、目的，麻醉及手术经过是否顺利。

（2）了解生命体征、切口、胃肠减压及引流情况；肠蠕动恢复及进食情况；是否发生并发症。

（3）了解患者术后各种不适的心理反应；患者和家属是否配合术后治疗、护理、饮食、活动及相关康复知识的掌握情况。

（二）常见的护理诊断/问题

1. 恐惧、焦虑　与疾病知识缺乏、环境改变及担心手术有关。

2. 疼痛　与胃十二指肠黏膜受侵蚀或胃肠内容物对腹膜的刺激及手术创伤有关。

3. 营养失调：低于机体需要量　与摄入不足及消耗增加有关。

4. 有体液不足的危险　与禁食、穿孔后大量腹腔渗出液、幽门梗阻患者呕吐而致水、电解质丢失等有关。

5. 潜在并发症　出血、感染、吻合口破裂或瘘、术后梗阻、倾倒综合征等。

（三）护理目标

（1）患者恐惧（焦虑）减轻或缓解。

（2）疼痛减轻或缓解。

（3）营养状况得到改善。

（4）体液维持平衡。

（5）并发症得到预防、及时发现与处理。

（四）护理措施

1. 术前护理

（1）一般护理：急症患者立即禁食、禁饮；择期手术患者给予高蛋白、高热量、富含维生素、易消化、无刺激的食物；穿孔患者取半卧位；休克患者取休克体位。

（2）病情观察：密切监测生命体征、腹痛、腹膜刺激征及肠鸣音等变化。若患者有休克症状，根据医嘱及时补充液体和应用抗生素，维持水、电解质平衡和抗感染治疗；做好急症手术前的准备工作。

（3）用药护理：严格遵医嘱使用解痉及抗酸药物，减少胃酸分泌，并观察药物疗效，防止并发症的发生。

（4）溃疡大出血患者的护理：严密观察呕血、便血情况，并判断、记录出血量；监测生命体征变化，观察有无口渴、四肢发冷、尿少等循环血量不足的表现；患者应取平卧位；禁食、禁饮；若患者过度紧张，应给予镇静剂；遵医嘱，及时输血、补液、应用止血药物，以纠正贫血和休克；同时做好急症手术前的准备工作。

（5）幽门梗阻患者的护理：完全性梗阻患者禁食、禁饮，不完全性梗阻者，给予无渣半流质，以减少胃内容物潴留。遵医嘱输血、补液，改善营养状况，纠正低氯、低钾性碱中毒。做好术前准备，术前3 d，每晚用300~500 mL温生理盐水洗胃，以减轻胃壁水肿和炎症，利于术后吻合口愈合。

（6）对拟行迷走神经切除术患者的护理：术前测定患者的胃酸，包括夜间12 h分泌量、最大分泌量及胰岛素试验分泌量，以供选择手术方法参考。

（7）术前准备：包括皮肤准备、药物敏感试验、术前插胃管、尿管等。

（8）心理护理：及时安慰患者，缓解紧张、恐惧情绪，解释相关的疾病和手术知识。

2. 术后护理

（1）患者术后取平卧位：严密监测生命体征，血压平稳后取低半卧位。卧床期间，协助患者翻身。若病情允许，鼓励患者早期活动，活动量因人而异。对年老体弱或病情较重者，活动量适当减少。

（2）术后禁食：待肠功能恢复拔除胃管当天进食。注意维持水、电解质平衡；及时应用抗生素；准确记录24 h出入液量，以便保证合理补液；若患者营养状况差或贫血，应补充血浆或全血，以利于吻合口和切口的愈合。

（3）饮食饮水方法：患者拔除胃管当天可饮少量水或米汤，第2天进半量流质饮食，若患者无腹痛、腹胀等不适，第3天进全量流质，第4天可进半流质饮食，以稀饭为好，第10～14天可进软食。少进食牛奶、豆类等产气食物，忌生、冷、硬及刺激性食物。进食应少量多餐，循序渐进，每天5～6餐，逐渐减少进餐次数并增加每次进餐量，逐渐过渡为正常饮食。拔除胃管当天可少量饮水，每次4～5汤勺，每1～2 h 1次。

（4）妥善固定胃肠减压管和引流管，保持通畅，尤其是胃管应保持负压状态。观察并记录胃管和引流管引流液体的颜色、性质和量。

（5）安全管理：加强风险评估，根据需要，给予保护措施及警示标识。

（6）并发症的观察和护理。

1）吻合口出血常在术后24 h内发生，可从胃管不断吸出新鲜血液，患者有脉搏增快、血压下降等低血容量的表现。应立即报告医生，加快输液。遵医嘱应用止血药物和输新鲜血。通过非手术治疗止血效果不佳或出血量大于500 mL/h，应行手术止血。

2）十二指肠残端破裂多发生于术后3～6 d，是Billroth Ⅱ式胃切除术后早期最严重的并发症。原因一是患者术前营养不良未有效纠正，二是术中处理不当，三是术后胃管引流不畅。患者表现为突发上腹部剧痛，发热、腹膜刺激征及白细胞计数增加，腹腔穿刺可有胆汁样液体。一旦诊断，应立即手术治疗，并加强营养支持，局部引流。

3）吻合口破裂或瘘多发生于术后5～7 d。贫血、水肿、低蛋白血症的患者更易发生。如患者出现高热、脉速、腹痛及弥漫性腹膜炎的表现，应及时通知医生。

4）胃排空障碍胃切除术后，患者出现上腹持续性饱胀、钝痛、伴呕吐含有食物和胆汁的胃液。X线上消化道造影检查显示：残胃扩张，无张力，蠕动波少而弱，胃肠吻合口通过欠佳。

多数患者经保守治疗而好转，包括禁食，胃肠减压，肠外营养，纠正低蛋白，维持水、电解质和酸碱平衡，应用促胃动力药物等。若患者经保守治疗症状未改善，应考虑可能并发机械性梗阻。

5）术后梗阻主要原因有吻合口缝合组织内翻过多、肠系膜间隙处理不当、局部粘连和水肿。根据梗阻部位分吻合口梗阻、输入袢梗阻和输出袢梗阻，后两者见于Billroth Ⅱ式胃切除术后。

输入袢梗阻：完全梗阻，表现为上腹部剧烈疼痛、频繁呕吐伴上腹部压痛，呕吐物量少，多不含胆汁，上腹部有时可扪及包块。急性完全性输入袢梗阻属于闭袢性肠梗阻，易发生肠绞窄，病情不缓解者应行手术解除梗阻。慢性不完全性输入袢梗阻，也称"输入袢综合征"，表现为餐后30 min左右上腹胀痛或绞痛，伴大量呕吐，呕吐物为胆汁，几乎不含食物，呕吐后症状缓解或消失。不完全性输入袢梗阻应采取保守治疗，包括禁食、胃肠减压、营养支持等方法。若无缓解，可行手术治疗。

输出袢梗阻：进食后患者上腹部饱胀、呕吐含胆汁的胃内容物。若保守治疗无效，应行手术治疗。

吻合口梗阻：吻合口过小或吻合口的胃壁或肠壁内翻太多，或因术后吻合口炎症水肿，出现暂时性梗阻。若非手术治疗无效，应行手术解除梗阻。

6）倾倒综合征：根据症状出现的早晚而分为两种类型。

早期倾倒综合征：多于进食后30 min内，患者出现心悸、心动过速、出汗、无力、面色苍白等表现，伴有恶心、呕吐、腹部绞痛、腹泻等消化道症状。多数患者经调整饮食后，症状能减轻或消失。处理方法：少量多餐，避免过甜、过咸、过浓流质食物，宜进食低糖类、高蛋白饮食。进餐时限制饮水。进餐后平卧10～20 min。饮食调整后症状不缓解，应用生长抑素治疗。手术治疗应慎重。

晚期倾倒综合征：又称低血糖综合征。患者表现为餐后2～4 h出现头晕、心悸、无力、出冷汗、脉细弱甚至晕厥，也可导致虚脱。处理方法：饮食调整、食物中加入果胶延缓糖类吸收等措施，症状即可缓解。症状严重者，可应用奥曲肽0.1 mg皮下注射，每天3次，能改善症状。

7）碱性反流性胃炎患者表现为上腹或胸骨后烧灼痛、呕吐胆汁样液体及体重减轻。抑酸剂治疗无效，较顽固。一般应用胃黏膜保护剂、胃动力药及胆汁酸结合药物。症状严重者，应考虑手术治疗。

8）溃疡复发患者再次出现溃疡病症状、腹痛、出血等症状。可采取保守治疗，无效者可再次手术。

9）营养性并发症：患者表现为体重减轻、营养不良、贫血等症状。应调节饮食，给予高蛋白、低脂饮食，补充铁剂和丰富的维生素。饮食调整结合药物治疗，营养状况可改善。

10）残胃癌：胃十二指肠溃疡患者行胃大部切除术后 5 年以上，残留胃发生的原发癌，好发于术后 20～25 年。患者表现为上腹部疼痛不适、进食后饱胀、消瘦、贫血等症状，纤维胃镜可明确诊断。

（五）护理评价

（1）恐惧（焦虑）是否减轻或缓解，情绪是否稳定。

（2）疼痛是否减轻或缓解，睡眠状况是否改善。

（3）营养状况是否改善，体重是否稳定或增加，低蛋白血症及贫血是否得到纠正。

（4）水、电解质是否维持平衡，生命体征是否平稳，皮肤弹性是否良好。

（5）术后并发症是否得到预防，是否及时发现和处理并发症。

（六）健康指导

（1）告知患者术后 1 年内胃容量受限，饮食应定时、定量、少量多餐、营养丰富，逐步过渡为正常饮食。少食腌、熏制食品，避免进食过冷、过硬、过烫、过辣及油煎炸的食物。

（2）告知患者注意休息、避免过劳，保持乐观的情绪，同时劝告患者放弃喝酒、吸烟等对身体有危害性的不良习惯。

（3）遵医嘱指导患者服用药物时间、方法、剂量及药物不良反应。避免服用对胃黏膜有损害性的药物，如阿司匹林、吲哚美辛、皮质类固醇等药物。

（4）告知患者及家属有关手术后期可能出现的并发症，如有不适，及时就诊。

第二节　胃癌

胃癌（gastric carcinoma）是我国常见恶性肿瘤之一。2005 年，胃癌病死率占我国恶性肿瘤病死率的第 3 位。胃癌的好发年龄在 50 岁以上，男性发病率明显高于女性，男女比例约为 2：1。

一、病因

胃癌的病因尚未完全清楚，目前认为与下列因素有关。

1. 地域环境及饮食生活因素　胃癌发病有明显的地域差别，中国、日本、俄罗斯、南非、智利和北欧等国家和地区发病率较高，而北美、西欧、印度的发病率则较低。我国西北与东部沿海地区胃癌的发病率明显高于南方地区。长期食用腌制、熏、烤食品人群胃癌的发病率高，可能与上述食品中亚硝酸盐、真菌毒素、多环芳烃化合物等致癌物或前致癌物的含量高有关。食物中缺乏新鲜蔬菜、水果也与发病有一定关系。吸烟增加胃癌的发生率。

2. 幽门螺杆菌感染　是引发胃癌的主要因素之一。我国胃癌高发区人群幽门螺杆菌（Hp）感染率在 60% 以上，低发区的 Hp 感染率为 13%～30%。Hp 能促使硝酸盐转化成亚硝酸盐及亚硝胺而致癌；Hp 感染引起胃黏膜慢性炎症，并通过加速黏膜上皮细胞的过度增殖导致畸变致癌；Hp 的毒性产物 CagA、VacA 可能具有促癌作用。

3. 癌前疾病和癌前病变　胃癌的癌前疾病是指一些使胃癌发病危险性增高的良性胃疾病，如慢性萎缩性胃炎、胃息肉、胃溃疡、残胃炎等。胃的癌前病变指的是容易发生癌变的病理组织学变化，但其本身尚不具备恶性改变。胃黏膜上皮细胞的不典型增生属于癌前病变，可分为轻、中、重 3 度，重度不典型增生易发展成胃癌。

4. 遗传因素　胃癌有明显的家族聚集倾向，研究发现，与胃癌患者有血缘关系的亲属发病率较对照组高4倍。有证据表明，胃癌的发生与抑癌基因 *p53*、*APC*、*MCC* 杂合性丢失和突变有关，而胃癌组织中癌基因 *c-met*、*K-ras* 等存在明显的过度表达。

二、病理生理与分型

约50%的胃癌好发于胃窦部，其次为贲门部，发生在胃体者较少。

1. **大体分型** 根据胃癌发展所处的阶段可分为早期胃癌和进展期胃癌。

（1）早期胃癌：胃癌仅局限于黏膜和黏膜下层，不论病灶大小或有无淋巴结转移。癌灶直径在5 mm以下称微小胃癌，10 mm以下称小胃癌；癌灶更小，仅在胃镜黏膜活检时诊断为胃癌，但切除后的胃标本虽经全黏膜取材未见癌组织，称为"一点癌"。早期胃癌的形态可分为3型。①Ⅰ型（隆起型）：癌灶突向胃腔。②Ⅱ型（浅表型）：癌灶比较平坦，无明显隆起与凹陷；Ⅱ型分3个亚型，即Ⅱa浅表隆起型、Ⅱb浅表平坦型和Ⅱc浅表凹陷型。③Ⅲ型（凹陷型）：为较深的溃疡。此外，还有混合型（Ⅱa+Ⅱc、Ⅱc+Ⅱa+Ⅲ等）。

（2）进展期胃癌：包括中、晚期胃癌。癌组织超出黏膜下层，侵入胃壁肌层，为中期胃癌；病变达浆膜下层或是超出浆膜向外浸润至邻近脏器或有转移者为晚期胃癌。国际上多按传统的 Borrmann 分类法将其分为4型。①Ⅰ型：息肉（肿块）型，为边界清楚突入胃腔的块状癌灶。②Ⅱ型：无浸润溃疡型，为边界清楚、略隆起的溃疡状癌灶。③Ⅲ型：有浸润溃疡型，为边缘模糊不清的溃疡状癌灶。④Ⅳ型：弥漫浸润型，癌肿沿胃壁各层向四周弥漫浸润生长，边界不清。若全胃受累致胃腔缩窄、胃壁僵硬如革囊状者称皮革胃，几乎均为低分化腺癌或印戒细胞癌，恶性程度极高。

2. **组织学分型** 世界卫生组织于1990年提出的国际分类法将胃癌归类为上皮型肿瘤和类癌2种。其中上皮型肿瘤包括：①腺癌（包括乳头状腺癌、管状腺癌、低分化腺癌、黏液腺癌、印戒细胞癌）；②腺鳞癌；③鳞状细胞癌；④未分化癌；⑤不能分类的癌。

3. **转移扩散途径** 分为直接浸润、淋巴转移、血行转移、腹腔种植转移4种。

（1）直接浸润：是胃癌的主要扩散方式之一。贲门胃底癌易侵及食管下端，胃窦癌可向十二指肠浸润。胃癌可由原发部位向纵深浸润发展，穿破浆膜后，易扩散至大网膜、结肠、肝、脾、胰腺等邻近器官。

（2）淋巴转移：是胃癌的主要转移途径，早期胃癌可有淋巴转移，进展期胃癌的淋巴转移率高达70%左右。胃癌的淋巴结转移率与肿瘤浸润深度呈正相关。一般情况下，胃癌的转移是按淋巴流向转移，但也可发生跳跃式淋巴转移。终末期胃癌可经胸导管向左锁骨上淋巴结转移，或经肝圆韧带淋巴管转移到脐周。

（3）血行转移：发生在晚期，癌细胞经门静脉或体循环转移至肝、肺、骨骼、肾、脑等，以肝转移为多见。

（4）腹腔种植转移：胃癌浸润穿透浆膜后，癌细胞可脱落种植于腹膜、大网膜和其他脏器表面，形成转移结节。女性患者可发生卵巢转移性肿瘤，称为 Krukenberg 瘤。癌细胞广泛播散时，可形成大量癌性腹腔积液。

4. **临床病理分期** 国际抗癌联盟（UICC）于2002年公布的第6版胃癌 TNM 分期法对治疗方法的选择有重要意义。

T 代表原发肿瘤。T_x：原发肿瘤无法评估；T_1：肿瘤侵犯固有层或黏膜下层；T_2：肿瘤侵犯固有肌层或浆膜下组织；T_3：肿瘤穿透浆膜但未侵犯邻近结构；T_4：肿瘤侵犯邻近结构，当肿瘤经体腔内侵犯十二指肠和食管时，要依据这些部位（包括胃）的最大侵犯深度来分期。

N 代表区域淋巴结。N_x：区域淋巴结无法评估；N_0：无区域淋巴结转移；N_1：转移的淋巴结数目为1~6个；N_2：转移的淋巴结数目为7~15个；N_3：转移的淋巴结数目为16个以上。

M 代表肿瘤远处转移。M_0：无远处转移；M_1：有远处转移。

根据 TNM 的不同组合可将胃癌划分为Ⅰ~Ⅳ个临床病理分期（表8-1）。

表 8-1 UICC 第 6 版胃癌 TNM 分期

分期	N_0	N_1	N_2	N_3
T_1	I a	I b	II	
T_2	I b	II	III a	
T_3	II	III a	III b	
T_4	III a	III b		
M_1				IV

三、临床表现

1. 症状 早期胃癌多无明显症状，部分患者可有上腹隐痛、嗳气、反酸、食欲减退等消化道症状，无特异性。随病情进展，症状日益加重，常有上腹疼痛、食欲缺乏、呕吐、乏力、消瘦等症状。不同部位的胃癌有其特殊表现：贲门胃底癌可有胸骨后疼痛和进行性哽噎感；幽门附近的胃癌可有呕吐宿食的表现；肿瘤溃破血管后可有呕血和黑粪。

2. 体征 胃癌早期无明显体征，可仅有上腹部深压不适或疼痛。晚期可扪及上腹部肿块。若出现远处转移时，可有肝大、腹腔积液、锁骨上淋巴结肿大等。

四、辅助检查

1. 纤维胃镜检查 是诊断早期胃癌的有效方法。可直接观察病变的部位和范围，并可直接取病变组织进行病理学检查。采用带超声探头的电子胃镜有助于了解肿瘤浸润深度以及周围脏器和淋巴结有无转移。

2. X 线钡餐检查 X 线气钡双重造影可发现较小而表浅的病变。肿块型胃癌表现为突向腔内的充盈缺损；溃疡型胃癌主要显示胃壁内龛影，黏膜集中、中断、紊乱和局部蠕动波不能通过；浸润型胃癌可见胃壁僵硬、蠕动波消失。

3. 腹部超声检查 主要用于观察胃的邻近脏器受浸润及淋巴结转移的情况。

4. 螺旋 CT 检查 有助于胃癌的诊断和术前临床分期。

5. 实验室检查 粪便隐血试验常呈持续阳性。胃液游离酸测定多显示酸缺乏或减少。

五、治疗

早期发现、早期诊断和早期治疗是提高胃癌疗效的关键。外科手术是治疗胃癌的主要手段。对中、晚期胃癌，积极辅以化疗、放疗及免疫治疗等综合治疗以提高疗效。

1. 手术治疗 常见的有根治性手术与姑息性切除术。

（1）根治性手术：原则为整块切除，包括癌肿和可能受浸润胃壁在内的胃的全部或大部，以及大网膜、小网膜和局域淋巴结，并重建消化道。切除范围：胃壁的切线应距癌肿边缘 5 cm 以上，食管或十二指肠侧切缘应距离贲门或幽门 3~4 cm。

早期胃癌由于病变局限，较少淋巴结转移，可行内镜下胃黏膜切除术、腹腔镜或开腹胃部分切除术。

扩大胃癌根治术适用于胃癌侵及邻近组织或脏器，是指包括胰体、尾及脾的根治性胃大部切除术或全胃切除术；有肝、结肠等邻近脏器浸润，可行联合脏器切除术。

（2）姑息性切除术：用于癌肿广泛浸润并转移、不能完全切除者。通过手术可以解除症状，延长生存期，包括姑息性胃切除术、胃空肠吻合术、空肠造口术等。

2. 化学治疗 是最主要的辅助治疗方法，目的在于杀灭残留的亚临床癌灶或术中脱落的癌细胞，提高综合治疗效果。但 4 周内进行过大手术、急性感染期、严重营养不良、胃肠道梗阻、重要脏器功能严重受损、血白细胞 $<3.5\times10^9/L$、血小板 $<80\times10^9/L$ 等患者不宜化疗；化疗过程中出现以上情况也

应终止化疗。常用的胃癌化疗给药途径有口服、静脉、腹膜腔、动脉插管区域灌注给药等。为提高化疗效果，多选用多种化疗药联合应用。临床上常用的化疗方案有：①FAM 方案，由 5-FU（氟尿嘧啶）、ADM（多柔比星）和 MMC（丝裂霉素）3 药组成；②MF 方案，由 MMC 和 5-FU 组成；③ELP 方案，由 CF（叶酸钙）、5-FU 和 VP-16（依托泊苷）组成。

近年来，紫杉醇类（多西他赛）、草酸铂、拓扑异构酶Ⅰ抑制剂（伊立替康）、卡培他滨等新的化疗药物用于胃癌，含新药的化疗方案呈逐年增高趋势，这些新药单药有效率大于 20%，联合用药效果可达 50% 左右。

3. 其他治疗　包括放射治疗、热疗、免疫治疗、中医中药治疗等。目前尚在探索阶段的还有基因治疗，主要有自杀基因疗法和抗血管形成基因疗法。

六、常见的护理诊断/问题

1. 焦虑/恐惧　与患者对癌症的恐惧、担心治疗效果和预后有关。
2. 营养失调：低于机体需要量　与长期食欲减退、消化吸收不良及癌肿导致的消耗增加有关。
3. 潜在并发症　出血、十二指肠残端破裂、吻合口瘘、消化道梗阻、倾倒综合征等。

七、护理措施

（一）术前护理

1. 缓解焦虑与恐惧　患者对癌症及预后有很大顾虑，常有消极悲观情绪，鼓励患者表达自身感受，根据患者个体情况提供信息，向患者解释胃癌手术治疗的必要性，帮助患者消除不良心理，增强对治疗的信心。此外，还应鼓励家属和朋友给予患者关心和支持，使其能积极配合治疗和护理。

2. 改善营养状况　胃癌伴有梗阻和出血者，术前常由于食欲减退、摄入不足、消耗增加以及恶心、呕吐等导致营养状况欠佳。根据患者的饮食和生活习惯，制订合理食谱。给予高蛋白、高热量、高维生素、低脂肪、易消化和少渣的食物；对不能进食者，应遵医嘱予以静脉输液，补充足够的热量，必要时输血浆或全血，以改善患者的营养状况，提高其对手术的耐受性。

3. 胃肠道准备　对有幽门梗阻的患者，在禁食的基础上，术前 3 d 起每晚用温生理盐水洗胃，以减轻胃黏膜的水肿。术前 3 d 给患者口服肠道不吸收的抗菌药物，必要时清洁肠道。

（二）术后护理

1. 观察病情　密切观察生命体征、意识、尿量、切口渗血、渗液和引流液情况等。

2. 体位　全身麻醉清醒前取去枕平卧位，头偏向一侧。麻醉清醒后若血压稳定，取低半卧位，有利于呼吸和循环，减少切口缝合处张力，减轻疼痛与不适。

3. 禁食、胃肠减压　术后早期禁食、胃肠减压，以减少胃内积气、积液，有利于吻合口的愈合。

4. 营养支持　主要有肠外营养支持、早期肠内营养支持和饮食护理。

（1）肠外营养支持：因胃肠减压期间引流出大量含有各种电解质，如钾、钠、氯、碳酸盐等的胃肠液，加之患者禁食，易造成水、电解质和酸碱失衡和营养缺乏。因此，术后需及时输液，补充患者所需的水、电解质和营养素，必要时输血清清蛋白或全血，以改善患者营养状况，促进切口愈合。详细记录 24 h 出入液量，为合理输液提供依据。

（2）早期肠内营养支持：对术中放置空肠喂养管的胃癌根治术患者，术后早期经喂养管输注肠内营养液，对改善患者的全身营养状况、维护肠道屏障结构和功能、促进肠功能早期恢复、增强机体的免疫功能、促进伤口和肠吻合口的愈合等都有益处。根据患者个体状况，合理制订营养支持方案。护理时注意以下问题。①喂养管的护理，妥善固定喂养管，防止滑脱、移动、扭曲和受压；保持喂养管的通畅，防止营养液沉积堵塞导管，每次输注营养液前后用生理盐水或温开水 20～30 mL 冲管，输注营养液的过程中每 4 h 冲管 1 次。②控制输入营养液的温度、浓度和速度，营养液温度以接近体温为宜，温度偏低会刺激肠道，引起肠痉挛，导致腹痛、腹泻；温度过高则可灼伤肠道黏膜，甚至可引起溃疡或出血；营养液浓度过高易诱发倾倒综合征。③观察有无恶心、呕吐、腹痛、腹胀、腹泻和水电解质紊乱等并发症的发生。

（3）饮食护理：肠蠕动恢复后可拔除胃管，逐渐恢复饮食。注意少食产气食物，忌生、冷、硬和刺激性食物。少量多餐，开始时每天5~6餐，以后逐渐减少进餐次数并增加每次进餐量，逐步恢复正常饮食。全胃切除术后，肠管代胃容量较小，开始全流质饮食时宜少量、清淡；每次饮食后需观察患者有无腹部不适。

（三）健康教育

1. **胃癌的预防**　积极治疗Hp感染和胃癌的癌前疾病，如慢性萎缩性胃炎、胃息肉及胃溃疡；少食腌制、熏、烤食品，戒烟、酒。高危人群定期检查，如大便隐血试验、X线钡餐检查、内镜检查等。

2. **适当活动**　参加一定的活动或锻炼，注意劳逸结合，避免过度劳累。

3. **定期复查**　胃癌患者须定期门诊随访，检查肝功能、血常规等，注意预防感染。术后3年内每3~6个月复查1次，3~5年每半年复查1次，5年后每年1次。内镜检查每年1次。若有腹部不适、胀满、肝区肿胀、锁骨上淋巴结肿大等表现时，应随时复查。

第三节　肠梗阻

肠内容物由于各种原因不能正常运行、顺利通过肠道，称为肠梗阻，是常见的外科急腹症之一。肠梗阻不但可引起肠管本身形态和功能的改变，还可导致全身性生理紊乱，临床表现复杂多变。

一、病因及分类

1. **按肠梗阻发生的基本原因分类**　分为机械性肠梗阻、动力性肠梗阻、血运性肠梗阻3类。

（1）机械性肠梗阻：最常见。是各种原因导致的肠腔缩窄、肠内容物通过障碍。主要原因包括：肠腔内堵塞，如结石、粪块、寄生虫、异物等；肠管外受压，如肠扭转、腹腔内肿瘤压迫、粘连引起肠管扭曲、嵌顿疝等；肠壁病变，如肿瘤、肠套叠、先天性肠道闭锁等。

（2）动力性肠梗阻：是神经反射或毒素刺激引起肠壁肌肉功能紊乱，使肠蠕动消失或肠管痉挛，以致肠内容物无法正常通行，而本身无器质性肠腔狭窄。可分为麻痹性肠梗阻及痉挛性肠梗阻两类。前者常见于急性弥漫性腹膜炎、低钾血症、细菌感染及某些腹部手术后等；后者较少见，可继发于尿毒症、慢性铅中毒和肠功能紊乱等。

（3）血运性肠梗阻：是由于肠管血运障碍引起肠失去蠕动能力，肠内容物停止运行，如肠系膜血栓形成、栓塞或血管受压等。随着人口老龄化，动脉硬化等疾病增多，现已不属少见。

2. **按肠壁有无血运障碍分类**　分为单纯性肠梗阻、绞窄性肠梗阻。

（1）单纯性肠梗阻：只有肠内容物通过受阻，而无肠管血运障碍。

（2）绞窄性肠梗阻：伴有肠管血运障碍的肠梗阻。

3. **其他分类**　肠梗阻还可根据梗阻部位分为高位（如空肠上段）和低位肠梗阻（如回肠末段与结肠）；根据梗阻的程度分为完全性和不完全性肠梗阻；根据梗阻的发展过程分为急性和慢性肠梗阻。当发生肠扭转、结肠肿瘤等时，病变肠袢两端完全阻塞，称为闭袢性肠梗阻。

上述肠梗阻的类型并不是固定不变的，随着病情的发展，某些类型的肠梗阻在一定条件下可以相互转换。

二、病理生理

肠梗阻的病理生理可分为局部及全身性变化。

1. **局部变化**　单纯性机械性肠梗阻早期，一方面，梗阻以上肠管肠蠕动增加，以克服肠内容物通过障碍；另一方面，肠腔内因液体和气体的积贮而膨胀。积液主要来自胃肠道分泌液。气体大部分是咽下的空气，部分是由血液弥散至肠腔内及细菌发酵后产生的气体。肠梗阻部位越低，时间越长，肠腔积气、积液引起肠膨胀越明显。

急性完全性梗阻时，肠腔内压力迅速增加，肠壁静脉回流受阻，毛细血管及淋巴管淤积，肠壁充血、水肿、增厚，呈暗红色。由于组织缺氧，毛细血管通透性增加，肠壁上有出血点，并有血性渗出液渗入肠腔和腹腔。随着血运障碍的发展，继而出现动脉血运受阻，血栓形成，肠壁失去活力，肠管变成紫黑色。由于肠壁变薄、缺血和通透性增加，腹腔内出现带有粪臭的渗出液，可引起腹膜炎。最后，肠管可缺血、坏死而溃破、穿孔。

慢性不完全性肠梗阻局部改变主要是由于长期肠蠕动增强，导致梗阻近端肠壁代偿性肥厚和肠腔膨胀，远端肠管则变细、肠壁变薄。痉挛性肠梗阻多为暂时性，肠管多无明显病理改变。

2. 全身性变化　肠梗阻患者常常会出现水、电解质、酸碱失衡，有些患者出现全身性感染，甚至出现休克。

（1）水、电解质、酸碱失衡：高位肠梗阻时，由于早期频繁呕吐、不能进食，更易出现脱水；加之酸性胃液及大量氯离子丢失产生，代谢性碱中毒。低位肠梗阻时，患者呕吐发生迟，其体液的丢失主要是由于肠管活力丧失，无法正常吸收胃肠道分泌的大量液体，丢失的体液多为碱性或中性，丢失的钠、钾离子多于氯离子；加之毛细血管通透性增加，导致血浆渗出，积存在肠腔、腹腔内，即丢失于第三间隙；同时组织灌注不良导致酸性代谢产物增加、尿量减少等，均极易引起严重的代谢性酸中毒；大量的钾离子丢失还可引起肠壁肌张力减退，加重肠腔膨胀，并可引起肌无力及心律失常。

（2）感染和中毒：以低位肠梗阻表现显著。由于梗阻以上的肠腔内细菌数量显著增加，细菌繁殖产生大量毒素。由于肠壁血运障碍，通透性增加，细菌和毒素可以透过肠壁引起腹腔内感染，并经腹膜吸收，引起全身性感染。

（3）休克及多器官功能障碍：体液大量丧失、血液浓缩、电解质紊乱、酸碱平衡失调以及细菌大量繁殖、毒素的释放等均可引起严重休克。当肠坏死、穿孔，发生腹膜炎时，全身中毒尤为严重。最后可引起严重的低血容量性休克和中毒性休克。肠腔大量积气、积液引起腹内压升高，膈肌上抬，影响肺的通气及换气功能；同时腹内压增高，阻碍了下腔静脉回流，从而导致呼吸、循环功能障碍。最后可因多器官功能障碍乃至衰竭而死亡。

三、临床表现

不同类型肠梗阻的临床表现有其自身的特点，但存在腹痛、呕吐、腹胀及停止排便、排气等共同表现。

（一）症状

1. 腹痛　单纯性机械性肠梗阻由于梗阻部位以上肠管剧烈蠕动，患者表现为阵发性腹部绞痛。疼痛发作时，患者自觉腹内有"气块"窜动，并受阻于某一部位，即梗阻部位；随着病情进一步发展，可演变为绞窄性肠梗阻，表现为腹痛间歇期缩短，呈持续性剧烈腹痛。麻痹性肠梗阻患者腹痛的特点为全腹持续性胀痛或不适；肠扭转所致闭袢性肠梗阻多表现为突发腹部持续性绞痛并阵发性加剧；而肠蛔虫堵塞多为不完全性，以阵发性脐周腹痛为主。

2. 呕吐　与肠梗阻发生的部位、类型有关。在肠梗阻早期，呕吐多为反射性，呕吐物以胃液及食物为主。高位肠梗阻早期便发生呕吐且频繁，主要为胃及十二指肠内容物等；低位肠梗阻呕吐出现较迟而少，呕吐物可呈粪样，若吐出蛔虫，多为蛔虫团引起的肠梗阻；麻痹性肠梗阻时呕吐呈溢出性；绞窄性肠梗阻呕吐物为血性或棕褐色液体。

3. 腹胀　程度与梗阻部位有关，症状发生时间较腹痛、呕吐晚。高位肠梗阻由于呕吐频繁，腹胀较轻；低位肠梗阻腹胀明显。闭袢性肠梗阻患者腹胀多不对称；麻痹性肠梗阻则表现为均匀性全腹胀。肠扭转时腹胀多不对称。

4. 停止排便排气　完全性肠梗阻，多不再排便排气；但在高位肠梗阻早期，由于梗阻以下肠腔内仍残存粪便及气体，可在灌肠后排出或自行排出，故不应因此而排除肠梗阻。不完全性肠梗阻可有多次少量排便排气；绞窄性肠梗阻可排血性黏液样便。

（二）体征

1. 局部　①腹部视诊：机械性肠梗阻可见肠型和蠕动波。②触诊：单纯性肠梗阻因肠管膨胀，可有轻度压痛，但无腹膜刺激征。绞窄性肠梗阻时，可有固定压痛和腹膜刺激征。蛔虫性肠梗阻，常在腹中部触及条索状团块。肠套叠时可扪及腊肠样肿块。③叩诊：绞窄性肠梗阻时，腹腔有渗液，移动性浊音可呈阳性。④听诊：机械性肠梗阻时有肠鸣音亢进，气过水音。麻痹性肠梗阻时，则肠鸣音减弱或消失。

2. 全身　肠梗阻初期，患者全身情况可无明显变化。梗阻晚期或绞窄性肠梗阻患者可出现唇干舌燥、眼窝凹陷、皮肤弹性消失、尿少或无尿等明显脱水体征，还可出现脉搏细速、血压下降、面色苍白、四肢发冷等中毒和休克征象。

四、辅助检查

1. 实验室检查　若肠梗阻患者出现脱水、血液浓缩，可引起血红蛋白、血细胞比容、尿比重均升高。而绞窄性肠梗阻多有白细胞计数和中性粒细胞比例显著升高。血气分析、血清电解质、血尿素氮及肌酐检查出现异常结果，则表示存在电解质、酸碱失衡或肾功能障碍。呕吐物和粪便检查有大量红细胞或隐血试验阳性，提示肠管有血运障碍。

2. X 线检查　对诊断肠梗阻有很大价值。正常情况下，小肠内容物运行很快，气体和液体充分混合，故在腹部 X 线片上只显示胃和结肠内气体，小肠内气体不显示。肠梗阻时，小肠内容物停滞，气、液体分离，一般在梗阻 4~6 h 后，腹部立位或侧卧位透视或摄片可见多个气液平面及胀气肠袢；空肠梗阻时，空肠黏膜环状皱襞可显示"鱼肋骨刺"状改变。回肠扩张的肠袢多，可见阶梯状的液平面。蛔虫堵塞者可见肠腔内成团的蛔虫成虫阴影。肠扭转时可见孤立、突出的胀大肠袢。麻痹性肠梗阻时，胃泡影增大，小肠、结肠全部胀气。当怀疑肠套叠、乙状结肠扭转或结肠肿瘤时，可行钡剂灌肠或 CT 检查，以明确梗阻的部位和性质。

五、治疗

治疗原则是纠正肠梗阻引起的全身性生理紊乱和解除梗阻。具体治疗方法应根据肠梗阻的病因、性质、类型、部位、程度、有无并发症以及患者的全身情况而决定。

1. 基础治疗　既可作为非手术治疗的措施，又可为手术治疗的术前处理。主要措施包括禁食，胃肠减压，纠正水、电解质及酸碱失衡，防治感染和中毒，酌情应用解痉剂、镇静剂等。

2. 解除梗阻　根据梗阻情况，一般采用非手术治疗和手术治疗。

（1）非手术治疗：适用于单纯性粘连性肠梗阻、麻痹性或痉挛性肠梗阻、蛔虫或粪块堵塞引起的肠梗阻、肠结核等炎症引起的不完全性肠梗阻等。具体措施除上述基础治疗外，还包括中医中药治疗、口服或胃肠道灌注植物油、针刺疗法、腹部按摩等。

（2）手术治疗：适用于各种类型的绞窄性肠梗阻以及由肿瘤、先天性肠道畸形引起的肠梗阻，非手术治疗无效的患者。手术大体可归纳为以下 4 种。①解除病因：如粘连松解术、小肠折叠排列、肠切开取异物、肠套叠复位、肠扭转复位术等。②肠切除肠吻合术：如肠肿瘤、炎症性狭窄或局部肠袢已坏死，则应做肠切除肠吻合术。③短路手术：肠梗阻原因既不能简单解除，又不能切除，如晚期肿瘤已浸润固定，或肠粘连成团，与周围组织粘连广泛者，则可将梗阻近端与远端肠袢行短路吻合术。④肠造口或肠外置术：一般情况极差或局部病变不能切除的低位梗阻患者，可行肠造口术，暂时解除梗阻。对单纯性结肠梗阻，一般采用梗阻近侧（横结肠）造口，以解除梗阻。如已有肠坏死，则宜切除坏死肠段并将断端外置做造口术，以后行二期手术治疗结肠病变。

六、护理评估

（一）术前评估

1. 健康史　了解患者的一般情况，包括年龄、性别，发病前有无体位不当、饮食不当、饱餐后剧烈活动等诱因；既往有无腹部手术及外伤史、各种急慢性肠道疾病史及个人卫生情况等。

2. **身体状况** 了解患者局部梗阻情况及伴随症状，评估水、电解质、酸碱失衡等全身状况。

（1）局部：评估腹痛、腹胀、呕吐、停止排气、排便等症状的程度，有无进行性加重；呕吐物、排泄物、胃肠减压抽出液的量及性状；有无腹膜刺激征及其范围。评估梗阻的类型：机械性还是动力性，单纯性还是绞窄性，完全性还是不完全性。

（2）全身：评估生命体征变化情况；有无眼窝凹陷、皮肤弹性降低等明显的脱水体征；有无出现水、电解质、酸碱失衡或休克征象。

（3）辅助检查：实验室检查是否提示有水、电解质及酸碱失衡及其类型，腹部 X 线平片检查有哪些异常发现。

3. **心理与社会状况** 评估患者的心理状态，有无过度焦虑或恐惧，是否了解围手术期的相关知识；了解患者的家庭、社会支持情况，包括家属对肠梗阻相关知识的掌握程度，对患者心理和经济的支持情况等。

（二）术后评估

1. **术中情况** 了解患者采取的麻醉、手术方式及术中输血、输液情况。

2. **术后情况** 评估患者回病房后的意识、生命体征及切口情况；评估腹腔引流管是否通畅有效，引流液的颜色、性状和量；了解患者有无切口疼痛、腹胀、恶心、呕吐等不适；评估患者术后有无发生肠粘连、腹腔内感染或肠瘘等并发症；评估切口愈合及术后康复的情况。

七、常见的护理诊断/问题

1. **急性疼痛** 与肠蠕动增强或肠壁缺血有关。
2. **体液不足** 与频繁呕吐、腹腔及肠腔积液、胃肠减压等有关。
3. **潜在并发症** 术后肠粘连、腹腔感染、肠瘘。

八、护理目标

（1）患者腹痛程度减轻。
（2）患者体液能维持平衡，能维持重要器官、脏器的有效灌注量。
（3）患者未发生并发症或并发症得以及时发现和处理。

九、护理措施

（一）非手术治疗护理/术前护理

1. **缓解疼痛与腹胀** 常采用胃肠减压、半卧位、按摩、针刺等方法。

（1）胃肠减压：有效的胃肠减压对单纯性肠梗阻和麻痹性肠梗阻可达到解除梗阻的目的。现多采用鼻胃管（Levin 管）减压，先将胃内容物抽空，再行持续低负压吸引。置胃肠减压期间，应保持减压管通畅和减压装置有效的负压，注意引流液的色、质、量，并正确记录。如发现血性液体，应考虑肠绞窄的可能。胃肠减压可减少胃肠道积存的气体、液体，减轻肠腔膨胀，有利于肠壁血液循环的恢复，减轻肠壁水肿；胃肠减压还可以降低腹内压，改善因膈肌抬高而导致的呼吸与循环障碍。向减压管内注入生植物油或中药等，可以润滑肠管或是刺激肠蠕动恢复。注入药物后，须夹管 1~2 h。中药应浓煎，每次 100 mL 左右，防止量过多引起患者呕吐、误吸。

（2）安置体位：取低半卧位，以减轻腹肌紧张，有利于患者的呼吸。

（3）应用解痉剂：在确定无肠绞窄后，可应用阿托品、山莨菪碱等抗胆碱类药物，以解除胃肠道平滑肌痉挛，抑制胃肠道腺体分泌，使患者腹痛得以缓解。

（4）按摩或针刺疗法：若为不完全性、痉挛性或单纯蛔虫所致的肠梗阻，可适当顺时针轻柔按摩腹部，并遵医嘱配合应用针刺疗法，缓解疼痛。

2. 维持体液与营养平衡　主要采用补液及肠外营养支持。

（1）补液：补充液体的量与种类取决于病情，包括呕吐次数、量及呕吐物的性状等，以及皮肤弹性、尿量、尿比重、血液浓缩程度、血清电解质、血气分析结果等。故应严密监测上述病情变化及实验室检查结果。

（2）饮食与营养支持：肠梗阻时需禁食，应给予胃肠外营养。若梗阻解除，患者开始排气、排便，腹痛、腹胀消失12 h后，可进流质饮食，忌食易产气的甜食和牛奶等；如无不适，24 h后进半流质饮食；3 d后进软食。

3. 呕吐护理　呕吐时坐起或头偏向一侧，及时清除口腔内呕吐物，以免误吸引起吸入性肺炎或窒息。呕吐后给予漱口，保持口腔清洁。观察和记录呕吐物颜色、性状和量。

4. 严密观察病情变化，及早发现绞窄性肠梗阻　定时测量体温、脉搏、呼吸和血压，以及腹痛、腹胀和呕吐等变化，及时了解患者各项实验室指标。若出现以下情况，应警惕绞窄性肠梗阻发生的可能。①腹痛发作急骤，发病开始即可表现为持续性剧痛，或持续性疼痛伴阵发性加重；有时出现腰背痛。②呕吐出现早、剧烈而频繁。③腹胀不对称，腹部有局限性隆起或触痛性肿块。④呕吐物、胃肠减压液或肛门排出物为血性，或腹腔穿刺抽出血性液体。⑤出现腹膜刺激征，肠鸣音可不亢进或由亢进转为减弱甚至消失。⑥体温升高、脉率增快、白细胞计数升高。⑦病情进展迅速，早期出现休克，抗休克治疗无效。⑧经积极非手术治疗而症状体征未见明显改善。⑨腹部X线检查可见孤立、突出胀大的肠袢，位置固定不变，或有假肿瘤状阴影；或肠间隙增宽，提示腹腔积液。此类患者病情危重，应在抗休克、抗感染的同时，积极做好术前准备。

5. 术前准备　慢性不完全性肠梗阻，需行肠切除手术者，除一般术前准备外，应按要求做肠道准备。急诊手术者，紧急做好备皮、配血、输液等术前准备。

（二）术后护理

1. 体位　全身麻醉术后暂时予以平卧位，头偏向一侧；血压平稳后给予半卧位。

2. 饮食　术后暂禁食，禁食期间给予静脉补液。待肠蠕动恢复、肛门排气后，可开始进少量流质；进食后若无不适，逐步过渡至半流质。

3. 术后并发症观察和护理　如果存在广泛性肠粘连或手术后胃肠道麻痹，应鼓励患者术后早期活动，如病情平稳，术后24 h即可开始床上活动，3 d后下床活动，以促进机体和胃肠道功能的恢复，防止肠粘连。一旦出现阵发性腹痛、腹胀、呕吐等，应积极采取非手术治疗措施，一般多可缓解。如患者有引流管，应妥善固定并保持通畅，观察并记录引流液色、质、量。更换引流管时注意无菌操作。监测生命体征变化及切口情况，若术后3～5 d出现体温升高、切口红肿及剧痛，应怀疑切口感染；若出现局部或弥漫性腹膜炎表现，腹腔引流管周围流出液体带粪臭味，应警惕腹腔内感染及肠瘘的可能。根据医嘱进行积极的全身营养支持和抗感染治疗，局部双套管负压引流。引流不畅或感染不能局限者，需再次手术处理。

（三）健康教育

1. 饮食指导　少食刺激性强的辛辣食物，宜进高蛋白、高维生素、易于消化吸收的食物。避免暴饮暴食，饭后忌剧烈活动。

2. 保持排便通畅　老年便秘者应注意通过调整饮食、腹部按摩等方法保持大便通畅，无效者可适当给予缓泻剂，避免用力排便。

3. 自我监测　指导患者自我监测病情，若出现腹痛、腹胀、呕吐、停止排便等，及时就诊。

十、护理评价

通过治疗与护理，患者是否：①腹痛程度减轻；②脱水得到纠正，电解质维持在正常范围；③未发生肠粘连、腹腔内感染、肠瘘等术后并发症。若发生，得到及时发现和处理。

第四节　肠瘘

肠瘘是指肠管与其他脏器、体腔或体表之间存在病理性通道，肠内容物经此进入其他脏器、体腔或至体外，引起严重感染、体液失衡、营养不良等改变。肠瘘是腹部外科中常见重症疾病之一，可引起一系列病理生理紊乱及严重并发症，甚至危及患者生命。

一、病因

1. **先天性**　与胚胎发育异常有关，如卵黄管未闭所致脐肠瘘。

2. **后天性**　占肠瘘发生率的95%以上，常见病因如下。①腹部手术损伤，绝大多数肠瘘都是由手术创伤引起的，常见原因为手术误伤肠壁或吻合口愈合不良。②腹部创伤，无论是腹部开放性或闭合性损伤，受损的肠管若未经及时处理，均可发展为肠瘘。③腹腔或肠道感染，如憩室炎、腹腔脓肿、克罗恩（Crohn）病、溃疡性结肠炎、肠结核、肠系膜缺血性疾病。④腹腔内脏器或肠道的恶性病变，如肠道恶性肿瘤。

3. **治疗性**　是指根据治疗需要而施行的人工肠造瘘，如空肠造瘘、结肠造瘘等。

二、分类

1. **按肠腔是否与体表相通**　①肠外瘘：较多见，指肠腔通过瘘管与体表相通。肠外瘘又可根据瘘口的形态分为管状瘘及唇状瘘。前者常见，是指肠壁瘘口与腹壁外口之间存在一瘘管；后者可直接在创面观察到破裂的肠管及在瘘口处外翻成唇状的肠黏膜。②肠内瘘：指肠腔通过瘘管与腹内其他脏器或肠管的其他部位相通，如胆囊横结肠瘘、直肠膀胱瘘、空肠空肠瘘等。

2. **按肠道连续性是否存在**　①侧瘘：肠壁瘘口范围小，仅有部分肠壁缺损，肠腔仍保持其连续性。②端瘘：肠腔连续性完全中断，其近侧端与体表相通，肠内容物经此全部流出体外，又称为完全瘘。此类瘘很少见，多为治疗性瘘。

3. **按瘘管所在的部位**　①高位瘘：包括胃、十二指肠、位于 Treitz 韧带 100 cm 范围内空肠上段的瘘，如胃十二指肠瘘、十二指肠空肠瘘。②低位瘘：指距离 Treitz 韧带 100 cm 以远的空肠下段、回肠与结肠的瘘。

4. **按肠瘘的日排出量**　①高流量瘘：指每天消化液排出量在 500 mL 以上。②低流量瘘：指每天排出的消化液在 500 mL 以内。

三、病理生理

肠瘘形成后的病理生理改变与瘘管的部位、大小、数目等相关。一般而言，高位肠瘘以水、电解质紊乱及营养丢失较为严重；而低位肠瘘则以继发性感染更为明显。

1. **水、电解质及酸碱失衡**　正常成人每天所分泌的约 8 000 mL 消化液绝大部分由肠道重吸收，仅有 150 mL 液体随粪便排出体外。发生肠瘘时，这些消化液可经瘘管排至体外、其他器官或间隙，或因消化道短路过早地进入低位消化道，重吸收率大幅降低，导致消化液大量丢失，严重时导致周围循环和肾衰竭。伴随消化液的流失，还可出现相应电解质的丧失；如以胃液丢失为主，丧失的电解质主要为 H^+、Cl^-、K^+，患者可出现低氯低钾性碱中毒；而伴随肠液丢失的电解质主要为 Na^+、K^+ 及 HCO_3^-，患者表现为代谢性酸中毒及低钠血症、低钾血症。

2. **营养不良**　肠瘘患者由于消化液大量流失，影响消化道的消化吸收功能，加之消化液中大量消化酶和蛋白质的丧失，以及炎症、创伤的额外消耗，均可导致蛋白质的分解代谢增加，引起负氮平衡及多种维生素的缺乏。患者表现为体重骤减，并发贫血、低蛋白血症，若未及时处理，可因恶病质而死亡。

3. **消化液腐蚀及感染**　由于排出的消化液中含有大量消化酶，可消化腐蚀瘘管周围的组织及皮肤，引起局部糜烂、出血并继发感染。其次，消化液若流入腹膜腔或其他器官内，还可引起弥漫性腹膜炎、腹腔内器官感染、腹腔脓肿等。

四、临床表现

肠瘘的临床表现可因瘘管的部位及其所处的病理阶段不同而异。

1. 腹膜炎期　多在创伤或手术后 3~5 d。

（1）局部：由于肠内容物外漏，对周围组织器官产生强烈刺激，患者有腹痛、腹胀、恶心、呕吐或由于麻痹性肠梗阻而停止排便、排气。肠外瘘者，可于体表找到瘘口，并见消化液、肠内容物及气体排出，周围皮肤被腐蚀，出现红肿、糜烂、剧痛，甚至继发感染，破溃出血。

瘘口排出物的性状与瘘管位置有关。如高流量的高位小肠瘘漏出的肠液中往往含有大量胆汁、胰液等，多呈蛋花样，刺激性强，腹膜刺激征明显；而结肠瘘等低位肠瘘，若瘘口小，其漏出液排出量小，也可形成局限性腹膜炎。因漏出液内含有粪渣，有臭气。

（2）全身：继发感染的患者体温升高，达 38 ℃以上；患者可出现严重水、电解质及酸碱平衡失调，严重脱水者可出现低血容量性休克。若未得到及时、有效处理，则有可能并发脓毒症、多器官功能障碍综合征（MODS），甚至死亡。

2. 腹腔内脓肿期　多发生于瘘形成后 7~10 d。排至腹腔的肠内容物引起腹腔内纤维素性渗出等炎性反应，若漏出物和渗出液得以局限，则形成腹腔内脓肿。患者可因脓肿所在部位的不同而表现为恶心、呕吐、腹泻、里急后重等；瘘口排出大量的脓性液体甚至脓血性液体。全身可继续表现为发热，若引流通畅，全身症状可逐渐减轻。

3. 瘘管形成期　在引流通畅的情况下，腹腔脓肿逐渐缩小，沿肠内容物排出的途径形成瘘管。这时患者的感染基本已控制，仅留有瘘口局部刺激症状及肠粘连表现，全身症状较轻，甚至消失，营养状况逐渐恢复。

4. 瘘管闭合　瘘管炎症反应消失，瘢痕愈合，患者临床症状消失。

五、辅助检查

1. 实验室检查　血常规检查可出现血红蛋白值、红细胞计数下降；严重感染时，白细胞计数及中性粒细胞比例升高。血生化检查可有血清 Na^+、K^+ 浓度降低等电解质紊乱的表现；反映营养及免疫状态的血清清蛋白、转铁蛋白、前清蛋白水平和总淋巴细胞计数下降；肝酶谱（GPT、GOT、AKP、γ-GT 等）及胆红素值升高。

2. 特殊检查　①口服染料或药用炭：是最简便实用的检查手段。适用于肠外瘘形成初期。通过口服或胃管内注入亚甲蓝、骨炭末等染料后，观察和记录其从瘘口排出的情况，包括部位、排出量及时间等，以初步判断瘘的部位和瘘口大小。②瘘管组织活检及病理学检查：可明确是否存在结核、肿瘤等病变。

3. 影像学检查　①B 超及 CT 检查：有助于发现腹腔深部脓肿、积液、占位性病变及其与胃肠道的关系等。②瘘管造影：适用于瘘管已形成者，有助于明确瘘的部位、长度、走向、大小、脓腔范围及引流通畅程度，同时还可了解其周围肠管或与其相通的肠管情况。

六、治疗

1. 非手术治疗　主要采用输液及营养支持、控制感染、药物治疗等方法。

（1）输液及营养支持：给予补液，纠正水、电解质及酸碱平衡失调；根据病情给予肠外或肠内营养支持。

（2）控制感染：根据肠瘘的部位及其常见菌群或药物敏感性试验结果选择抗生素。

（3）药物治疗：生长抑素制剂如奥曲肽等，能显著降低胃肠分泌量，从而降低瘘口肠液的排出量，以减少液体丢失。当肠液明显减少时，改用生长激素，可促进蛋白质合成，加速组织修复。

（4）经皮穿刺置管引流：对肠瘘后腹腔感染比较局限或者少数脓肿形成而患者全身情况差、不能耐受手术引流者，可在 B 超或 CT 引导下，经皮穿刺置管引流。

（5）封堵处理：对于瘘管比较直的单个瘘，用胶片、胶管、医用胶等材料进行封堵瘘口，也能取得一定疗效。

2. **手术治疗** 主要采用腹腔引流、瘘口造口等方法。

（1）早期腹腔引流术：肠瘘发生后，腹膜炎症状明显，甚至有明显中毒症状者，以及有局限性腹腔内脓肿或瘘管形成早期经皮穿刺置管引流有困难者，应早期行腹腔引流术。术中可在瘘口附近放置引流管或双套管，以有效引流外溢肠液，促进局部炎症消散、组织修复及瘘管愈合。

（2）瘘口造口术：对于瘘口大、腹腔污染严重、不能耐受一次性彻底手术者，可行瘘口造口术。待腹腔炎症完全控制、粘连组织大部分吸收、患者全身情况改善后再行二次手术，切除瘘口，肠管行端端吻合。

（3）肠段部分切除吻合术：对经以上处理不能自愈的肠瘘均需进一步手术治疗。可切除瘘管附近肠祥后行肠段端端吻合，该方法最常用且效果最好。

（4）肠瘘局部楔形切除缝合术：较简单，适合于瘘口较小且瘘管较细的肠瘘。

七、常见护理诊断

1. **体液不足** 与禁食、肠液大量外漏有关。

2. **体温过高** 与腹腔感染有关。

3. **营养失调：低于机体需要量** 与肠液大量丢失、炎症和创伤引起的机体高消耗状态有关。

4. **皮肤完整性受损** 与瘘口周围皮肤被消化液腐蚀有关。

5. **潜在并发症** 出血、腹腔感染、粘连性肠梗阻。

八、护理措施

（一）非手术治疗护理/术前护理

1. **维持体液平衡** 补充液体和电解质，纠正水、电解质及酸碱平衡失调；根据患者生命体征、皮肤弹性、黏膜湿润情况、出入液量、血电解质及血气分析检测结果，及时调整液体与电解质的种类与量。

2. **控制感染** 通过合适的体位、合理应用抗生素等方法减少感染的发生。

（1）体位：取低半坐卧位，以利漏出液积聚于盆腔，减少毒素的吸收，同时有利于呼吸及引流。

（2）合理应用抗生素：遵医嘱合理应用抗生素。

（3）负压引流的护理：经手术切口或瘘管内放置双套管行腹腔灌洗并持续负压吸引，以充分稀释肠液，保持引流通畅，减少肠液的溢出，减轻瘘口周围组织的受侵蚀程度，促进局部炎症消散、肉芽组织生长，从而为瘘管的愈合创造有利条件。

1）调节负压大小：一般情况下，负压以 75～150 mmHg（10～20 kPa）为宜，具体应根据肠液黏稠度及日排出量调整。注意避免负压过小致引流不充分，或负压太大造成肠黏膜吸附于管壁引起损伤、出血。当瘘管形成、漏出液少时，应降低压力。

2）保持引流管通畅：妥善固定引流管，保持各处连接紧密，避免扭曲、脱落。定时挤压引流管，并及时清除双腔套管内的血凝块、坏死组织等，避免堵塞。可通过灌洗的声音判断引流效果，若冲洗过程中听到明显气过水声，表明引流效果好。若出现管腔堵塞，可沿顺时针方向缓慢旋转松动外套管，若无效，应通知医师，另行更换引流管。

3）调节灌洗液的量及速度：灌洗液的量及速度取决于引流液的量及性状。一般每天灌洗量为 2 000～4 000 mL，速度为 40～60 滴/分钟，若引流量多且黏稠，可适当加大灌洗的量及速度；而在瘘管形成、肠液溢出减少后，灌洗量可适当减少。灌洗液以等渗盐水为主，若有脓腔形成或腹腔内感染严重，灌洗液中可加入敏感抗生素。注意保持灌洗液的温度在 30～40 ℃，避免过冷对患者造成不良刺激。

4）观察和记录：观察并记录引流液的量及性状，并减去灌洗量，以计算每天肠液排出量。多发瘘者常多根引流管同时冲洗和引流，应分别标记冲液瓶和引流瓶，并分别观察和记录。通过灌洗量和引流量判断进出量是否平衡。若灌洗量大于引流量，常提示吸引不畅，须及时处理。灌洗过程中应观察患者有无畏寒、心悸气急、面色苍白等不良反应，一旦出现，应立即停止灌洗，对症处理。

3. 营养支持　在肠瘘发病初期，原则上应停止经口进食，可通过中心静脉置管行全胃肠外营养，达到既迅速补充所需热量又减少肠液分泌的目的。应注意输液的速度和中心静脉导管的护理，避免导管性感染。随着病情的好转、漏出液的减少和肠功能的恢复，逐渐恢复肠内营养，以促进肠蠕动及胃肠激素释放，增加门静脉系统血流，增强肠黏膜屏障功能。可通过胃管或空肠喂养管给予要素饮食，但应注意逐渐增加灌注的量及速度，避免引起渗透性腹泻。

4. 瘘口周围皮肤的护理　由于从瘘管渗出的肠液具有较强的腐蚀性，造成周围皮肤糜烂，甚至溃疡、出血。因此，须保持充分有效的腹腔引流，减少肠液漏出；及时清除漏出的肠液，保持皮肤清洁、干燥，可选用中性皂液或 0.5% 氯己定清洗皮肤；局部清洁后涂抹复方氧化锌软膏、皮肤保护粉或皮肤保护膜加以保护。若局部皮肤发生糜烂，可采取红外线或超短波等进行理疗。

5. 瘘口堵塞护理　对应用堵片治疗的患者，须注意观察堵片有无发生移位或松脱。若发现异常，及时通知医师，予以调整或更换合适的堵片。

6. 心理护理　肠瘘多发生于术后，且疾病初期患者的局部及全身症状严重，病情易反复，因此患者容易产生悲观、失望情绪。通过集体讲座、个别辅导等方法向患者及其家属解释肠瘘的发生、发展过程和治疗方法，并向患者介绍愈合良好的康复患者，通过患者间的经验交流，消除心理顾虑，增强对疾病治疗的信心，以积极配合各项治疗和护理。

7. 术前准备　除胃肠道手术前的常规护理外，还应加强以下护理措施。①肠道准备：术前 3 d 进少渣半流质饮食，并口服肠道不吸收抗生素；术前 2 d 进无渣流质，术前 1 d 禁食。术前 3 d 起每天以生理盐水灌洗瘘口 1 次，术日晨从肛门及瘘管行清洁灌肠。②皮肤准备：术前认真清除瘘口周围皮肤的污垢及油膏，保持局部清洁。③保持口腔卫生：由于患者长期未经口进食，易发生口腔溃疡等，应予生理盐水或漱口液漱口，每天 2 次，并观察口腔黏膜改变，及时处理口腔病变。

（二）术后护理

除肠道手术后常规护理，还应注意以下 3 点。

1. 饮食护理　为避免再次发生肠瘘，可适当延长禁食时间至 4 ~ 6 d，禁食期间，继续全胃肠外营养支持，并做好相应护理。

2. 引流管护理　肠瘘术后留置的引流管较多，包括腹腔负压引流管、胃肠减压管、导尿管等。应妥善固定并标志各种管道，避免扭曲、滑脱；更换引流袋时严格无菌技术操作，注意连接紧密；保持各管道引流通畅，负压引流管须根据引流情况及时调整负压；观察并记录各引流液的颜色、性状和量。

3. 并发症的观察与护理　主要预防术后出血、腹腔感染及粘连性肠梗阻的发生。

（1）术后出血：常见原因包括：术中止血不彻底，引起创面渗血；创面感染侵蚀到血管，引起出血；负压吸引力过大，损伤肠黏膜。应严密监测生命体征，观察切口渗血、渗液情况，以及各引流液的性状、颜色和量。若发现出血，及时通知医师并协助处理。

（2）腹腔感染：由于肠瘘患者营养物质大量流失，全身状况较差，术后容易发生切口及腹腔感染，甚至再次发生肠瘘，应加强监测。除保持引流通畅、预防性应用抗生素外，尚需注意观察有无切口局部或腹部疼痛、腹胀、恶心、呕吐等不适，切口有无红肿、发热；腹部有无压痛、反跳痛、肌紧张等腹膜刺激征表现以及生命体征的变化，及早发现感染征象。

（3）粘连性肠梗阻：若术后患者体质虚弱，活动少，或并发术后腹腔感染，可导致肠粘连。术后患者麻醉反应消失、生命体征平稳，可予半坐卧位。指导患者在术后早期进行床上活动，如多翻身、肢体伸屈运动；在病情许可的前提下，鼓励其尽早下床活动，以促进肠蠕动，避免术后发生肠粘连。观察患者有无腹痛、腹胀、恶心、呕吐、停止排便排气等肠梗阻症状，若发生，应及时汇报医师，并按医嘱给予相应处理。

第九章

胸外科手术的护理

第一节　胸壁手术（漏斗胸矫正术）的护理

一、概述

1. 胸壁相关解剖及生理知识

（1）胸壁分为浅层结构和深层结构。浅层结构分为皮肤、浅筋膜、乳房 3 部分。①皮肤：胸前、外侧区皮肤较薄，尤以乳头、胸骨前面和两侧部最薄。除胸骨表面部分外，均有较大的活动性。②浅筋膜：胸前、外侧区的浅筋膜与颈、腹部和上肢浅筋膜相延续，内含脂肪、浅血管、淋巴管、皮神经和乳腺。其厚度个体差异较大，胸骨前面较薄，其余部分较厚。

深层结构包括深筋膜和肌层。①深筋膜：胸前外侧区的深筋膜分为浅、深两层。②肌层：胸肌（图 9-1）可分为胸上肢肌和胸固有肌。胸上肢肌均起自胸廓外面，止于上肢带骨或肱骨，主要有胸大肌、胸小肌、前锯肌。胸固有肌参与构成胸廓，在肋间隙内主要有肋间外肌和肋间内肌。

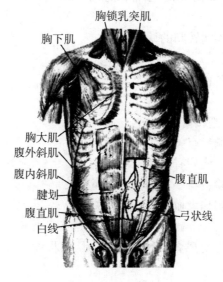

图 9-1　胸肌

（2）胸壁的血管：具体如下。

1）肋间动脉：又叫肋间后动脉，多数分支发自胸主动脉。各肋间静脉与同序数的肋间动脉伴行，位于动脉上方。肋间静脉向后汇入奇静脉、半奇静脉或副半奇静脉。

2）胸廓内动脉：发自锁骨下动脉第一段的下壁，沿胸骨侧缘外侧 1~2 cm 处下行，至第 6 肋间隙处分为腹壁上动脉和肌膈动脉两终支。分支至心包下部和膈。胸廓内动脉有两条静脉与之伴行，分支也有同名静脉伴行。

（3）肋间神经和肋下神经：肋间神经共 11 对，位于相应的肋间隙内。肋下神经 1 对，位于第 12 肋下方。肋间神经和肋下神经均为胸神经前支，与肋间动、静脉伴行。血管行于肋沟内，神经沿肋下缘前行。

（4）胸部淋巴结和淋巴管。

1）胸骨旁淋巴结位于胸骨两侧、胸廓内血管周围，以第 1 ~ 2 肋间隙出现率最高，收纳乳房内侧部等处的淋巴，该部的癌肿常转移至此淋巴结。胸骨旁淋巴结的配布范围为胸骨侧缘外侧约 3 cm，第 1 ~ 6 肋间隙范围内。胸骨后面一般无淋巴结。

2）肋间淋巴结位于肋间隙内，分为前、中、后组。前、中组有时缺如，后组比较恒定。前组位于肋骨和肋软骨交界处附近，输出管注入胸骨旁淋巴结；中组位于腋前线至肋角范围内，输出管注入腋淋巴结；后组位于肋角内侧，输出管注入胸导管。

2. 胸骨及肋的相关解剖知识

（1）胸骨：位于胸前壁正中，前凸后凹，可分柄、体和剑突 3 部分。胸骨柄上宽下窄，上线中份为颈静脉切迹，两侧有锁切迹与锁骨相连结。胸骨柄外侧线上份接第 1 肋。胸骨柄与胸骨体连接处微向前突，称为胸骨角，可在体表扪及，两侧平对第 2 肋，是计数肋的重要标志。胸骨角向后平对第 2 胸椎体下缘。胸骨体（body of sternum）呈长方形，外侧缘接第 2 ~ 7 肋软骨。剑突扁而薄，形状变化较大，下端游离。

（2）肋：由肋骨与肋软骨组成，共 12 对。第 1 ~ 7 对肋前端与胸骨连接，称为真肋。第 8 ~ 10 对肋前端借助软骨与上位肋软骨连接，形成肋弓，称为假肋。第 11 ~ 12 对肋前端游离于腹壁肌层中，称为浮肋。

二、专科手术护理

1. 护理评估

（1）评估患者生命体征、辅助检查阳性结果，如肺功能、呼吸型态等。

（2）评估患儿的生理发育，如出生时情况、身高、体重、行为活动、反应、是否并发其他畸形等。

（3）评估患者对手术创伤、疾病转归的认知程度。

（4）评估患者价值观。

（5）评估特殊器材的准备及备血情况。

2. 常见的护理诊断/问题

（1）生长发育改变：与疾病/遗传有关。

（2）自我形象紊乱：与胸廓畸形有关。

（3）气体交换受损：与疼痛、疾病有关。

（4）有低效型呼吸型态的危险：与手术创伤、疼痛有关。

（5）有猝死的危险：与手术损伤大血管、心脏有关。

3. 护理措施

（1）心理护理及卫生宣教：针对患者的精神状态、认知程度、人生观、价值观耐心做好心理护理及卫生宣教。

（2）备正中劈胸骨开胸器械，以供突发意外损伤时急救。

（3）体位护理：使患者取仰卧位，双上肢曲肘上举，自然置于头边，胸部下垫高 3 ~ 5 cm。

（4）备齐特殊手术仪器，如胸腔镜全套。核查矫形钢板及其附近的型号、灭菌有效期。

（5）严密观察患者病情及生命体征变化，麻醉未清醒前取去枕平卧位，监测血氧饱和度，使其在正常范围内。

第二节 胸膜手术（胸腔闭式引流术）的护理

一、概述

1. 胸腔、胸膜与胸膜腔的相关解剖

（1）胸腔：由胸廓和膈围成，上界是胸廓上口，与颈根部通连，下界是膈，借以和腹腔分隔。胸腔内容纳纵隔的所有器官和组织，左、右两侧的胸膜囊和肺。

（2）胸膜：分为脏胸膜和壁胸膜。脏胸膜被覆于肺的表面，与肺紧密结合，并伸入叶间裂内。壁胸膜贴附于胸内筋膜内面、膈上面、纵隔侧面，并突至颈根部。根据壁胸膜配布部位不同，分为肋胸膜、膈胸膜、纵隔胸膜和胸膜顶。胸膜顶上面覆以胸膜上膜，有固定和保护作用。

（3）胸膜腔：是脏胸膜与壁胸膜围成的一个封闭的腔隙，左、右各一，互不相通。

（4）胸膜隐窝：壁胸膜与脏胸膜之间大部分互相贴近，故胸膜腔是潜在的腔隙，但在壁胸膜各部相互转折处，肺缘不能伸入其内，这些部位的胸膜腔称为胸膜隐窝（图9-2）。

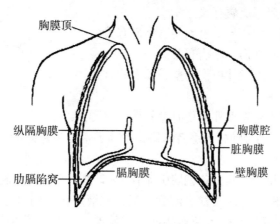

图9-2 胸膜

2. 胸膜的血管、淋巴和神经

（1）血管：壁胸膜的血液供应主要来自肋间后动脉、胸廓内动脉和心包膈动脉的分支，脏胸膜来自支气管动脉和肺动脉的分支。静脉与同名动脉伴行，最终注入上腔静脉和肺静脉。

（2）淋巴：胸膜的淋巴管位于间皮深面的结缔组织中。脏胸膜的淋巴管与肺的淋巴管吻合，注入支气管肺淋巴结。壁胸膜各部的淋巴管回流不同，分别注入胸骨旁淋巴结、肋间淋巴结、隔淋巴结、纵隔前后淋巴结和腋淋巴结。

（3）神经：脏胸膜由肺丛的内脏感觉神经支配，肺丛位于肺根前、后方。脏胸膜对触摸、温度等刺激不敏感，定位不准确，但对牵拉敏感，故肺手术时可经肺根进行局部麻醉，以阻滞肺丛的传入冲动。壁胸膜由脊神经的躯体感觉神经支配，肋间神经分布至肋胸膜和膈胸膜周围部，膈神经分支分布至膈胸膜中央部、纵隔胸膜和胸膜顶。壁胸膜对机械性刺激敏感，痛阈低，定位准确。胸膜炎时，常可引起壁胸膜牵涉性痛，如出现胸腹痛或颈肩痛等。

二、胸腔闭式引流术

1. 手术适应证

（1）外伤性血胸、气胸或血气胸。

（2）自发性气胸，肺压缩大于50%。

（3）大量或持续胸腔积液，需彻底引流以便于诊断和治疗者。

（4）脓胸早期者。

（5）开胸术后引流。

2. 麻醉方式　局部麻醉。

3. 手术体位　取斜坡仰卧位，患侧上肢上举，标记切口。

4. 术前准备

（1）患者准备：患者可采取坐位或半坐位，上肢抬高抱头或置于胸前。

（2）物品准备：闭式引流包、胸管 1~2 根及胸瓶、10×34 号大三角针、0 号丝线、10 mL 注射器、2% 利多卡因、生理盐水。

5. 专科手术护理

（1）护理评估。

1）评估患者生命体征、辅助检查阳性结果，如肺功能、呼吸型态、胸膜腔积气、气液平面、胸部大片密度增高阴影等。

2）评估患者的血氧饱和度。

3）评估患者病史与临床表现。

（2）常见的护理诊断/问题。

1）气体交换受损：与疼痛、疾病有关。

2）有低效型呼吸型态的危险：与手术创伤、疼痛有关。

3）有休克的危险：与手术创伤、疼痛有关。

4）有大出血的危险：与手术意外损伤胸壁、肺血管有关。

（3）护理措施。

1）备肋间开胸器械，以供突发意外损伤时急救使用。

2）体位护理：斜坡位（半坐卧位），患者仰卧，抬高手术床头背板 45°，患侧上肢曲肘上举，自然置于头边。

3）引流护理：根据患者年龄、病史备胸腔引流管 1~2 根，水封式胸腔引流瓶 1~2 套，生理盐水 500~1 000 mL。胸腔积液或积气时，放置引流管 1 根，积液、积气同时存在时，需放置引流管 2 根。正确连接引流管和引流瓶，引流管与引流瓶连接前，应妥善固定引流管，引流瓶内注水 500 mL，与引流管相连的连接管必须与浸没于引流瓶内液面下的水封管连接。引流管与引流瓶连接好后，立即记录引流瓶液体量（以引流瓶刻度为准）或在引流瓶外液面处做明显标识。引流管不可受压、打折、阻塞、漏气，需维持引流通畅。胸腔引流瓶放置位置应低于胸腔引流出口 60 cm 以上。搬运患者过程中，必须夹闭引流管。

4）严密观察患者病情及生命体征变化，监测血氧饱和度。

第三节　肺手术的护理

一、概述

1. 肺相关解剖知识

（1）肺：位于胸腔内，膈的上方、纵隔的两侧。肺表面包有胸膜脏层，透过胸膜脏层，可见许多呈多角形的小区，称为肺小叶，正常肺呈浅红色，质柔软，呈海绵状，富有弹性。两肺外形不同，右肺宽而短，左肺狭而长。肺近似半圆锥形，上端为肺尖，下面为肺底（膈面），内侧面为纵隔面，外侧面为肋面。肺表面为脏胸膜被覆，光滑。幼儿肺的颜色呈淡红色，随年龄增长，空气中的尘埃吸入肺内，逐渐变成灰色至黑紫色。

（2）肺的分叶：左肺由斜裂分为上叶、下叶。右肺被水平裂和斜裂分为上叶、中叶、下叶。

（3）支气管树：在肺门处，左、右主支气管分为次级支气管，进入肺叶，称为肺叶支气管。左肺有上叶和下叶支气管；右肺有上叶、中叶和下叶支气管。肺叶支气管进入肺叶后，继续分出再次级支气管，称为肺段支气管。故称主支气管为 1 级支气管，肺叶支气管为 2 级支气管，肺段支气管为 3 级支气管。全部各级支气管在肺内反复分支形成树状，称为支气管树。

（4）支气管肺段：每一肺段支气管及其所属的肺组织称为支气管肺段，简称肺段。支气管肺段呈圆锥形，尖端朝向肺门，底朝向肺的表面，构成肺的形态学和功能学的基本单位。每一肺段都有自己的动脉和支气管，相邻两个肺段共用一条静脉。右肺分为 10 段，左肺分为 8 ~ 10 段。每一段都呈楔形，底在肺表面，尖在肺根。

2. 血管、淋巴管及神经

（1）支气管及肺段的血液供应：肺动脉是运送血液以进行气体交换的功能性血管，其分支在肺门，先位于支气管前方，再转向后方。左、右侧支气管动脉为营养血管，通常有 1 ~ 4 支，左侧主要起自胸主动脉和主动脉弓；右侧主要来自 3 ~ 5 肋间后动脉。

（2）肺的淋巴可分为浅、深两组：浅组为分布于肺脏胸膜及其深面的淋巴管丛，由此丛汇合成淋巴管注入支气管肺（门）淋巴结。深组位于各级支气管和血管周围，并形成淋巴管丛，然后汇合成淋巴管，沿肺血管和各级支气管回流至支气管肺（门）淋巴结。两组淋巴管丛在胸膜下和肺门处有吻合。

（3）肺的神经来自肺丛：支配有迷走神经的副交感纤维和第 2 ~ 4 胸段脊髓的交感神经纤维以及感觉神经纤维，它们在肺根的前、后方组成肺前丛和肺后丛。肺丛的分支随血管和支气管进入肺组织。迷走神经传出纤维（副交感纤维）支配支气管平滑肌收缩和腺体分泌。交感神经传出纤维则使支气管平滑肌舒张，腺体分泌减少。迷走神经传入纤维分布于支气管黏膜、肺胸膜和肺结缔组织，形成呼吸反射弧的传入部分。

二、肺叶切除手术

1. 手术适应证

（1）肺良性肿瘤。

（2）肺癌。

（3）肺结核干酪性瘤。

（4）慢性肺脓肿。

（5）支气管扩张。

2. 麻醉方式　全身麻醉（双腔螺纹管）。

3. 手术体位　侧卧位（健侧90°卧位）。

4. 术前准备

（1）患者准备：吸烟者应戒烟 2 周以上，术前行肺功能检查和血气分析测定。

（2）物品准备：开胸器械包、胸肋小件、肺钳、手术衣、孔巾、双层大单、单极电刀线、长头电勾、胸管 1 ~ 2 根、直线切割器 TLC 75、闭合器 TX30G、PW 胶、吸收性明胶海绵。

5. 手术方法及手术配合（表9-1）

表9-1　肺叶切除手术方法及手术配合

手术方法	手术配合
1. 手术野皮肤消毒	用1%活力碘消毒皮肤3次，消毒范围：前后过腋中线，上至锁骨及上臂1/3处，下过肋缘
2. 手术切口	后外侧切口
3. 开胸探查	用10×34 三角针 0 号线分别固定吸引器管和高频电刀线在头侧。电刀逐层切开，电凝止血。分离肋骨骨膜，备骨蜡止血；切开胸膜，用 2 块湿止血垫保护切口，2 块治疗巾铺置切口两侧，胸骨撑开器撑开第 5、6 肋间，充分暴露手术野
4. 探查胸腔肿块位置	用生理盐水给手术者湿手后，探查胸腔。及时更换开胸用手术器械，用肺叶钳牵开肺叶进行胸腔探查
5. 处理病变肺叶处血管	用长解剖剪剪开纵隔胸膜，电凝勾止血，带 2-0 丝线结扎右上肺动脉及上叶后动脉。用胆囊钳配合长弯血管钳游离肺上叶静脉，血管钳带 0 号丝线穿过血管，分别在血管的近、远端结扎剪断，用 7×17 圆针 2-0线贯穿缝扎近端，0 号丝线结扎远端

手术方法	手术配合
6. 分离并切断支气管	用长弯血管钳紧贴支气管后壁，电凝勾分离出上叶十支气管，用 TX30G 夹闭和切缝支气管，移除肺叶至弯盘，1% 活力碘棉球消毒残端支气管，近端用 7×17 圆针 2-0 线间断缝合加固
7. 清扫胸腔各组淋巴结	右侧肺癌清扫的区域包括最高纵隔淋巴结、上气管旁淋巴结、气管前后淋巴结、前纵隔淋巴结、下气管旁淋巴结、升主动脉旁淋巴结、隆嵴下淋巴结、食管旁淋巴结、肺韧带淋巴结以及局灶的肺门淋巴结、叶间淋巴结、叶淋巴结共 12 组淋巴结。分别用干纱布保留，按顺序摆放
8. 肺充气试验	用生理盐水 500~600 mL 倒入胸腔，麻醉师鼓肺配合通气试验，检查是否漏气
9. 关闭胸腔	1% 活力碘棉球消毒皮肤，用长弯血管钳插入引流管，用 10×34 三角针 0 号丝线固定。清点器械，10×28 圆针 0 号双线间断缝合胸膜，用拉拢器闭合肋骨，连接胸腔引流瓶。10×28 圆针 0 号线间断缝合肌层，再次清点器械，10×28 圆针 2-0 丝线间断缝合皮下组织，消毒皮肤，10×34 三角针 2-0 丝线缝皮，消毒后包扎伤口

三、肺减容术

1. 手术适应证

（1）明确诊断为肺气肿。

（2）呼吸困难进行性加重，内科治疗无效。

（3）肺部 CT 显示病变区呈不均质分布。

2. 麻醉方式　全身麻醉（双腔螺纹管）。

3. 手术体位　侧卧位（健侧 90°卧位）。

4. 术前准备

（1）患者准备：吸烟者应戒烟 2 周以上，术前行肺功能检查和血气分析测定。

（2）物品准备：开胸包、胸肋小件、孔巾、双层大单、单极电刀线、长头电勾、直线切割器 TLC 75、钉仓 TCR 75、胸管 2 根及胸瓶、PW 胶、吸收性明胶海绵、可吸收垫片。

5. 手术方法及手术配合（表 9-2）

表 9-2　肺减容术手术方法及手术配合

手术方法	手术配合
1~2 步同肺叶切除手术	同肺叶切除手术
3. 定位切除组织数量	常规开胸探查，根据术中观察情况，决定拟手术切除肺组织数量
4. 切除肺大疱（20%~30%）	拆开直线切割器 TLC 75，将可吸收补片分别套于 TLC 75 刀头后，减少肺组织漏气，肺叶钳夹住肺大疱，用 TLC 75 切除肺大疱。连续切除只需更换钉 TCR 75 和补片
5. 肺充气试验	用生理盐水 500~600 mL 倒入胸腔，麻醉师鼓肺配合通气试验，检查是否漏气
6. 关闭胸腔	止血，肺手术切缘喷洒 PW 胶，上、下胸腔各放置胸管 1 根并固定，常规关胸

四、肺手术护理措施

1. 护理评估

（1）评估患者生命体征、双侧肺功能。

（2）评估患者的血氧饱和度及血氧分压。

（3）评估患者病史与临床表现。

（4）评估中心供氧和中心负压吸引。

（5）评估手术体位用具、胸腔镜物品准备。

（6）评估易受压部位皮肤状况，如眼、耳郭、肩峰、肘部、胸部、髋部、膝部、足踝。

（7）预评估手术失血量及备血情况。

2. 常见的护理诊断/问题

（1）气体交换受损：与疼痛、单肺通气、肺组织有效换气面积减少有关。

（2）有窒息的危险：与麻醉、手术损伤气管有关。

（3）有大出血的危险：与手术意外损伤胸壁、肺血管有关。

（4）有误吸的危险：与气管受损、周围血管神经功能障碍危险有关。

（5）有低效型呼吸型态的危险：与手术创伤、疼痛有关。

（6）有皮肤完整性受损、臂丛神经受损的危险：与手术体位、手术时间、个体营养状况有关。

（7）有外科感染的潜在危险：与手术创伤、气管开放、沾染手术的隔离技术有关。

3. 护理措施

（1）协助麻醉，插双腔螺纹气管插管，便于随时选择性单肺通气。

（2）备气管切开包及急救全套器械，保证两条通畅的负压吸引，以便紧急救治窒息、误吸、休克患者。胸腔镜微创手术时常规备开胸手术器械，便于发生突发情况时紧急开胸。

（3）建立良好的外周静脉通路 1 ~ 2 条，严格管理静脉通路，术中严密观察患者的病情变化、手术进程，结合患者病情变化准确执行医嘱，术中发生大出血时，进行快速输液、输血等抢救工作，维持手术患者组织灌注充分。及时精准记录液体输入量，保持术中循环稳定，避免引起体液过多或体液不足。

（4）体位护理：90°侧卧位，患侧在上。健侧床沿适宜高度放置双层搁手架，托起患者置入 10 ~ 15 cm 厚软胸垫，胸垫上缘距腋下 5 cm，患者向健侧侧卧，上腿弯曲，下腿伸直，两腿之间放置长方形软枕，患者手臂放置在搁手架上，头部放置正方软枕和啫喱垫，胸垫两侧加塞直径约 20 cm 的圆柱软枕，固定患者髋部、膝部和上肢，检查头、颈、脊柱，保持在同一水平线上。安置体位过程中注意预防压疮，保持静脉通路、气管导管、尿管的通畅，保护患者隐私。

（5）胸腔闭式引流护理：根据患者年龄、病史备胸腔引流管 1 ~ 2 根，水封式胸腔引流瓶 1 ~ 2 套，生理盐水 500 ~ 1 000 mL。胸腔积液/积气时，放置引流管 1 根，积液、积气同时存在时，需放置引流管 2 根。正确连接引流管和引流瓶，引流管与引流瓶连接前，应固定妥引流管，引流瓶内注水 500 mL，与引流管相连的连接管必须与浸没于引流瓶内液面下的水封管连接。引流管与引流瓶连接好后，立即记录引流瓶液体量（以引流瓶刻度为准）或在引流瓶外液面处做明显标识。引流管不可受压、打折、阻塞、漏气，需维持引流通畅。胸腔引流瓶放置位置应低于胸腔引流出口 60 cm 以上。搬运患者过程中，必须夹闭引流管。

（6）肺充气试验护理：胸腔注入 37 ~ 40 ℃生理盐水，使肺全部淹没水中，吸净气管导管内分泌物，然后加压通气鼓肺，使肺全部复张，检查是否有漏气。

（7）皮肤护理：安置体位时操作轻柔，勿拖、拉、拽，垫枕平整，软硬适当，贴压疮贴，衬衬垫等。术后检查患者全身皮肤情况，尤其注意观察负极板粘贴处和受压处皮肤完整性，若出现皮肤压红、水疱等现象，立即进行压疮护理，及时登记和交班。

（8）严密观察患者病情及生命体征变化，监测血氧饱和度。

（9）预防潜在并发症：严格执行沾染手术技术规范，遵医嘱适时使用抗生素。

第四节 纵隔手术的护理

一、概述

1. 纵隔相关解剖知识　纵隔不是器官，而是一个解剖区域。纵隔位于胸腔中部，纵向分隔了胸腔。纵隔的前界为胸骨，后界为脊柱胸段，上界是胸廓上口，下界为膈。通常以胸骨角平面（相当于第 4 ~ 5 胸椎体交界处）为界，将纵隔分为上纵隔和下纵隔。下纵隔以心包为界，又分为前纵隔、中纵隔和后纵隔。纵隔的分区见图 9-3。

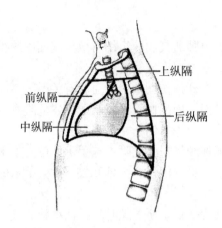

图 9-3 纵隔的分区

（1）上纵隔：上界为胸廓上口，下界为通过胸骨角和第 4 胸椎体下缘的平面。上纵隔其内自前向后有胸腺、左和右头臂静脉、上腔静脉、膈神经、迷走神经、喉返神经、主动脉弓及其 3 大分支，以及后方的气管、食管、胸导管等。

（2）下纵隔：上界为上纵隔的下界，下界是膈，两侧为纵隔胸膜。下纵隔分 3 部分：前纵隔为胸骨和心包之间的狭窄区域，仅含有少量结缔组织和淋巴结；中纵隔即心包所在的位置，主要含有心包、心及出入心的大血管根部；后纵隔位于心包与脊柱胸部之间，内含有胸主动脉、奇静脉及其属支、主支气管、食管、胸导管、迷走神经、交感神经和淋巴结等。

2. **胸腺相关解剖及功能**

（1）胸腺：为机体的重要淋巴器官。其功能与免疫紧密相关，分泌胸腺激素及激素类物质。胸腺位于胸腔前纵隔，紧靠心脏，呈灰赤色，扁平椭圆形，分左、右两叶，由淋巴组织构成。胸腺在青春期前发育良好，青春期后逐渐退化，被脂肪组织所代替。

（2）胸腺的主要功能。

1）产生 T 淋巴细胞：造血干细胞经血流迁入胸腺后，先在皮质增殖分化成淋巴细胞，其中大部分淋巴细胞死亡，小部分继续发育进入髓质，成为近于成熟的 T 淋巴细胞。整个淋巴器官的发育和机体免疫力都必须有 T 淋巴细胞，胸腺为周围淋巴器官正常发育和机体免疫所必需的结构。

2）产生和分泌胸腺素和激素类物质：从 20 世纪 40 年代开始，已从胸腺中提出多种有效的体液因子，它们无种属特异性，在某种程度上代替胸腺功能，以微量存在于血中，以环核苷酸作为第二信使，可视为胸腺激素。

3. **淋巴结**

（1）纵隔前淋巴结：纵隔前淋巴结位于上纵隔前部和前纵隔内，在头臂静脉、上腔静脉、主动脉弓及其分支、心包前方和动脉韧带周围。收纳胸腺、心包前部、心、纵隔胸膜、膈前部和肝上面的淋巴，其输出管注入支气管纵隔干。其中位于动脉韧带周围者，称为动脉韧带淋巴结，左肺上叶的癌肿常转移至此淋巴结。

（2）气管支气管淋巴结：气管支气管淋巴结位于气管权和主支气管周围，收纳肺、主支气管、气管权和食管的淋巴，其输出管注入气管旁淋巴结。

（3）气管旁淋巴结：气管旁淋巴结位于气管周围，收纳气管胸部和食管的部分淋巴，其输出管注入支气管纵隔。

（4）纵隔后淋巴结：纵隔后淋巴结位于上纵隔后部和后纵隔内，在心包后方，食管两侧，胸主动脉前方，收纳食管胸部、心包后部、膈后部和肝的部分淋巴，其输出管多注入胸导管。

（5）心包外侧淋巴结和肺韧带淋巴结：心包外侧淋巴结位于心包与纵隔胸膜之间，沿心包膈血管排列。肺韧带淋巴结位于肺韧带两层胸膜间，肺下静脉的下方，收纳肺下叶底部的淋巴，其输出管注入气管支气管淋巴结，肺下叶的癌肿常转移到此。

二、胸腺切除术

1. 手术适应证

（1）胸腺肿瘤。

（2）胸腺瘤并发重症肌无力患者。

2. 麻醉方式　全麻气管插管。

3. 手术体位　侧卧位，肩背部垫一薄枕，双手展开。

4. 术前准备

（1）患者准备：完善心肺功能检查，控制肺部感染。对并发重症肌无力的患者，应制订出抗胆碱酯酶药物的有效治疗剂量。

（2）物品准备：开胸包、胸肋小件、胸骨锯、手术衣、孔巾、双层大单、单极电刀线、长头电勾、骨蜡、5 号钢丝、钢丝剪、钢丝钳、胸管 2 根、PW 胶、吸收性明胶海绵。

5. 手术方法及手术配合（表 9-3）

表 9-3　胸腺切除术手术方法及手术配合

手术方法	手术配合
1. 手术野皮肤消毒	用 1% 活力碘消毒皮肤 3 次，消毒范围：上至下颌角，下至肋缘，两侧至腋后线
2. 手术切口	胸骨正中切口，于胸骨中线自颈部向下切至剑突以下
3. 开胸探查	用有齿短镊确定切口位置，予术者及助手文垫用于逐层切开止血。电凝分离锁骨内韧带后，用胸骨锯锯开胸骨，电凝和骨蜡控制胸骨创面的出血。用 2 块治疗巾保护手术野皮肤，胸骨撑开器撑开胸腔，准备生理盐水将手术者手部湿润，探查胸腔
4. 暴露胸腺	将胸膜返折向两侧推开后，游离前纵隔腔内的胸腺组织。手术者持长无齿镊和胆囊钳，游离胸腺组织，将电凝头换成长电凝勾
5. 切除胸腺	提起胸腺瘤的下极，连同其周围的脂肪组织由下而上分离，整块切除。用电刀切割止血，带 2-0 丝线结扎，7×17 圆针 3-0 线缝扎止血
6. 胸腔创面止血	仔细检查有无出血，用 PW 胶创面止血。用长无齿镊，准备干止血垫拭干出血创面，喷洒 PW 胶，吸收性明胶海绵填压止血
7. 关胸	胸骨后安置引流管，5 号钢丝缝合胸骨。0 号、2-0 丝线逐层缝合切口

三、电视纵隔镜下纵隔肿瘤活检术

1. 手术适应证

（1）诊断性手术适应证：纵隔淋巴结活检；纵隔内肿物性质的诊断和鉴别诊断。

（2）治疗性手术适应证：胸腺切除治疗重症肌无力；纵隔囊肿切除；纵隔积聚物（如血、脓）的引流或清除；全肺切除术后支气管胸膜瘘残端修补术；气管周围孤立肿块或肿大淋巴结的切除等。

2. 麻醉方式　全身麻醉（双腔螺纹管）。

3. 手术体位　仰卧位，去除麻醉屏风架，肩部垫软垫，头部后仰 10°~15°，颈部过伸。

4. 术前准备

（1）患者准备：检查心肺功能，评估肿瘤对心脏大血管压迫情况，有无呼吸困难的症状。

（2）物品准备：阑尾器械包、乳突撑开器、孔巾、双层大单、高频电刀、吸收性明胶海绵，4-0 可吸收缝线、带吸引器电凝、开胸包及胸骨锯、骨蜡、带针钢丝。

（3）特殊器械。

1）纵隔镜器械：活检钳、抓钳和分离钳、特制穿刺针（玻璃特制）、钛夹钳。

2）纵隔镜设备系统：纵隔镜、冷光源、摄像系统、监视器、工作站。

5. 手术方法及手术配合（表9-4）

表9-4　纵隔肿瘤活检术手术方法及手术配合

手术方法	手术配合
1. 手术野皮肤消毒	用1%活力碘消毒皮肤3次，消毒范围：上至下颌角，下至肋缘，两侧至腋后线
2. 手术人员术中位置	术者位于手术床头进行操作。助手和器械护士站于患者左侧，纵隔镜监视器及工作站系统置于手术床尾患者右侧
3. 手术切口	11号刀切开胸骨，切迹上一横指行3 cm切口，用乳突撑开器牵开两侧皮缘
4. 置入纵隔镜	将电切功率调至20～25 W，切开气管前筋膜，术者用食指钝性分离气管前间隙，置入纵隔镜
5. 暴露纵隔肿瘤，取活检	将玻璃穿刺针递于术者，穿刺排除血管，用活检钳取淋巴组织，送冰冻病理切片
6. 创面止血	用湿纱布及时清洁镜头，分离钳夹取1/6或1/8大小干显影纱布手术创面压迫止血，填塞吸收性明胶海绵止血
7. 关闭切口	逐层缝合切口，4-0可吸收缝线作颈部皮内缝合

四、专科手术护理

1. 常规护理　手术室围手术期护理。

2. 纵隔镜微创手术　备正中劈胸骨开胸器械，以供突发意外损伤时急救使用。

3. 专科手术护理　肺手术专科手术护理。

第五节　食管手术的护理

一、概述

1. 食管相关解剖及生理知识

（1）食管：是连接咽和胃的消化管，也是消化管中最狭窄的部分，为肌性管道。上端起自咽下缘，相当于环状软骨或第6颈椎下缘；下端终于胃贲门，相当于第11胸椎水平，前方平对第7肋软骨。食管经颈部和胸部穿膈的食管裂孔进入腹腔，故可分为颈部、胸部和腹部三部。颈部上起环状软骨下缘，下至胸骨颈静脉切迹水平，长约5 cm。胸部上起胸骨颈静脉切迹，下至膈食管裂孔，长约18 cm。腹部由食管裂孔至胃贲门，此段最短，长1～2 cm。食管全长约25 cm，临床测量以上颌中切牙为定点，对于成人，由中切牙至贲门约为40 cm。

（2）食管的狭窄：食管的管径并非上下均匀一致，由于食管本身的结构特点以及邻近器官的影响，食管呈现3个狭窄部。第一狭窄部位于咽与食管交接处，距中切牙15 cm；第二狭窄部位于气管杈水平，左主支气管跨越其前方，相当于胸骨角或第4与第5胸椎间盘水平，距中切牙25 cm；第三狭窄部为食管通过膈食管裂孔处，相当于第10胸椎水平，距中切牙37～40 cm。

（3）食管壁的组织结构：食管具有消化管典型的4层结构，由黏膜、黏膜下层、肌膜和外膜组成。肌膜上1/3为横纹肌、下1/3为平滑肌、中1/3为横纹肌和平滑肌相混杂，食管起端处环行肌纤维较厚，可起到括约肌作用。外膜为疏松结缔组织。整个食管管壁较薄，仅0.3～0.6 cm，容易穿孔。

（4）食管的功能：食管的主要功能是通过蠕动把食团输送到胃里。如果有外伤、异物、炎症或肿瘤，食物下咽就会发生困难。食管除运送食物外，距胃贲门4～6 cm长的食管，还有防止胃内食物反流到食管的作用。当某些原因使抵抗反流的功能下降或消失时，胃内的胃酸就很容易反流到食管，重者可引起食管炎症、食管糜烂甚至食管溃疡。

2. 食管的血液供应、淋巴引流及神经支配

（1）食管的血液供应：食管的供血分为4个区，即食管颈部、食管胸部上段、食管胸部下段和食管腹部。颈段食管由甲状腺下动脉的分支供应，胸部上段食管的动脉由支气管动脉及降主动脉的食管支

供应，胸部下段由胸主动脉或肋间动脉的小支供应，腹段则由腹主动脉的膈动脉终支供应。食管本身的静脉有黏膜下静脉丛及周围静脉丛，黏膜下丛穿过肌肉至食管周围丛。食管上段静脉通过甲状腺下静脉汇入上腔静脉，食管下段静脉直接汇入奇静脉系统。

（2）食管的淋巴引流：食管颈部的淋巴注入气管旁淋巴结和颈外侧下深淋巴结。食管胸部的淋巴除注入纵隔后淋巴结外，胸上部的淋巴注入气管旁淋巴结和气管支气管淋巴结，胸下部的淋巴注入胃左淋巴结。食管腹部的淋巴管注入胃左淋巴结。食管的部分淋巴管注入胸导管。

（3）食管的神经支配：交感神经的颈段食管由上、下颈交感神经节支配，胸段食管由第4及第5胸结节和大小内脏神经节支配，胸段食管下部由内脏大神经分支支配，腹段食管由腹腔丛的分支支配。副交感神经由迷走神经分支及部分喉返神经分支在食管周围形成神经丛支配。

二、食管下段癌根治术

1. 手术适应证

（1）早期食管癌，心、肝、肺、肾功能正常或能耐受手术者。

（2）中、下段食管癌不超过7 cm，无严重外侵，无远处转移。

（3）贲门癌，癌中心在胃食管连接线上下2 cm内。

2. 麻醉方式　全身麻醉（双腔螺纹管）。

3. 手术体位　取90°左侧卧位。

4. 术前准备

（1）患者准备：术前3 d进行肠道准备。

（2）物品准备：开胸器械包、手术衣、孔巾、双层大单、单极电刀线、长头电勾、TLC75、CDH25吻合器、荷包钳、荷包线、空肠营养管、胸管、PW胶。

5. 手术方法及手术配合（表9-5）

表9-5　食管下段癌根治术手术方法及手术配合

手术方法	手术配合
1. 手术野皮肤消毒	用1%活力碘消毒皮肤3次，消毒范围：前后过腋中线，上至锁骨及上臂1/3处，下过肋缘
2. 手术切口	左侧第6肋间进胸，长约20 cm，止于腋前线
3. 开胸	高频电刀调节混凝状态，边切边凝，打开前锯肌、背阔肌、斜方肌
4. 探查胸腔	牵开器撑开肋骨，更换长头电勾、长无齿镊、长解剖剪，洗手后进行胸腔探查。探查肿块与纵隔大血管及气管的关系，明确手术能否切除
5. 游离食管下端	术者用长弯血管钳夹细纱条穿过食管，牵拉食管进行游离，分离食管床，分别带2-0、0号丝线结扎组织和血管
6. 游离胃体，离断胃贲门	用电刀游离胃大小弯处网膜，长弯血管钳夹闭胃左动脉，剪断胃左动脉，近腹腔干端以0号丝线结扎，2-0丝线缝扎，近胃端2-0丝线缝扎。用TLC75沿肿块下方5 cm处切缝胃贲门
7. 离断食管	用荷包钳夹闭食管，用长解剖剪沿荷包钳下方剪断并移除带瘤食管，活力碘棉球消毒。长针持45°角夹荷包线穿入荷包钳，撤出荷包钳，润油后，送CDH25吻合器蘑菇头，收拢荷包线结扎。及时收回荷包线上的双针
8. 行食管—胃吻合	用6×14小圆针3-0线间断缝合胃表面切口，左右牵开，送入润油后CDH25吻合器行食管—胃吻合。更换钉仓TCR75闭合胃表面切口，用圆针2-0丝线缝合固定胃于胸腔及膈肌。经胃切口送入空肠营养管，并沿胃管将营养管引出体外
9. 关闭膈肌，探查腹腔内有无活动性出血	用10×28圆针0号丝线间断封闭膈肌，洗手护士清点手术台上物品
10. 关胸	准备电凝、PW胶、吸收性明胶海绵、止血纱布胸腔止血，放置引流管1根，常规关胸

三、食管癌根治术（三切口）

1. 手术适应证　中、上段食管癌不超过 5 cm，无远处转移者。
2. 麻醉方式　全身麻醉（双腔螺纹管）。
3. 手术体位　取 90°右侧卧位。
4. 术前准备
（1）患者准备和物品准备：同食管下段癌根治术。
（2）特殊用物：腹部自动拉钩、甲亢卧位工具、布类 3 套、4-0 可吸收缝线。
5. 手术方法及手术配合（表 9-6）

表 9-6　食管癌根治术手术方法及手术配合

手术方法	手术配合
1. 手术野皮肤消毒	同食管癌根治术
2. 手术切口	颈部、胸部和腹部三切口
3. 右侧开胸探查	第 5 肋间切口，常规开胸，手术者洗手，探查肿瘤位置及活动度，确定肿瘤是否能够切除
4. 游离胸段食管至食管裂孔，近贲门处切断	手术者用长弯血管钳夹细纱条穿过食管，分离食管床，分别带 2-0 和 0 号丝线结扎组织，用 TLC75 离断贲门处。干纱布保管好清扫的淋巴结
5. 关胸、止血	行胸腔止血，常规关胸，洗手、巡回护士共同清点器械
6. 更换手术体位	协助患者平卧，更换器械、布类，按颈部和腹部手术消毒。上至下唇，下至耻骨联合，两侧过腋中线
7. 腹部正中切口	上腹部正中做一约 10 cm 切口，常规进腹，将远端残留的食管从膈肌裂孔处拉出，关闭裂孔
8. 游离胃，清除贲门周围及根部淋巴结	游离胃体，用 6×14 小圆针 3-0 丝线间断缝合胃表面切口，左右牵开，送入用油润滑后的 CDH25，穿过腹腔与胸骨后隧道行食管—胃吻合。更换钉仓 TCR75 闭合胃表面切口
9. 做颈部切口，游离近段残留食管	左颈胸锁乳突肌前缘切口向左侧横行延伸，用荷包钳夹闭食管，剪断并移除带瘤食管，活力碘棉球消毒。荷包线穿入荷包钳，撤出荷包钳，送入用油润滑后的 CDH25 蘑菇头，收拢荷包线，结扎
10. 食管—胃颈部吻合	送入 CDH25（吻合器），在胃大弯处穿出，与蘑菇头对合，启动吻合器，实施食管—胃吻合术
11. 关闭颈部切口	逐层缝合颈部切口，4-0 可吸收缝线做皮内美容缝合
12. 关闭腹部切口	逐层缝合腹部切口

四、专科手术护理

1. 护理评估
（1）评估患者生命体征、辅助检查阳性结果，如食管镜检查、食管脱落细胞学检查、食管吞钡实验。
（2）评估患者营养状况、精神状况。
（3）评估患者对手术创伤、疾病转归的认知程度。
（4）评估易受压部位，如眼、耳郭、肩峰、肘部、胸部、髋部、膝部、足踝的皮肤状况。
（5）评估手术体位用具、中心供氧和中心负压吸引的功能状态。
（6）评估特殊器材的准备及备血情况。
2. 常见的护理诊断/问题
（1）营养失调，低于机体需要量：与消耗性疾病有关。
（2）组织灌注量改变，体液不足：与内分泌代谢紊乱、术前禁饮禁食、清洁灌肠、胃肠减压有关。
（3）腹泻：与清洁灌肠有关。
（4）有窒息的危险：与食管肿瘤压迫、侵犯气管有关。
（5）有大出血的危险：与手术意外损伤胸壁、心、肺血管有关。
（6）有气体交换受损的危险：与手术创伤、改变胸腔压力、意外损伤肺组织有关。

（7）有皮肤完整性受损、臂丛神经受损的危险：与手术体位、手术时间、个体营养情况有关。

（8）有外科感染的潜在危险：与食管及胃开放、手术创伤、沾染手术的隔离技术有关。

3. 护理措施

（1）备气管切开包及急救全套，保证两条通畅的负压吸引，以便紧急救治窒息、误吸、休克患者。胸腔镜微创手术时常规备开胸手术器械，便于发生突发情况时紧急开胸。

（2）建立良好的外周静脉通路 1 ~ 2 条，严格管理静脉通路，术中严密观察患者的病情变化、手术进程，结合患者病情变化准确执行医嘱，术中发生大出血时，进行快速输液、输血等抢救工作，维持手术患者组织灌注充分。及时精准记录输入量，保持术中循环稳定，避免引起体液过多或体液不足。

（3）体位护理：食管下段癌根治术取 90° 右侧卧位，中、上段食管癌根治术（颈、胸、腹三切口）先取 90° 左侧卧位，后取平卧位。床沿适宜高度放置双层搁手架，托起患者置入 10 ~ 15 cm 厚软胸垫，胸垫上缘距腋下 5 cm，患者向健侧侧卧，上腿弯曲，下腿伸直，两腿之间放置长方软枕，患者手臂放置搁手架上，头部放置正方软枕和啫喱垫，胸垫两侧加塞直径约 20 cm 的圆柱软枕，固定患者髋部、膝部和上肢，检查头、颈、脊柱，保持在同一水平线上。安置体位过程中注意预防压疮，保持静脉通路、气管导管、尿管的通畅，保护患者隐私。

（4）引流护理：根据患者年龄、病史备胸腔引流管 1 根，水封式胸腔引流瓶 1 套，空肠营养管 1 根，生理盐水 500 mL。胸腔置引流管 1 根，正确连接引流管和引流瓶，引流管与引流瓶连接前，应固定妥引流管，引流瓶内注水 500 mL，与引流管相连的连接管必须与浸没于引流瓶内液面下的水封管连接。引流管与引流瓶连接好后，立即记录引流瓶液体量（以引流瓶刻度为准）或在引流瓶外液面处做明显标识。空肠营养管和胃肠减压管从同一鼻腔通过，分别妥善固定于面部。引流管不可受压、打折、阻塞、漏气，需维持引流通畅。胸腔引流瓶放置位置应低于胸腔引流出口 60 cm 以上。搬运患者过程中，必须夹闭胸腔引流管。

（5）严密观察患者病情及生命体征变化，监测血氧饱和度。

（6）皮肤护理：安置体位时操作轻柔，勿拖、拉、拽，垫枕平整，软硬适当，贴压疮贴，衬衬垫等。术后检查患者全身皮肤情况，尤其注意观察负极板粘贴处和受压处皮肤完整性，出现皮肤压红、水疱等现象，立即进行压疮护理，及时登记和交班。

（7）预防潜在并发症：严格执行沾染手术技术规范，遵医嘱适时使用抗生素。

第十章

骨科疾病的护理

第一节　前臂骨折

前臂骨骼由尺骨和桡骨组成，尺骨上端为肘关节的重要组成部分，桡骨下端为腕关节的重要组成部分，根据骨折部位不同，可分为桡骨干骨折、尺骨干骨折、尺桡骨干双骨折、孟氏骨折和盖氏骨折等。直接暴力和间接暴力均可造成骨折，按骨折的稳定性分为稳定骨折和不稳定骨折。伤后前臂肿胀、疼痛、活动受限，可出现成角畸形，被动活动时疼痛加剧。前臂局部有压痛，骨折有移位时，可触及骨折端，并可扪及骨擦感和骨折处的异常活动。绞扎扭伤软组织损伤常很严重，常有皮肤挫裂、撕脱，肌肉、肌腱常有断裂，也易于合并神经、血管损伤。

对于无移位的骨折，闭合复位多能成功，采用小夹板或石膏夹板外固定即可，但应注意复查骨折是否发生移位。如整复后骨折不稳定，则行经皮穿针内固定；对于少数闭合复位失败、开放性骨折或合并血管神经损伤者，则宜行切开复位内固定。

专科护理如下。

1. 病情观察　主要警惕前臂骨筋膜室综合征的发生，尺骨、桡骨骨干双骨折损伤范围较大，前臂高度肿胀或外固定过紧时，可以引起前臂骨筋膜室综合征。应严密观察患肢疼痛与肿胀的程度，手指的颜色、皮温、感觉及运动的变化，有无患肢被动牵拉痛，如患者出现剧烈疼痛、皮肤苍白或发绀、肌肉麻痹、感觉异常和桡动脉搏动减弱或消失等症状，应立即拆除一切外固定，及时报告医生予以处理。

2. 体位护理　站立或坐位时肘关节屈曲90°，前臂旋前中立位，绷带或三角巾悬挂胸前。卧床时适当抬高患肢，可伸直肘关节，患肢垫枕与躯干平行，在不影响治疗的前提下保持舒适度，以促进静脉回流，减轻肿胀。

3. 功能锻炼

（1）第一阶段：复位固定后1～2周。于复位固定后即可开始，练习上臂、前臂肌肉的舒缩活动，用力握拳，充分屈伸拇指、对指、对掌；站立时前臂用三角巾悬吊于胸前，做肩前、后、左、右摆动及水平方向的绕圈运动；第4天开始用健肢帮助患肢做肩前上举、侧上举及后伸动作；第7天增加患肢肩部主动屈伸、内收、外展运动及手指的抗阻练习，可以捏橡皮泥、拉橡皮筋或弹簧等。每个动作重复10次，每天3～4次。

（2）第二阶段：复位固定2周后至去除外固定前。除继续前期锻炼外，开始进行肩、肘、腕各关节活动，用橡皮筋做阻力，做肩前屈、后伸、外展、内收运动，肘关节屈伸、腕关节背伸活动，每个动作重复10次，每天3～4次，频率和范围可逐渐增加，以患者能够承受为度，但禁忌做前臂旋转活动。4周后增做用手推墙动作，增加两骨折端之间的纵向挤压力，每天10～20次。

（3）第三阶段：外固定除去后。继续前期锻炼并用橡皮筋做抗阻力的肩前伸、后伸、外展、内收运动，阻力置于肘以上部位；逐步增加前臂旋前、旋后的主动、被动练习；腕关节屈伸运动，可采用两手掌相对、指尖向上或手掌放于桌面、健手压于患手之上练习腕背伸，两手背相对、指尖向下练习腕掌屈；手指的抗阻练习，可以捏握力器、拉橡皮筋等；每个动作重复10次，每天3～4次。此外，还可增加如捏橡皮泥、玩积木、洗漱、进餐、穿脱衣服、如厕、沐浴等练习，以训练患肢灵活性和协调性。

4. 常见并发症的护理

（1）骨筋膜室综合征：为前臂损伤患者的早期严重并发症，应严密观察患肢疼痛与肿胀程度，手指的颜色、皮温、感觉及运动变化，有无患指被动牵拉痛，警惕发生前臂的骨筋膜室综合征。如出现剧烈疼痛、一般止痛剂不能缓解、苍白或发绀、肌肉麻痹、感觉异常和无脉等症状，应立即拆除一切外固定，即使有可能使复位的骨折再移位也应如此，以免出现更严重的并发症——前臂缺血性肌挛缩，使病情不可逆转，并及时报告医生进一步处理。

（2）腕关节强直：向患者解释功能锻炼的意义，参照本节功能锻炼方法，指导患者进行正确的功能锻炼。

5. 出院指导

（1）保持好患肢体位和固定，确保骨折顺利康复。

（2）强调功能锻炼的意义：前臂具有旋转功能，骨折后会造成手的协调性及灵活性丧失，给生活带来不便，患者易产生焦虑和烦躁情绪。应向患者解释，强调功能锻炼对功能恢复的重大影响，以调动患者的主观能动性，主动参与治疗和护理活动。

（3）按本节上述锻炼计划进行功能锻炼，最大限度地恢复患肢功能，重点防止腕关节强直的发生。功能锻炼的时间要比骨折愈合的时间长，使患者有充分的思想准备，做到持之以恒。

第二节　肘部损伤

肘关节是仅有一个关节腔的关节，具有2种不同的功能，旋前、旋后运动发生在上尺桡关节；屈曲和伸直发生在肱桡和肱尺关节。肘关节有3个显而易见的标志，它们是尺骨的鹰嘴突、肱骨内上髁和外上髁。肘关节周围有肱动脉、肱静脉及正中神经、桡神经、尺神经通过，故骨折时易于受到损伤。常见的肘部损伤有肱骨髁上骨折、肱骨外髁骨折、肱骨内上髁骨折、肱骨髁间骨折、尺骨鹰嘴骨折、肘关节脱位等。肘部损伤后，临床表现为疼痛、肿胀明显、皮下瘀斑、肘关节呈畸形、活动受限，轻微活动肘部即有明显骨擦感，严重者可出现多处张力性水疱，如合并血管神经损伤可出现相应临床表现。

肘部损伤的主要治疗方法包括保守疗法，即手法整复外固定、骨牵引；手术疗法，即切开复位或微创复位内固定。

专科护理如下。

1. 病情观察

（1）警惕血管神经损伤。

1）受伤后，注意观察患肢远端桡动脉搏动、腕和手指的感觉、活动、温度、颜色。如出现皮肤发绀甚至苍白、温度变低、肢体发凉、桡动脉搏动减弱或消失，应立即报告医生及时处理。

2）肢体发生剧烈疼痛，皮肤感觉很快减退或消失时，肌肉易发生瘫痪，应特别注意。有时需注意，虽在远端可触及动脉搏动但并不能排除动脉损伤，一定要与健侧对比。如发现异常情况，应及时处理。

3）注意手部及手指的皮肤感觉和运动情况：如出现手背桡侧或尺侧皮肤感觉减退、麻木，手指活动受限等异常情况，应及时告知医生，以免延误治疗。

（2）警惕前臂缺血性肌挛缩：当患肢出现以下症状或异常感觉时，一定及时妥善处理，避免造成不可逆转的严重后果。①疼痛呈进行性加重，常较剧烈。②前臂皮肤红肿，压痛严重，张力大，手指苍白、发绀和发凉。③感觉异常。④桡动脉搏动细弱或消失。⑤手指常处于半屈曲状，有被动牵拉痛，即被动伸指时前臂疼痛加重。

2. 体位护理　行长臂石膏托固定后，平卧时患肢垫枕与躯干平行，离床活动时，用吊带或三角巾悬吊前臂于胸前。行尺骨鹰嘴持续骨牵引治疗时，应取平卧位，患侧上臂稍离床面，以保持牵引的有效性。

（1）肱骨髁上骨折：①无移位骨折，站立位时，患肢屈肘90°位，颈腕带悬吊；②有移位骨折，手法复位外固定后，伸直型骨折肘关节屈曲约90°位，屈曲型骨折肘关节屈曲40°~60°位，悬吊前臂于胸前；经皮穿针内固定术后，石膏托固定，屈肘90°位，颈腕带悬吊。

（2）肱骨外髁及尺骨鹰嘴骨折：体位应保持在屈肘90°位前臂旋后位（掌心向上）。

（3）肱骨内上髁骨折、肱骨髁间骨折等体位保持在90°位，前臂中立位或旋前位（掌心向下）。

（4）脱位：肘关节后脱位，复位后用长臂石膏托固定肘关节屈曲90°位，三角巾悬吊2~3周。肘关节前脱位，复位后肘关节屈曲45°位，石膏托固定，三角巾悬吊2~3周。陈旧性肘关节脱位，牵引加手法复位后，石膏托固定肘关节屈曲90°位，三角巾悬吊。

3. 功能锻炼

（1）第一阶段：损伤复位外固定期内。初期骨折及整复固定或手术当天麻醉消失后即可进行肩关节旋转、耸肩、腕关节屈伸及手部的抓空、握拳等增力活动，同时，用力做关节不动的静力肌收缩，静力肌收缩每次需坚持到15 s以上或感觉疲劳，然后放松，如此反复练习，每小时锻炼3~5 min。进行肩关节旋转运动时，先用健肢手托扶患肢肘部，顺应患肢肩关节做旋转活动。进行耸肩、腕关节屈伸及手部功能锻炼时，健肢可与患肢同时进行锻炼。可根据个人承受能力每个动作重复10~20次，每天练习3~4次。

（2）第二阶段：外固定去除后，开始做肘关节主动屈伸练习，可用健手托扶患肘，鼓励患者主动尽力屈伸肘关节，活动度由小到大，感觉疲劳可适当休息后继续练习。如患者主动锻炼困难，应帮助或指导陪护者协助患者进行被动锻炼：一手妥善托扶固定患肘，另一手握住患肢腕部，缓和用力屈伸患肘，尽量屈伸到患者所能承受的最大角度，禁止暴力被动屈伸活动，避免骨化性肌炎的发生。每次活动20次，每天3~4次，以患者能够承受为度。

（3）10岁以下小儿，功能锻炼时应有家人陪同，家人需了解功能锻炼的意义及方法，以协助和指导患儿在出院后进行功能锻炼。

（4）各种类型的骨折锻炼方法有不同的要求，应遵从医嘱。

4. 常见护理问题

（1）骨化性肌炎：肘关节周围是骨化性肌炎的好发部位，是肘部损伤的严重并发症之一，在肘部损伤中发生率约为3%。因此，功能锻炼过程中应注意严格按医嘱进行功能锻炼，避免粗暴的被动屈伸、牵拉及按摩组织损伤部位。骨化性肌炎发生后，在初期要适当制动，在无痛情况下主动练习关节活动，必要时行手术和放射治疗。

（2）肘内翻畸形：肱骨髁上骨折是该并发症常见的原因，其临床表现为儿童时期肘关节无明显症状，外观较差；青少年时期亦很少发生疼痛，当关节逐渐发生退行性改变时，疼痛逐渐加重。其预防措施主要是维持好整复或手术后固定位置，即石膏夹或铁丝托外固定，屈肘90°，前臂中立位。

（3）迟发性尺神经炎：当感觉手的尺侧麻木不适、疼痛，手指做精细动作不灵便时，应及时就诊，以便得到及时治疗，治疗越早，恢复得也越快、越完全。

5. 出院指导

（1）保持休息与活动时的体位要求，注意维持外固定位置，未经医生允许，切勿私自松动去除外固定物，避免并发症及不利于骨折愈合的情况发生。

（2）继续加强功能锻炼，具体方法可参照住院期间功能锻炼指导。患儿应由家长督促按锻炼计划进行功能锻炼，以最大限度地恢复患肢功能。

第三节　肱骨干骨折

肱骨干骨折一般系指肱骨外科颈以下1~2 cm至肱骨髁上2 cm之间的骨折。根据骨折部位不同，可分为上1/3骨折、中1/3骨折和下1/3骨折。肱骨干骨折后出现局部疼痛、肿胀明显，上臂有短缩或成角畸形，活动功能丧失。查体：局部压痛，移动患肢和手法检查时可闻及骨擦音。肱骨中、下1/3骨折常易合并桡神经损伤，出现垂腕畸形，掌指关节不能伸直，拇指不能外展，手背一、二掌骨间（虎口区）皮肤感觉减退或消失。此外，肱骨干骨折有时也伤及由上臂经过的肱动脉、肱静脉、正中神经和尺神经。

肱骨干骨折主要治疗方法包括保守疗法，即手法整复外固定；手术疗法，即切开复位或微创复位内固定。

1. 病情观察

（1）警惕神经损伤：如患肢出现垂腕畸形，伸拇及伸掌指关节功能障碍，手背桡侧感觉减退或消失，则提示伴有桡神经损伤，应及时报告医生给予处理。

（2）警惕血管损伤：严密观察骨折局部情况及患肢桡动脉搏动、手指活动、毛细血管反应、皮肤感觉等情况，特别是肱骨中、下1/3骨折尤应注意。使用夹板或石膏固定后，外固定松紧度应适宜，如出现肢体末端高度肿胀、指端发绀、发凉、疼痛剧烈等，应及时报告医生给予处理，防止血液循环障碍导致局部坏死。

（3）警惕感染：术后注意观察伤口渗血情况，针孔或刀口保持清洁干燥，除严格无菌操作和及时合理应用抗生素外，还应保持床单位及个人卫生。合理饮食调配以增强机体抵抗力，预防针孔或刀口感染。

（4）警惕压迫性溃疡：如石膏或夹板内出现剧烈疼痛或跳痛、针刺样痛，应考虑局部受压过度，及时报告医生早期处理，防止发生压迫性溃疡。

2. 体位护理　"U"形石膏托或夹板固定后平卧位时，患侧肢体用枕垫起，与躯干同高，保持患肢曲肘90°，前臂中立位，掌心贴腹放置，以保证复位后的骨折断端不移位。内固定术后使用外展架固定者，以半卧位为宜；平卧位时，可于患肢下垫一软枕，使之与躯体平行，以减轻肿胀；坐位或站立、行走时将前臂用颈腕带或三角巾悬吊于胸前；严重肿胀者卧床时用垫枕抬高患肢，高于心脏水平，以利于肿胀消退。

3. 功能锻炼

（1）第一阶段：1~2周。复位固定后及手术麻醉消退即开始练习耸肩、握拳及腕关节活动，握拳时要用力伸握，并做上臂肌肉的主动舒缩练习，保持正常肌肉紧张，每小时练习3~5 min，练习强度和频率以不感到疼痛和疲劳为度，禁止做上臂旋转活动。

（2）第二阶段：3~4周。开始练习肩、肘关节活动：健侧手握住患侧腕部，使患肢向前伸展再屈肘后伸上臂及耸肩等动作，每天3~4次，每次5~10下，活动范围、频率应逐渐增大。

（3）第三阶段：5~6周。①继续中期的功能锻炼。②局部软组织已恢复正常，肌肉坚强有力，骨痂接近成熟，骨折断端已相当稳定。此期可根据骨折愈合情况，因人而异，扩大活动范围，由小到大，次数由少到多。③双臂上举：两手置于胸前，十指相扣，掌心向外，先屈肘90°，用健肢带动患肢伸直肘关节，双上臂同时上举，再慢慢放回原处，如此反复，每天3~4次，每次10下。④旋转肩关节，身体向患侧倾斜，屈肘90°，使上臂与地面垂直，以健侧手握患侧腕部做肩关节旋转动作（即划圆圈动作）。

（4）第四阶段：6~8周。在前期锻炼的基础上进行以下锻炼。①举臂摸头（肩外展外旋运动），上臂外展、外旋，用手摸自己的头枕部。②反臂摸腰，患肢上臂外展、内旋、屈肘、后伸，用手指背侧触摸腰部。③大小云手，左上肢屈肘，前臂置于胸前，掌心向下；右侧上肢伸直，外展于体侧，掌心向下，双上肢向外上方经外下方再向内划弧，还至原处，如此循环往复。此方法可使肩、肘、腰、腿、颈部均得到锻炼，并配合药物熏洗、按摩，使肩、肘关节活动功能早日恢复。每天早、晚各1次，每次5~10 min。

4. 出院指导

（1）保持休息与活动时的体位要求。

（2）继续进行功能锻炼，骨折4周内，严禁做上臂旋转活动，外固定解除后，逐步达到生活自理。

（3）伴有桡神经损伤者，遵医嘱口服营养神经药物并配合理疗1~2个月。

第四节　肩部损伤

肩部周围损伤包括肩胛骨骨折、锁骨骨折、肱骨上端骨骺分离、肱骨外科颈及大结节撕脱骨折等。肩部损伤后局部疼痛、肿胀，肩关节活动障碍，患肩不能抬举，活动时疼痛加重，患者常用健手扶托患肢前臂，头倾向患侧，以缓解疼痛症状。严重肩胛骨骨折时，深呼吸会引起肩背部疼痛，因血肿的血液渗入肩袖旋转肌群的肌腹，可引起肌肉痉挛和疼痛，待出血吸收后疼痛减轻，肩部运动逐渐恢复。其中，肱骨上端骨骺分离的表现取决于患儿伤后骨折严重程度，肩关节避痛性活动受限，一些大龄儿童的稳定型骨骺分离或青枝骨折可能仅有疼痛和轻压痛，甚至可有一定范围的主动活动；肱骨外科颈及大结节撕脱骨折上臂内侧可见瘀斑，合并肩关节脱位者，会同时出现方肩畸形，有时合并血管、神经损伤。

肩部损伤的主要治疗方法包括保守疗法，即手法整复外固定；手术疗法，即切开复位或微创复位内固定。

专科护理如下。

1. 病情观察

（1）警惕血管神经损伤：严密观察损伤局部情况及患肢桡动脉搏动、手指活动、远端毛细血管反应、皮肤颜色及感觉等情况。应注意观察腋窝肿胀是否明显，如出现肢体肿胀非常明显、皮温下降、肤色苍白、桡动脉搏动弱，必须立即报告医生，以便及时处理。开放性骨折应注意观察伤口渗血情况，如有大量持续渗血，应及时报告医生。

（2）警惕骨折合并其他并发症：肩部骨折除导致肩部一处或多处骨折外，还可能伴有脊柱骨折脱位、肋骨骨折。在患者入院初期，应严密观察是否有胸闷、憋气等异常情况出现，如发现有上述异常情况出现，应立即报告医生，以利早期诊断治疗。

2. 体位护理

（1）肩部损伤在行手法整复或术后（包括切开复位内固定术和手法复位经皮穿针内固定术）：卧硬垫床，取半卧位或平卧位，禁忌患侧侧卧，以防外固定松动。卧位时可将肩部或患肢上臂适当垫高，屈肘90°，掌心贴腹放置或用三角巾悬吊置于胸前；站立位时，可将上臂略前屈、外展，腋下垫大棉垫，悬吊于胸前。

（2）锁骨骨折"8"字绷带或锁骨带固定后，平卧时不用枕头，应在两肩胛间垫窄枕，保持两肩后伸外展。

（3）肱骨外科颈骨折患者卧床时可抬高床头30°~45°或取平卧位，在患侧上肢下垫一软枕，使之与躯干平行放置，避免前屈或后伸。

（4）注意维持患肢固定的位置：外展型骨折固定于内收位，内收型骨折固定于外展位，防止已复位的骨折再移位。外展架固定的正确位置是肩关节外展70°，前屈30°，屈肘90°，随时予以保持。

3. 功能锻炼

（1）全身锻炼：肩部损伤患者除特殊病情需要卧床治疗者，需要进行全身锻炼时，能下地活动者，均以局部锻炼为主。

（2）局部锻炼。

1）第一阶段：初期骨折整复固定以及术后复位固定的次日，即可开始练习用力握拳和放开的"抓空增力"活动。接近关节端的骨折，可在健手扶持下做一定范围的肘、腕及手部关节屈伸活动。此期主要动作是：肌肉紧张收缩锻炼，每次每个动作需坚持到15 s以上或感觉疲劳，然后放松，如此反复练习，每小时锻炼3~5 min。锁骨骨折、肩锁关节脱位及肩胛骨骨折患者，术后3 d可做肩关节屈伸运动，以健侧手扶持患侧前臂，逐步行肩关节活动，根据患者耐受程度，前屈可达90°，后伸20°。1周后，可逐步从事一般性以患手为主的自理活动，如书写、拿取食物、翻书阅读等，注意避免其他负重活动。肱骨大结节、肱骨上端骨骺分离及肱骨外科颈骨折，此期应禁止肩关节外展和外旋活动。

2）第二阶段：一般 X 线检查骨折端有骨小梁通过或有外骨痂形成时，逐步增加三角肌及肩袖肌力。方法为从等长收缩到抗阻力锻炼，循序渐进。方法有：站立位前屈上举、增加内外旋范围锻炼、上肢外展、外旋锻炼。

3）第三阶段：解除外固定后，全面练习肩关节活动，徒手练习以下动作。①肩关节的环转运动（划圆圈），患者弯腰 90°，患肢自然下垂，以肩为顶点做圆锥体旋转运动，顺时针和逆时针在水平面上划圆圈，开始范围小，逐渐扩大划圈范围。②肩内旋运动，将患侧手置于背后，用健侧手托扶患侧手去触摸健侧肩胛骨。肩关节的内旋活动较难恢复，锻炼时难度大，应克服困难，坚持锻炼。③肩内收运动，患侧手横过面部去触摸健侧耳朵。④做手指爬墙动作练习肩外展、上举运动，患者面对或侧身对墙而立，患手摸墙交替上爬，直到肩关节上举完全正常。⑤用健肢扶托患肩做上举、外展运动。

（3）主动锻炼前先热敷肩关节 20 min，可促进局部血液循环，减轻锻炼时疼痛。每次的活动范围以僵硬终点为起始处，而非终点。第一、第二阶段每个锻炼动作应重复 10 次以上，每天练习 3～4 次。

（4）各种类型的骨折不同治疗方法有不同的功能锻炼要求，应结合医生的要求具体指导患者做好功能锻炼。

4. 潜在并发症的护理

（1）潜在并发症：臂丛神经和腋部血管损伤。

1）行"8"字绷带外固定时，腋窝部所垫的棉花或其他柔软衬物必须足够多，并有良好的弹性。

2）绷带固定松紧适宜，固定后注意观察双手感觉、肌力和肢端血运。观察内容包括：注意腋窝肿胀情况，如发现肿胀明显，必须及时处理；注意肢体皮温、肤色、桡动脉搏动情况，如有异常，应及时报告医生，以利早期处理。

（2）潜在并发症：肩关节功能障碍。

多发生于肱骨外科颈骨折后，早期合理的功能锻炼是避免肩关节功能障碍的有效途径。具体方法除参照本节局部功能锻炼之相关部分外，还应注意以下事项。

1）老年患者更要积极进行适当的功能锻炼活动。

2）初期先松握拳，屈伸肘、腕关节，舒缩上肢肌肉等活动。

3）在 2～3 周内，外展型骨折应限制肩关节外展活动，内收型骨折及骨折合并肩关节脱位的患者则应限制肩关节做内收活动。3 周后则应练习肩关节做各方向活动，但活动范围应循序渐进，每天练习十余次。

4）解除夹板固定后，配合中药熏洗，可促进肩关节功能恢复。

5. 出院指导

（1）除必要的休息外，不提倡卧床，应尽可能离床活动。

（2）注意维护患肢固定的位置，观察患肢手指的血运。如外固定松动、手的颜色改变，应及时到医院检查，以便予以调整和处理。绝不能在拆除固定后将患肢长期下垂和用前臂吊带悬挂于胸前，否则将导致肩关节外展、上举活动障碍，并且长时间难以恢复。

（3）继续坚持功能锻炼：指导并督促患者在日常生活中尽可能多地使用患肢，发挥患肢功能，要求患者用患肢端碗、夹菜、刷牙、系腰带等，逐步达到生活自理。

第五节　股骨粗隆间骨折

股骨粗隆间骨折是指股骨颈基底以下至粗隆水平以上部位发生的骨折。根据损伤机制、骨折线的走行方向和骨折局部情况，可分为顺粗隆间型、反粗隆间型和粗隆下型骨折。其中以顺粗隆间型骨折最常见。股骨粗隆间骨折后患肢明显短缩、外旋畸形，大粗隆部有明显肿胀及压痛，皮下淤血，患肢纵轴叩击痛阳性，主动活动障碍。

常用治疗方法是采用保守牵引疗法或手术疗法，手术疗法多采用切开复位内固定术。

专科护理如下。

1. 病情观察

(1) 警惕休克：粗隆部是骨松质，且该部有许多肌肉附着，血液循环丰富，因此损伤局部出血量大，易出现休克现象，故早期应严密观察生命体征变化，如有异常，及时报告医生予以处理。

(2) 警惕血管神经损伤：严密观察骨折局部情况及患肢足背动脉搏动、足趾活动、毛细血管反应、皮肤颜色、皮肤感觉等情况。如出现患肢远端足背动脉搏动减弱或消失、足趾皮温降低、颜色暗紫或苍白、毛细血管反应异常或皮肤感觉异常等情况，必须立即报告医生给予处理。

(3) 警惕脂肪栓塞：创伤后 1～3 d，如发现患者体温突然升至 38 ℃ 以上，脉搏 120～200 次/分钟，又无其他感染迹象；或有烦躁不安、呼吸困难、意识障碍、皮下淤血点、血压下降、进行性低氧血症等，均提示有脂肪栓塞的可能，应立即报告医生，以利早期诊断治疗。

2. 体位护理

(1) 骨折或术后 1 周内宜取平卧位，卧硬垫床，可根据患者需要取半坐卧位，患肢抬高 15°～30° 并保持外展中立位。

(2) 牵引肢体位：牵引期间，应保持患肢于 45° 外展中立位，患肢避免内收，防止发生髋内翻畸形，健肢及其他重物不可压迫患肢。

(3) 护理人员应掌握患者的病情和治疗情况，注意观察患者体位、角度的变化，如发现异常，及时纠正，防止发生髋内翻畸形，患者应遵从医嘱，不能因卧床时间长而疏忽或私自改变体位。

3. 功能锻炼

(1) 第一阶段：2 周以内。自伤后、术后第 2 天或牵引之日起，即可指导患者作足踝背伸、跖屈和股四头肌的等长收缩运动，每次屈曲或收缩需坚持到 15 s 以上或感觉疲劳然后放松，做股四头肌的等长收缩运动必须使肌肉绷紧，方能达到效果。如此反复练习，每小时锻炼 3～5 min。对膝部进行推拿按摩，每天用手向两侧推动髌骨，方法是患者本人或他人用拇指、示指卡捏髌骨向上、下、左、右 4 个方向各推动 3～5 下。目的是解除局部肌紧张，防止关节面粘连造成膝关节僵硬。股四头肌收缩活动也可以促进髌骨的上下活动。第 2 周开始练习抬臀运动，方法：以健足蹬床，双手撑床，轻轻抬起臀部。

(2) 第二阶段：3～6 周。此期肿痛消失，骨折部位已较稳定，锻炼幅度可适当增加。4 周后牵引重量减轻，膝关节可适当屈伸活动。

(3) 第三阶段：6～10 周。无移位骨折共需牵引 6 周左右，有移位的骨折牵引时间不应少于 8 周。去除牵引后重点加强膝、髋关节的运动强度，可采取被动运动与主动运动相结合的方法。

牵引期间可逐步坐起，锻炼髋关节屈伸功能。手术后第 2 天即可适度坐起。如果固定牢固，可早期下地扶拐不负重行走和行下肢关节功能锻炼。

4. 出院指导

(1) 继续加强功能锻炼。

1) 股骨粗隆间骨折患者需较长时间扶拐锻炼，因此，扶拐是下床活动的必要条件，扶拐方法的正确与否与发生继发性畸形、再损伤或引起臂丛神经损伤等有密切关系，因此，出院前应教会患者正确使用双拐。

2) 注意加强患肢膝关节的伸屈功能锻炼。

3) 下床活动时，应注意保持患肢的外展中立位，以免因负重和内收肌的作用而发生髋内翻畸形。

(2) 2～3 个月拍片复查或遵从医嘱按时复诊：若骨折已骨性愈合，可在医生指导下酌情使用双拐，而后改用单拐或弃拐行走。

第六节　股骨颈骨折

股骨颈骨折系指股骨头下至粗隆间的一段较细部的骨折。根据骨折线部位不同，可分为头下骨折、经颈骨折、基底骨折。头下骨折时，旋股内、外侧动脉的分支损伤最重，股骨头血供损失最大，骨折最不易愈合，故股骨头缺血性坏死的发生率最高，基底部骨折与其相反。按移位程度分为不完全骨折、无移位的完全骨折、部分移位的完全骨折、完全移位的完全骨折。股骨颈骨折后，患肢呈短缩、内收、外旋、屈曲畸形，腹股沟韧带下或大粗隆部有肿块、瘀斑。体检局部压痛，腹股沟中点部压痛明显，纵轴叩击痛阳性，被动活动患髋关节疼痛加重。

常用的治疗方法有闭合复位内固定术、人工股骨头置换术、人工全髋关节置换术等。

专科护理如下。

1. 病情观察

（1）警惕血管神经损伤：严密观察骨折局部情况及患肢足背动脉搏动、足趾活动、毛细血管反应、皮肤颜色、皮肤感觉等情况。如出现远端足背动脉搏动减弱、足趾皮温降低、颜色暗紫或苍白、毛细血管反应异常或皮肤感觉异常等情况，必须立即报告医生给予处理。

（2）警惕脂肪栓塞：创伤后 1~3 d，如发现患者体温突然升至 38 ℃ 以上，脉搏 120~200 次/分钟，又无其他感染迹象；或有烦躁不安、呼吸困难、意识障碍、皮下淤血点、血压下降、进行性低氧血症等，均提示有脂肪栓塞的可能，应立即报告医生，以利早期诊断治疗。

2. 体位护理

（1）骨折后 1 周内宜取平卧位，卧硬垫床，牵引期间，可根据患者需要取半坐卧位或坐位，患肢抬高 15°~30° 并保持中立位。切忌侧卧，患肢避免内收、外旋，健肢及其他重物不可压迫患肢。

（2）术后患肢应保持外展 30° 中立位，患侧穿中立位鞋，两大腿之间可放置软枕，以防患肢内收。

（3）护理人员应掌握患者的病情和治疗情况，注意观察患者体位、角度的变化，如发现异常，及时纠正，以免影响治疗效果，患者应遵从医嘱，不能因卧床时间长而疏忽或私自改变体位。

3. 功能锻炼

（1）闭合复位及牵引：自伤后、闭合复位内固定术后第 2 天或牵引之日起，即可指导患者做足踝背伸、跖屈和股四头肌的等长收缩运动，每次屈曲或收缩必须使肌肉绷紧 15 s 以上，方能达到效果，如此反复，每小时锻炼 3~5 min。对膝部进行推拿按摩，每天用手向两侧推动髌骨，方法：患者本人或他人用拇指、示指卡捏髌骨向上、下、左、右 4 个方向推动各 3~5 下。目的是解除局部肌紧张，防止关节粘连造成膝关节僵硬。

（2）人工股骨头置换：术后 3 d 拔除导尿管、引流管等，准备起床。起床的过程特别容易引起脱位，患者第 1 次起床需护士协助，起床时患肢不能越过中线或屈曲超过 45°，通常使用健侧髋部完成起床的动作，使用患侧髋部先完成上床的动作。下床时坐较高且带扶手的椅子，遵循 90° 原则，即髋关节屈曲不超过 90°。下床时间上午、下午各 1 次，每次不超过 15 min，以防静脉血滞留。下地行走的时间根据病情，术后第 5 天，如患者坐起时无头晕、心悸等，允许患者站立和行走。开始时，可在助行器协助下进行原地踏步练习，然后在病房内练习行走，当患者的身体状况允许时，可改用手臂拐杖替代助行器。术后第 6 天，进行卧-坐-立转移训练。患者坐高椅，保持膝关节低于髋关节；用加高的自制坐便器如厕；要确保座椅牢固，最好有扶手，可适当加垫以增加高度；不要交叉两腿及踝；不要向前弯身超过 90°，要学会坐时背部尽量贴近椅背，保持患肢膝关节伸直。术后第 7 天，进行上下楼练习。上楼时健腿先上，患腿后上，拐杖随后或同行。下楼时拐杖先下，患腿随后，健腿最后。术后第 2 周，巩固和提高第 1 周的训练成果，至伤口拆线出院：对于准备出院回家的患者，应当教会患者如何习惯从走路有人协助到无人协助的改变。人工股骨头置换术后除做好以上锻炼外，同时进行上肢肌力练习，以恢复上肢的力量，便于术后能较好地使用拐杖。

4. 出院指导

（1）闭合复位内固定术患者，术后必须卧床 3 个月，卧床期间做到"三不"，即不侧卧、不盘腿、不负重。3 个月后拍片复查或遵从医嘱按时复诊。若骨折已骨性愈合，可在医生指导下使用双拐负重。

（2）人工股骨头置换患者术后 6~10 周内不要弯身捡地上的东西，不要突然转身或伸手去取身后的物品。

第七节　股骨干骨折

股骨干骨折是指股骨小转子下 2 ~ 5 cm 起至股骨髁上 2 ~ 4 cm 之间的股骨骨折。根据骨折部位不同，可分为上 1/3 骨折、中 1/3 骨折和下 1/3 骨折。由于股骨干周围有强大的肌群包绕，常导致骨折后两断端发生严重移位，临床以中下 1/3 骨折最为多见，其中下 1/3 骨折时，近骨折端因受内收肌的牵拉而易向后倾斜成角突起移位，并有损伤腘窝部动、静脉及神经的危险。股骨干骨折后出现较严重的局部肿胀、明显疼痛及下肢主要功能完全丧失，可伴有程度不等的短缩和成角、旋转畸形。体检局部压痛，纵向推顶、叩击痛等，均十分明显，移动患肢和手法检查时可感觉或听到骨擦音（不可随意测试）。如伴有腘窝部动、静脉及神经损伤时有相应症状，成人股骨骨折如内出血超过 500 mL，还可发生失血性休克。

股骨干骨折的主要治疗方法有保守治疗和手术治疗。保守治疗方法是骨牵引与夹板、石膏外固定结合进行治疗；手术治疗采用切开复位或微创复位内固定治疗。

专科护理如下。

1. 病情观察

（1）警惕休克：损伤局部出血量大者，在骨折数小时后即可能出现休克现象，故早期应严密观察生命体征的变化，如有异常，及时报告医生予以处理。

（2）警惕血管神经损伤：严密观察骨折局部情况及患肢足背动脉搏动、足趾活动、毛细血管反应、皮肤颜色、皮肤感觉等情况，股骨下 1/3 骨折尤应注意。如出现患肢剧烈疼痛、持续高度肿胀、远端足背动脉搏动减弱或消失、足趾皮温降低、颜色暗紫或苍白、毛细血管反应异常或皮肤感觉异常等情况，必须立即报告医生给予处理。如为开放性骨折，应注意观察伤口渗血情况，如有大量、持续新鲜渗血，应及时报告医生。胫骨结节牵引和股骨髁上牵引患者应注意患肢感觉和活动情况，如肢体感觉麻木、足背伸无力，应及时报告医生予以处理。

（3）警惕脂肪栓塞：创伤、整复或手术后 1 ~ 3 d，如发现患者体温突然升至 38 ℃以上，脉搏 120 ~ 200 次/分钟，又无其他感染迹象；或有烦躁不安、呼吸困难、意识障碍、皮下淤血点、血压下降、进行性低氧血症等，均提示有脂肪栓塞的可能，应立即报告医生，以利早期诊断治疗。

2. 体位护理

（1）骨折或术后 1 周内宜取平卧位，卧硬垫床，除牵引患者外，肿胀消退后可根据患者需要取半坐卧位或坐位，患肢抬高 15°~30°并保持中立位，指导患者穿中立位鞋或使用足踝功能位固定支具防止足下垂。

（2）牵引体位：股骨干骨折部位不同，要求的牵引体位、角度也不同，一般下段骨折屈膝 70° ~ 80°，屈髋 30° ~ 40°；中段骨折屈膝 60° ~ 70°，屈髋 40°左右，并将患肢置于 30°外展位；上段骨折屈膝屈髋 70°左右，并保持外展位 65°左右。患肢避免内旋、外旋，健肢及其他重物不可压迫患肢。

（3）护理人员应掌握患者的病情和治疗情况，注意观察患者体位、角度的变化，如发现异常，及时纠正，防止患肢畸形愈合，患者应遵从医嘱，不能因卧床时间长而疏忽或私自改变体位。

3. 功能锻炼　　股骨干骨折后因局部广泛出血，骨折时骨膜撕脱及长时间固定，股四头肌易失去活力而影响膝关节功能，因此，应早期加强股四头肌功能锻炼和膝关节的屈伸锻炼。

（1）手术治疗患者的功能锻炼。

1）第一阶段：术后当天。采用下肢多功能支架将患膝置于 90°位，麻醉消退后调整为患者所能耐受的最大角度，一般为 50°~70°，夜间伸直膝关节，抬高患肢 15° ~ 30°，以促进静脉回流，减轻肿胀，缓解疼痛，增加舒适感，确保患者安静休息。

2）第二阶段：术后 1 ~ 3 d。该期使用下肢多功能支架的原则是：保持屈膝位，防止伸膝障碍，更需确保手术切口的顺利愈合。日间患者清醒治疗期间，将患膝置于患者所能耐受的最大角度，一般在 70°~90°，指导患者进行股四头肌的静力收缩练习，尽力持续收缩，然后放松，根据患者情况逐渐增加锻炼强度和次数，一般每 30 min 锻炼 5 min。午休或夜间休息可放平支架，抬高患肢，让患者充分休息，以保证持续锻炼的精力和状态。

3）第三阶段：术后 4 ~ 10 d。继续进行股四头肌等长收缩练习，增加强度和频率，一般每 30 min 锻炼 10 min；指导患者进行直腿抬高练习，患肢抬高至 45°时维持数秒，然后放平休息，随着锻炼的进展，患者的耐力会越来越好，每天 2 次，每次 5 ~ 10 下，具体可根据患者情况而定，不可让患者过度疲劳和疼痛；被动伸屈患膝关节，每天 2 次，每次均被动屈曲膝关节至患者所能耐受的最大角度，方法是一手扶托患膝关节下部向上用力，一手把握患肢踝部向下用力，一般可达到 90°，持续 15 ~ 20 min 后放松肢体，屈伸膝过程均需缓慢进行，切勿操之过急，以免造成新的损伤。运动前辅以骨伤电脑治疗仪，用电流刺激局部软组织，松弛肌肉、肌腱等关节周围组织，以利屈膝运动；运动后辅以冷疗 30 min，以减少关节周围组织或关节内腔渗血渗液，将肿胀降低到最低限度。

4）第四阶段：术后 11 ~ 21 d。使用 CPM 支架持续被动运动，此时切口基本愈合，肿胀基本消退，出血停止，疼痛减轻，CPM 支架被动运动不会影响切口愈合。开始时屈曲度数以患者主动屈曲度数增加 5°为宜，以后每天递增，增加幅度根据患者耐受力和关节局部状况而定，每次 1 h，每天 4 次，保持一定的活动范围，直至患者主动伸屈活动达到被动伸屈的范围。在被动锻炼间隙，鼓励患者主动运动患膝关节，可在运动前后辅以中药赤木洗剂进行膝关节周围熏蒸烫洗，以达舒筋通络、软坚散结、松弛肌肉的目的，进一步增加膝关节的活动范围。本期患膝屈曲常可达到 90° ~ 130°。

（2）牵引治疗患者的功能锻炼。

1）第一阶段：骨折 1 周内。自牵引之日起，即可指导患者作足踝背伸、跖屈和股四头肌的等长收缩运动，每次屈曲或收缩需坚持到感觉疲劳然后放松，做股四头肌的等长收缩运动必须使肌肉绷紧，方能达到效果，如此反复练习，每小时锻炼 3 ~ 5 min。对膝部进行推拿按摩，每天用手向两侧推动髌骨，方法：患者本人或他人用拇指、示指卡捏髌骨向上、下、左、右 4 个方向活动，目的是解除局部肌紧张，防止关节面粘连造成膝关节僵直，股四头肌收缩活动也可以促进髌骨的上下活动。

2）第二阶段：骨折后 2 ~ 3 周。在第一阶段的基础上，逐渐加大锻炼强度；第 2 周开始练习抬臀运动，方法：以健足蹬床，双手撑床，轻轻抬起臀部，本阶段以患者臀部能抬高离床 5 ~ 10 cm 为好，股四头肌的等长收缩运动以每次能坚持到 15 s 以上为好。可鼓励患者自己进行躯体移动，具体方法：以健足蹬床，双手或双肘撑床，收腹、抬臀，使健肢连同患肢带动牵引锤一起上下活动，躯干及大、小腿应成一直线，以增进肌力和髋膝活动范围。

3）第三阶段：骨折后 4 ~ 6 周。此期肿痛消失，骨折部位已较稳定，锻炼幅度可适当增加。除第一、第二阶段的锻炼项目外，重点锻炼屈膝功能，可予以患肢多功能支撑器，自 5° ~ 10°开始逐渐加大锻炼角度，注意每次锻炼前均应注意检查外固定的可靠性，并在有效的骨牵引作用下进行。

4. 出院指导

（1）继续加强功能锻炼。

1）下地活动或负重时间、去除外固定时间必须严格遵从医嘱，不可私自行事。股骨干骨折患者需较长时间扶拐锻炼，因此，扶拐是下床活动的必要条件，扶拐方法的正确与否与发生继发性畸形、再损伤或引起臂丛神经损伤等有密切关系，因此，出院前应教会患者正确使用双拐。

2）扶拐下床不负重活动者，必须使用双拐；下地负重活动者，可使用单拐。股骨中段以上骨折，下床活动时始终应注意保持患肢的外展体位，以免因负重和内收肌的作用而发生继发性向外成角突起畸形。严禁患肢内外旋活动，以免影响骨折的稳定和愈合。

3）注意加强患肢膝关节的伸屈功能锻炼，每天至少 20 次。锻炼用力应适度，活动范围应由小到大，循序渐进，且不可操之过急，每次应以不感到疲劳为度，以免给骨折愈合带来不良影响。严禁对患膝施以暴力的锻炼方法。

4）在下床活动的同时，可指导患者用中药熏洗膝、踝关节，以利舒筋、活血、消肿，使关节在短时间内恢复到正常活动度。

（2）2 ~ 3 个月后拍片复查或遵从医嘱按时复诊。

第八节　膝部损伤

膝部损伤包括膝关节半月板损伤、韧带损伤、髌骨骨折等，直接暴力或间接暴力均可致伤。近几年，由于膝关节镜的临床应用，膝部损伤的治疗向微创化发展，极大地减轻了患者的痛苦。但膝部损伤由于症状不严重，早期易被患者忽视，就医后也易存在轻病心理，影响遵医行为，加之关节固定后极易出现活动障碍、强直等并发症，故护理过程中应注意强化患者的遵医行为，指导患者做好功能锻炼，早日恢复关节功能。

一、膝关节半月板损伤

当膝关节半屈曲受到旋转力作用时，半月板被夹在股骨与胫骨之间而易发生损伤。半月板损伤的主要症状为伤后膝关节疼痛，逐渐肿胀，有弹响，关节可突然出现绞锁，发生伸直障碍，但常可屈曲。上下楼时腿乏力，打软腿，过伸或过屈疼痛，股内侧肌可出现萎缩。查体关节间隙有明显压痛，麦氏征阳性，Apley 试验阳性，半月板加压试验阳性。

膝关节半月板损伤的主要治疗方法包括保守疗法，即加压包扎（可选用弹性绷带或棉垫）及石膏托固定制动；手术疗法包括关节镜下施行半月板修补术、切除术、移植术。

专科护理如下。

1. 病情观察

（1）警惕血管损伤：一般来说，创伤、扭伤引起的疼痛多在整复固定或手术后 1～3 d，随着肿胀消退而日趋缓解，如肢体远端出现剧烈疼痛并逐渐加重，同时伴有皮肤苍白、麻木等情况，应立即报告医生进行处理。

（2）警惕神经损伤：术后肢体位置摆放正确，取中立位，如出现患肢感觉麻木、肿胀不适，运动异常等情况，应警惕固定局部有腓总神经受压的危险，及时报告医生给予适当处理。

（3）警惕血栓性静脉炎：血栓性静脉炎关键在于术后早期诊断，早期处理。多发生在术后 3～4 d，早期症状轻微，不易引起注意，病情发展时，牵拉腓肠肌可有明显疼痛，小腿三头肌可有压痛。术后应嘱患者主动及被动进行踝关节的伸屈活动，充分发挥踝泵作用，这对预防静脉炎的发生有着重要作用。

2. 体位护理　半月板损伤早期或术后早期宜取平卧位，待肿胀消退后，可根据患者需要取半坐卧位或坐位，患肢抬高 15°～30°并保持中立位，以利静脉回流，减轻肿胀，注意避免健肢及其他重物的压迫。

3. 功能锻炼　术后早期正确的功能锻炼可增强肌力，促进血液循环，防止血栓形成。

（1）术前股四头肌锻炼方法：患者取仰卧位，两腿伸直平放于床上，抬腿时要伸直膝关节抬离床面，足跟稍离床即可，根据肌力大小在腿上施加重量。抬腿时要缓缓抬起，然后慢慢放下。当腿抬到适当高度时（＜45°）停 3～5 s 后缓慢放下，然后再次抬高，每次屈曲或收缩需坚持 15 s 以上或感觉疲劳后放松，这样反复练习，每 2 h 练习 1 次，每次 5～10 min。

（2）术后股四头肌锻炼方法。

1）第一阶段：术后 1～3 d。24 h 内指导患者进行股四头肌肌肉等长收缩锻炼，可先练习健肢，再练习患肢。24 h 后，患肢进行股四头肌及腓肠肌的锻炼，也可以先进行股四头肌练习后再试着抬腿锻炼腓肠肌（方法是患者仰卧，两腿平放，伸直膝关节后慢慢抬离床面至足跟稍离床面即可）。每天练 4～5 次，每次 5 min，以不感到疲劳为原则，且抬腿不宜超过 45°。护士应经常检查患者的锻炼效果，以确实看到股四头肌收缩和完全舒张为标准，防止患者用臀大肌的收缩代替股四头肌的收缩锻炼。

2）第二阶段：术后 4～9 d。膝部制动固定期的锻炼：护士协助患者取仰卧位或坐位，将手置于膝后，嘱患者用力将膝部压向手，再放松，反复"压紧→放松"，每小时 1 次，每次 5 min。直腿抬高锻炼：首先抗重力抬高，伸直膝关节，抬离床面 70°为宜；然后进行抗阻力抬高，如足部绑缚沙袋。增加锻炼强度，改变体位，减慢抬腿速度和延长滞空时间。术前若有股四头肌萎缩，应强化锻炼，术后一旦恢复感觉，就开始锻炼。

3）第三阶段：术后10~14 d。此期患肢关节积液消退后，可在床上做伸屈关节的活动。患膝下垫一软枕，屈膝30°，使足跟抬离床面，逐渐增加伸屈角度，直至患膝伸直，每次15 min，每天2次。待肌力完全恢复2周后，开始不负重行走。患者下地行走的时间应根据以下4个条件考虑：①股四头肌有能力抬腿；②膝关节无肿胀，无积液；③伤口已拆线，全身情况良好，下地后无头晕不适；④已学会正确用拐。具备以上4个条件，就可以扶拐，患肢不负重下地活动。

4）第四阶段：术后3~6周。①手术后3~4周：半蹲练习，双足分开与肩同宽，双膝轻轻弯曲约呈30°，身体重心尽量向后（要有坐下的感觉），每天1次，每次10~15 min，要求每天增加30~60 s。②术后4~6周：半蹲位练习，每天2次，每次除30°外，增加40°~80°靠墙站立1次，时间尽可能长，并每天增加30~60 s，此期患者可增加行走距离，如感觉良好，则可开始慢跑，时间约10 min，不要求速度。③6周以后：如果股四头肌力量恢复良好，则可开始进行患肢单腿半蹲锻炼，方法同上，还可以进行综合训练器的抗阻伸膝练习，大重量慢起慢落。

（3）术后宜早下地、晚负重：半月板成形术后1周扶拐下地行走；半月板切除术后2周扶拐下地行走。术后1个月可以使患肢逐渐负重。避免过早负重加重关节内的创伤反应，导致慢性滑膜炎，引起膝部持续疼痛。

4. 常见问题膝关节绞锁的护理

（1）向患者及家属讲解本病的有关知识及特点，消除其紧张、恐惧心理，使肌肉放松，以利治疗。

（2）半月板绞锁后要及时解锁，手法要适当，严禁粗暴、强迫性的手法，以免使半月板边缘附着的组织撕破处向中心部延伸，加重损伤。手法解锁后，要将患侧膝部制动休息10 d，避免剧烈运动，防止再次发生绞锁。

（3）对于慢性期绞锁者，应教会患者自行解锁法：患者采用坐位，小腿自然下垂，轻轻摆动膝关节，以求自动解锁。

（4）陈旧性半月板损伤，反复发生疼痛、绞锁者，一经确诊损伤无法自行修复者，应尽早采取手术方法治疗。

5. 出院指导

（1）加强功能锻炼。

1）局部按摩：指导患者每天坚持用双手掌按摩膝关节2~3次，每次来回按摩膝关节50次，以促进膝关节血液循环，使局部新陈代谢旺盛。

2）术后第7~8周，指导患者在床边训练下蹲运动，即先将两足分开与两肩等宽，上身挺直，两手抓紧床栏下蹲，每次5~10 min，每天3~4次。

3）功能锻炼用力应适度，活动范围应由小到大，循序渐进，切不可操之过急，每次应以不感到疲劳为度，以免给膝关节的康复带来不良影响。

（2）下地行走锻炼时要求跟-趾式走路，不能跛行，每一步都必须伸直膝关节，以免造成膝关节僵直。下肢锻炼的方法有上下台阶法、蹬车运动法、抗阻力伸膝法、负重下蹲起立法、划船运动法。

（3）告知患者下地行走时应克服急躁心理，不能长时间行走，不能急走、急转，以防意外损伤。

（4）2个月后拍片复查或遵从医嘱按时复诊。

二、膝关节韧带损伤

韧带是连接关节相邻两骨之间或软骨之间的致密纤维结缔组织或膜，由弹力纤维及胶原纤维编织而成，是膝关节重要的静力性稳定因素，其主要功能是限制作用和制导作用。当韧带承受的应力超过其屈服点，即完全断裂的标志后，常为撕裂伤，仍能保持大体形态的连续性，但其维持关节稳定的张力明显丧失，出现直向不稳定。若暴力较严重，膝关节有极度的移位发生时，可发生韧带形态连续性的丧失，完全断裂，多表现为复合不稳定。

膝关节内、外侧副韧带损伤后主要表现为膝关节内侧或外侧疼痛、肿胀，断裂部位压痛，皮下淤血，关节侧向活动受限；膝关节前、后交叉韧带损伤后主要表现为患者自觉有撕裂感，关节部位显著肿胀、疼痛，不稳定，肌肉紧张，行走时易打软腿。

膝关节韧带损伤的主要治疗方法包括保守疗法，即石膏夹板外固定；手术疗法，即关节镜下修补术或重建术。

专科护理如下。

1. 病情观察

（1）警惕血管损伤：一般来说，创伤、扭伤引起的疼痛多在整复固定或手术后 1~3 d，随着肿胀消退而日趋缓解，如肢体远端出现剧烈疼痛并逐渐加重，同时伴有皮肤苍白、麻木等情况，应立即报告医生进行处理。

（2）警惕神经损伤：术后肢体位置摆放正确，取中立位，如出现患肢感觉麻木、肿胀不适、运动异常等情况时，应警惕固定局部有腓总神经受压的危险，及时报告医生给予适当处理。

（3）警惕骨筋膜室综合征：术后 1~2 d 应着重观察小腿肿胀情况，关节镜手术中需大量的关节冲洗液冲洗，有时关节冲洗液会外渗造成小腿严重肿胀，导致小腿骨筋膜室综合征，故应密切观察患者小腿肿胀和疼痛情况，包扎不应过紧，抬高患肢，有助于水肿消退。如观察到足背动脉搏动减弱，足趾肤色灰白，皮温降低，患肢感觉异常或迟钝，小腿肌张力明显升高等骨筋膜室综合征表现，应及时报告医生处理。

2. 体位护理

（1）新鲜韧带损伤早期，患侧下肢制动、休息，禁止牵拉受伤韧带，可抬高患肢 15°~30°。

（2）石膏固定膝关节于功能位，不固定踝关节，时间为 4~6 周。

（3）石膏固定期间可以扶拐下地活动，注意正确使用拐杖，掌握好平衡，严防跌倒，以免引起新的损伤。

3. 功能锻炼　术后早期正确的功能锻炼可增强肌力，促进血液循环，防止血栓的形成。

（1）石膏固定期。

1）韧带损伤初期石膏固定次日，护士即指导患者开始锻炼踝、趾关节的背伸、屈曲和小腿的三头肌、股四头肌的等长舒缩锻炼。每次踝、趾关节的背伸、屈曲或小腿的三头肌、股四头肌的收缩锻炼都需要坚持 15 s 以上或感觉疲劳后放松。如此反复锻炼，每小时锻炼 3~5 min，每天 4~5 次。

2）指导患者股四头肌的正确锻炼方法：护士协助患者取仰卧位，患膝伸直，嘱患者绷紧股四头肌，此时髌骨上移，股四头肌处于绷紧状态，使其持续 15 s 后放松。如此反复锻炼，每小时锻炼 3~5 min，每天 4~5 次。进行锻炼时，应告知患者尽量伸直膝关节，以利于股四头肌的锻炼，防止石膏拆除后出现关节僵硬的情况。

3）膝内侧副韧带损伤应指导患者强化夹紧大腿的动作（双膝间夹枕），以锻炼股内收肌。手术后 1 周，扶拐带石膏下地活动，可以负重。6 周拆除石膏，做膝关节屈伸锻炼。

4）膝外侧副韧带损伤应指导患者强化分开大腿的动作（双膝用弹力绷带捆缚在一起），以锻炼阔筋膜张肌。石膏固定 6 周，拆除石膏后，逐渐做关节屈伸运动。

5）膝交叉韧带损伤，应指导患者强化主动抬起和下压膝关节动作，以锻炼股四头肌、腘绳肌和腓肠肌，石膏固定 6 周，拆除石膏后，逐渐做关节屈伸运动。

（2）石膏拆除后。

1）屈曲的练习方法：以下方法任选其一，每天 1 次，力求角度略有增长即可。练习过程中或练习后如有特殊不适，应及时告知医生。练习过程中不得伸直休息，反复屈伸，否则将影响效果，且极易造成肿胀。①坐（或仰卧）位垂腿：坐（或仰卧）于床边，膝以下悬于床外。保护下放松大腿肌肉，使小腿自然下垂，至极限处保护 10 min。必要时可于踝关节处加负荷。②仰卧垂腿：仰卧于床上，大腿垂直于床面（双手抱腿以固定），放松大腿肌肉，使小腿自然下垂，必要时可于踝关节处加负荷（负荷不应过大，否则肌肉不能放松，即无效果）。③坐位"顶墙"：坐椅上，患侧足尖顶墙或固定，缓慢向前移动身体以增大屈膝角度，感疼痛后保持不动，数分钟后疼痛消失或降低，再向前移动，至极限。全过程控制在30 min以内。④俯卧屈膝：俯卧位（脸向下趴于床上），双腿自然伸展，自行握患腿踝关节，使膝关节屈曲（可用长毛巾或宽带子系于脚腕处，以便于牵拉），或由他人帮助，但绝对禁止暴力推拿。

2）主动屈伸练习（被动屈曲后进行）：①坐位屈膝，坐位，足不离开床面，缓慢、用力，最大限度屈膝，保持10 s后缓慢伸直。每次2~4 min，每天1~2次。②坐位伸膝，坐位，足垫高，于膝关节以上处加重物。完全放松肌肉，保持30 min。每次30 min，每天1~2次。③伸屈的练习法，伸展练习中肌肉及后关节的牵拉感及轻微疼痛为正常，不可收缩肌肉对抗，应完全放松，否则将会无效。练习中采用负荷的重量不宜过大，应使患膝敢于放松，持续至30 min，有明显牵拉感为宜。练习过程中不得中途休息，否则将影响效果。④俯卧悬吊，俯卧，膝以下悬于床外，踝关节处加重物。完全放松肌肉，保持30 min。每次30 min，每天1~2次。

（3）支具固定期：手术后第3天即开始指导患者进行膝关节屈曲锻炼，锻炼屈度从15°开始，逐渐增加，1个月之内增加至120°即可。每小时锻炼3~5 min，每天4~5次。下肢支具12个月后即可拆除。固定期及拆除固定后其他的锻炼方法详见石膏固定期及拆除期的锻炼方法。

4. 常见问题的护理　膝关节不稳定：膝关节韧带损伤后，无法限制膝关节的侧向分离或前后滑移，使得膝关节屈伸运动时又掺杂多个方向的移动，加上肌肉无力，导致膝关节不稳定。

（1）保持有效的固定，用护膝或弹性绷带保护和约束膝关节的活动，提醒患者避免再次牵拉受伤韧带。

（2）科学合理地进行膝周肌肉锻炼来增强膝关节的动力性稳定：如膝内侧副韧带损伤，应指导患者强化夹紧大腿的动作（双膝间夹枕），以锻炼股内收肌；膝外侧副韧带损伤应指导患者强化分开大腿的动作（双膝用弹力绷带捆缚在一起），以锻炼阔筋膜张肌。做上述内收和外展动作时，应使小腿和足处于自由摆动状态，可用悬吊牵拉法满足，避免因膝远端的肢体重力牵拉受伤韧带。若膝交叉韧带损伤，应强化主动抬起和下压膝关节的动作，以锻炼股四头肌、腘绳肌和腓肠肌。

（3）拆除外固定后，立即开始主动和被动屈伸膝关节，也可依靠下肢康复机，辅助热洗，凡士林涂擦皮肤后按摩及理疗，以尽快恢复膝关节的生理活动度。

5. 出院指导

（1）加强功能锻炼。

1）局部按摩：告知患者每天坚持用双手掌环形按摩膝关节2~3次，每次来回按摩膝关节50次，以促进膝关节的血液循环，使局部新陈代谢旺盛。

2）术后第7~8周，指导患者在床边训练下蹲运动，即先将两足分开，与两肩等宽，上身挺直，两手抓紧床栏下蹲，每次5~10 min，每天3~4次。

3）指导患者加强腿部肌肉和膝关节的屈伸活动锻炼，坚持徒步行走及马步站桩等，通过股四头肌力量的增强，从而提高膝关节的稳定性。

（2）2个月后拍片复查或遵从医嘱按时复诊。

三、髌骨骨折

髌骨是全身最大的籽骨，呈扁平三角形，是伸膝装置的中间结构，起到保护膝关节稳定、增强股四头肌肌力等作用。髌骨骨折发生移位时，易导致髌前韧带及两侧扩张部的撕裂。同时在诊断为髌骨骨折时，一定要注意是否同时存在同侧的股骨干骨折、股骨髁或胫骨髁骨折、同侧髋关节后脱位等，避免漏诊或误诊。临床表现主要有：膝部疼痛，膝关节不能伸屈活动，不能负重，局部压痛，关节内大量积血，髌前皮下淤血、肿胀，严重者皮肤可发生水疱。有移位的骨折，可触及骨折线间隙。

髌骨骨折的主要治疗方法包括保守疗法，即手法整复外固定；手术疗法，即切开复位内固定。

专科护理如下。

1. 病情观察

（1）警惕血管损伤：一般来说，创伤、骨折引起的疼痛多在整复固定或手术后1~3 d，随着肿胀消退而趋缓解，如肢体远端出现剧烈疼痛并逐渐加重，同时伴有皮肤苍白、麻木、皮温下降等情况，应立即报告医生进行处理。

（2）警惕神经损伤：骨折复位后外固定松紧适宜，需要保护的部位加衬垫，肢体位置摆放正确，取中立位，如出现患肢感觉麻木、肿胀不适、运动异常等情况，应警惕固定不当导致腓总神经受压的危险，需及时报告医生给予适当处理。

2. 体位护理

（1）骨折或术后早期取平卧位，肿胀消退后可根据患者的需要取半坐卧位或坐位，患肢抬高15°～30°并保持中立位，以利静脉回流，减轻肿胀，注意避免健肢及其他重物的压迫。

（2）护理人员应掌握患者的病情和治疗情况，注意观察患者体位变化，如发现异常及时纠正，防止患肢畸形愈合，患者应遵从医嘱，不能因卧床时间过长而私自改变体位。

3. 功能锻炼　术后早期正确的功能锻炼可增强肌力，促进血液循环，防止静脉血栓的形成。

（1）手法整复外固定治疗患者的功能锻炼。

1）第一阶段：骨折1～3 d。骨折后即开始指导患者做患侧股四头肌等长收缩，踝关节的屈曲背伸锻炼，锻炼的次数应因人而异，循序渐进，以防止股四头肌粘连、萎缩、伸膝无力。

2）第二阶段：骨折后1周以内。肿胀消退即可指导患者下床不负重活动，使膝关节有小范围的伸屈活动，以防膝关节强直。

3）第三阶段：骨折后2～3周。有托板固定者应解除，有限度地增大膝关节的活动范围。

4）第四阶段：骨折后6周。骨折愈合去固定后，可用指推活髌法解除髌骨粘连，以后逐步进行床缘屈膝法、搓滚舒筋法锻炼，使膝关节伸屈功能早日恢复。①指推活髌法：护士或患者本人拇指、示指卡捏髌骨向上、下、左、右4个方向各推动3～5下。目的是解除局部肌紧张，防止关节面粘连，造成膝关节僵直。②床缘屈膝法：患者坐于床边，两手把持按压膝关节上部，用力屈曲膝关节后放松、复原，反复进行。目的是锻炼膝关节周围肌力，恢复膝关节功能活动，补气活血，强筋壮骨。③搓滚舒筋法：患者坐于凳上，将竹管或圆棒放在地上，患足踏在管上，膝关节屈伸蹬动竹管或圆棒前后滚动，目的是恢复膝关节的伸屈功能和肌力。

（2）手术治疗患者的功能锻炼。

1）第一阶段：术后3 d内。术毕回病房后即可将患肢用垫枕抬高15°～30°，保持中立位，膝关节屈曲10°～15°，待麻醉消失后即可进行踝趾关节的趾屈、背伸锻炼，每小时1次，每次做5 min。股四头肌的收缩锻炼从术后第2天开始，先教会患者健肢的股四头肌收缩锻炼，然后进行患肢练习，每2 h 1次，每次6～8下，以后逐渐增加活动量。其中活动量及活动时间增加时一般采用增量不增时或增时不增量的方法，避免引起患肢疲乏、疼痛。

2）第二阶段：术后4～28 d。通过早期锻炼，患肢肿胀减轻或逐渐消失，术后1周左右，关节内外软组织尚未形成粘连或有粘连但尚未完全肌化，有利于膝关节早期活动，故术后中期是恢复膝关节功能的最佳时期。髌骨骨折行张力带钢丝内固定的患者，护士应经常指导患者上下推移患肢髌骨，防止髌骨关节面粘连，避免髌骨关节炎的发生。正确指导患者进行患肢膝关节的主动伸屈锻炼，保证脚在床上滑动，尽量屈曲膝关节，可以从10°～20°开始，在最大屈曲位停留5～10 s，每天5～6次，以后逐渐增加活动范围。指导患者在屈曲锻炼时应缓慢进行，切勿操之过急，以免造成新的损伤。运动前辅以骨伤电脑治疗仪，用电流刺激局部软组织，松弛肌肉、肌腱等关节周围组织，以利屈膝运动；运动后辅以冷疗30 min，以减少关节周围组织或关节内腔渗血渗液，将肿胀降到最低限度。石膏外固定的患者每天2～3次髋、踝和足趾关节的活动，每次10～20下，患肢股四头肌等长收缩，每天训练3次，每次50～100下。锻炼过程中注意逐渐增加髋、踝、足趾关节的活动。

3）第三阶段：术后4周以后。此期已解除外固定，髌骨稳定性进一步增强，膝关节活动范围已有不同程度改善，锻炼的自信心增强。患者可使用CPM支架持续被动运动，开始时屈曲度数以患者主动屈曲度数增加5°为宜，以后每天递增，增加幅度根据患者耐受力和关节局部状况而定，每次1 h，每天4次，保持一定的活动范围，直至患者主动伸屈活动达到被动伸屈的范围。在被动锻炼间隙，鼓励患者主动运动患膝关节，可在运动前后辅以中药赤木洗剂进行膝关节周围熏蒸烫洗，以达舒筋通络、软坚散结、松弛肌肉的目的，进一步增加膝关节的活动范围。本期患膝屈曲常可达到90°～130°。也可指导患者在膝关节周围采用揉、推、按等手法以舒筋活络。

（3）手术治疗患者功能锻炼的注意事项：髌骨横行骨折使用张力带钢丝内固定在术后3～5 d，下极骨折及粉碎骨折在术后4周开始进行屈膝锻炼，以后逐步增加膝关节的伸屈活动度，锻炼的幅度、次数以患者能忍受疼痛为度。对于髌骨部分切除的患者，术后第2天练习股四头肌等长收缩，去石膏后不负重练习关节活动，6周后扶拐逐渐负重行走，并加强关节活动度及股四头肌肌力锻炼，对初下地的患者，护士应在旁边保护。对于髌骨全切除的患者，因髌骨全切破坏了伸膝装置，将出现股四头肌肌力下降、短缩、膝部疼痛、关节活动受限，术后应尽早进行股四头肌收缩锻炼，外固定解除后加强膝关节的伸屈活动和自主性运动，行走时可用石膏托固定，6周内的负重可扶双拐或单拐进行。

4. 常见问题的护理

（1）膝关节强直：长期外固定、功能锻炼不及时或锻炼强度不够均可导致膝关节强直。

1）向患者说明锻炼的意义和方法，使患者充分认识功能锻炼的重要性，消除思想顾虑，主动锻炼。

2）指导患者坚持进行功能锻炼，具体的锻炼方法见本节局部功能锻炼方法。

3）去除固定后，膝关节僵硬、疼痛者，可使用中药赤木洗剂进行膝关节周围熏蒸烫洗，以达到舒筋通络、软坚散结、松弛肌肉、减轻疼痛的目的。

（2）膝关节创伤性关节炎：骨折愈合后，关节面不平整或关节面压力状况改变，长期磨损使关节软骨损伤、退变而产生创伤性关节炎。

1）复位后肢体摆放稳定，妥善搬运，保持复位良好，关节面平滑，是预防创伤性关节炎的可靠保证。

2）正确进行功能锻炼，使髌骨关节面得以在股骨滑车的模造中愈合，有利于关节面的修复。

3）症状严重者应适当休息，待症状缓解后，不负重进行股四头肌的收缩锻炼和膝关节的伸屈锻炼。

4）可内服消炎镇痛剂，外贴活血止痛膏治疗。

5）必要时可选择手术治疗。

（3）疼痛：髌骨骨折术后，为防止关节腔积液、积血，一般会予以伸膝位加压包扎，膝部可能会有较重胀痛感，可及早抬高患肢，预防性使用镇痛药物。如有剧烈疼痛、难以忍受者，应及早打开敷料查看，以免局部压迫导致皮肤坏死。

5. 出院指导

（1）练习膝关节伸屈活动，患者可用指推活髌法解除髌骨粘连，以后逐步使用床缘屈膝法、搓滚舒筋法锻炼，恢复膝关节的伸屈功能。

（2）2～3个月后拍片复查或遵从医嘱按时复诊。

第九节　胫骨平台骨折

胫骨平台是膝关节的重要结构，一旦发生骨折，造成内外侧胫骨平台关节面不平、受力不均，将产生骨关节炎改变。由于胫骨平台内外侧分别有内外侧副韧带，平台中央有胫骨髁间棘，其上有交叉韧带附着，当胫骨平台骨折时，常发生韧带及半月板损伤。胫骨平台骨折可由间接暴力或直接暴力引起。可分为单纯胫骨外髁劈裂骨折、外髁劈裂并发平台塌陷骨折、单纯平台中央塌陷骨折及内侧平台骨折等类型。

一、临床表现

（1）膝关节肿胀、疼痛，压痛，活动障碍，关节内积血。

（2）为关节内骨干骨折，严重者还可并发半月板及关节韧带损伤，易造成膝关节功能障碍。

二、辅助检查

膝关节前后位和侧位 X 线片常可以清楚地显示平台骨折。若怀疑有骨折，但上述 X 线片未能显示，可以拍摄内旋 40°和（或）外旋 40°X 线片。内旋斜位像可显示外侧平台，而外旋斜位像可以显示内髁。必须仔细判定骨折的塌陷和移位，以便正确理解损伤特点和选择理想的治疗方法。当无法确定关节面粉碎程度或塌陷的范围或考虑采用手术治疗时，可行 CT 或 MRI 检查。

三、治疗

1. 非手术治疗　适用于无移位的或不全的平台骨折；伴有严重的内科疾病；老年人骨质疏松患者的不稳定外侧平台骨折；感染性骨折患者；严重污染的开放骨折。多采取石膏、骨牵引、闭合复位等治疗。

2. 手术治疗　适用于胫骨平台骨折；开放胫骨平台；胫骨平台骨折并发骨筋膜室综合征；并发急性血管损伤；可导致关节不稳定的外侧平台骨折。治疗方法：切开复位内固定术，并发膝关节韧带损伤除处理骨折外，韧带损伤可同时修补。

四、护理评估

1. 健康史

（1）评估患者受伤的原因、时间，受伤的姿势，外力的方式、性质，以及骨折的轻重程度。

（2）评估患者受伤时的身体状况及病情发展情况。

（3）了解伤后急救处理措施。

2. 身体状况

（1）评估患者全身情况，包括意识、体温、脉搏、呼吸、血压等情况。观察有无休克和其他损伤。

（2）评估患者局部情况。

（3）评估牵引、石膏固定或夹板固定是否有效，观察有无胶布过敏反应、针眼感染、压疮、石膏变形或断裂，夹板或石膏固定的松紧度是否适宜等情况。

（4）评估患者自理能力、患肢活动范围及功能锻炼情况。

（5）评估开放性骨折或手术伤口有无出血、感染征象。

3. 心理与社会状况　由于损伤发生突然，给患者造成的痛苦大，而且患病时间长，并发症多，需要患者及家属积极配合治疗。应评估患者的心理状况，了解患者及家属对疾病、治疗及预后的认知程度，家庭的经济承受能力，对患者的支持态度及其他的社会支持系统情况。

五、常见的护理诊断/问题

1. 自理缺陷　与受伤后活动受限有关。

2. 焦虑　与担心骨折的愈合有关。

3. 有失用性综合征的危险　与患肢制动有关。

4. 潜在并发症　有腓总神经损伤、膝关节僵直和创伤性关节炎的可能。

六、护理措施

1. 非手术治疗及术前护理

（1）术前相关检查工作：如影像学检查、心电图检查、胸部 X 线摄片、血液检查、尿便检查等。

（2）术前指导。

1）备皮、洗澡、更衣，做好胃肠道准备、抗生素皮试等。

2）术前 1 天晚 22：00 后嘱患者禁食、禁水，术晨取下义齿，贵重物品交家属保管等。

3）嘱患者保持情绪稳定，避免过度紧张焦虑，必要时遵医嘱给予镇静药物，以保证充足的睡眠。

（3）心理护理：老年人意外致伤，经常自责，顾虑手术效果，担忧骨折预后，易产生焦虑、恐惧心理。应给予耐心的开导，介绍骨折的特殊性及治疗方法，并给予悉心照顾，以减轻或消除患者的心理问题。

（4）饮食护理：宜食用高蛋白、高维生素、高钙、粗纤维及果胶成分丰富的食物。品种多样，色、香、味俱全，且易消化，以适合于老年骨折患者。

（5）体位护理：抬高患肢，预防肢体外旋，以免损伤腓总神经。

（6）病情观察。

1）严密观察患者生命体征变化，包括体温、血压、脉搏、呼吸，并准确记录生命体征。

2）严密观察肢体肿胀程度、感觉、运动功能及血液循环情况，警惕骨筋膜室综合征的发生。

3）观察伤口周围敷料渗出情况，渗出物性质、量、颜色、气味，及时更换敷料，保持清洁干燥。

4）有外伤的患者需观察和监测生命体征，评估有无威胁生命的并发症，如有无头部、胸部、腹部及泌尿系统的损伤等。

2. 术后护理

（1）基础护理：协助患者洗漱、进食及排泄等，指导并鼓励患者做些力所能及的自理活动。

（2）体位：抬高患肢，高于心脏平面10°～15°，严禁肢体外旋。如为内侧平台骨折，尽量使膝关节轻度外翻；外侧平台骨折，尽量使膝关节轻度内翻。腘动脉损伤血管吻合术后给予屈膝位，以防血管再破裂。

（3）术后观察：护士应注意观察术后放置伤口引流管患者引流液的性质、颜色及引流量，避免引流管及接头扭曲、松脱，如有血凝块堵塞引流管，可挤压引流管使血块排出，以免影响引流效果。

（4）功能锻炼：原则是早锻炼、晚负重，以免因重力压迫使骨折再移位。术后2 d开始做股四头肌收缩和踝关节屈伸的锻炼，4～6周后逐步做膝关节屈伸锻炼，骨折愈合后才开始负重行走。

（5）心理护理：护理人员应关心、体贴患者，日常生活中主动给予必要的帮助。督促、鼓励患者自己料理生活。患者卧床期间可完成力所能及的事情，如个人卫生清洁、床上进餐等。这样做既能锻炼肢体功能，又是对患者本人的一种良性刺激，有利于树立信心和希望，还能促使其由患者角色向健康人角色转变，为痊愈出院做好心理准备。

七、健康教育

1. 休息　保持心情愉快，按时作息，劳逸适度。

2. 营养调理　加强营养，多食优质蛋白含量高的食物及富含维生素的水果、蔬菜，以补充机体所需，促进骨折愈合。但应适当控制体重，以减轻肢体负荷。

3. 活动　正确使用双拐，6个月内进行扶拐下床不负重活动。随着骨折愈合的程度，肢体逐步增加负重，并加做小腿带重物的伸膝抬举操练，以加强股四头肌肌力，增加膝关节的稳定度。下床时应有保护，防止摔倒造成二次损伤。

4. 取出内固定物　骨折内固定患者根据复查时骨折愈合情况，确定取内固定时间。

5. 复查　非手术治疗者若出现患肢血液循环障碍时，应及时就医。手术治疗者，根据骨折愈合情况，确定取内固定时间，一般为6～8个月。

参考文献

[1]刁永书，文艳秋，陈林，等．肾脏内科护理手册[M].2版．北京：科学出版社，2016.

[2]唐英姿，左右清．外科护理[M]．上海：上海第二军医大学出版社，2016.

[3]郎红娟，侯芳．神经外科专科护士实用手册[M]．北京：化学工业出版社，2016.

[4]沈翠珍．内科护理[M]．北京：中国中医药出版社，2016.

[5]刘梦清，余尚昆．外科护理学[M]．北京：科学出版社，2016.

[6]潘瑞红．专科护理技术操作规范[M]．武汉：华中科技大学出版社，2016.

[7]孟共林，李兵，金立军．内科护理学[M]．北京：北京大学医学出版社，2016.

[8]赵艳伟．呼吸内科护理工作指南[M]．北京：人民卫生出版社，2016.

[9]翁素贞，叶志霞，皮红英．外科护理[M]．上海：复旦大学出版社，2016.

[10]杨海新，郝伟伟，赵素婷．神经内科实用护理[M]．北京：军事医学科学出版社，2015.

[11]张铭光，杨小莉，唐承薇，等．消化内科护理手册[M].2版．北京：科学出版社，2015.

[12]游桂英，方进博．心血管内科护理手册[M]．北京：科学出版社，2015.

[13]姚景鹏，吴瑛，陈垦．内科护理学[M]．北京：北京大学医学出版社，2015.

[14]王兰．肾脏内科护理工作指南[M]．北京：人民卫生出版社，2015.

[15]陆一春，刘海燕．内科护理学[M]．北京：科学出版社，2016.

[16]张静芬，周琦．儿科护理学[M]．北京：科学出版社，2016.

[17]张欣．妇产科护理[M]．北京：中国中医药出版社，2015.

[18]丁淑贞．心内科护理学[M]．北京：中国协和医科大学出版社，2015.

[19]屈红，秦爱玲，杜明娟．专科护理常规[M]．北京：科学出版社，2016.

[20]徐燕，周兰姝．现代护理学[M]．北京：人民军医出版社，2015.